KB038803

DSM-5®

DSM-5 노인 정신건강 가이드북

DSM-5 POCKET GUIDE FOR ELDER MENTAL HEALTH

Sophia Wang, Abraham M. Nussbaum 저 | 강진령 역

AMERICAN PSYCHIATRIC ASSOCIATION

학지사

DSM-5® Pocket Guide for Elder Mental Health, first edition
by Sophia Wang, M.D. and Abraham M. Nussbaum, M.D., FAPA

First Published in the United States by American Psychiatric Association Publishing, Washington, D.C.

First Published in South Korea by Hakjisa Publisher in Korean. Hakjisa Publisher is the exclusive translation publisher of DSM-5® Pocket Guide for Elder Mental Health, first edition, (copyright © 2017) authored by Sophia Wang, M.D. and Abraham M. Nussbaum, M.D., FAPA in Korean for distribution Worldwide.

원 저작물은 워싱턴 D.C. American Psychiatric Association Publishing에서 출간되었습니다.

본 한국어 번역본은 (주)학지사에서 출간되었습니다.
DSM-5® Pocket Guide for Elder Mental Health, first edition의 한국어판 저작권은 APA와의 독점 계약으로 (주)학지사가 소유합니다.

역자 서문

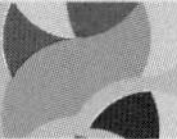

이 책은 나이든 성인/노인 정신건강 문제 평가와 치료에 관한 실용적 · 임상적 지혜를 모아 놓은 개요서다. 향후 21세기에 가장 영향력이 강한 메가트렌드에는 고령화가 포함된다고 한다. 이러한 조짐은 이미 모든 선진국에서 감지하고 있고, 우리 역시 예외가 아니다. 노화는 개인에게 서서히 다가와, 갑자기 삶에 영향을 준다. 개인뿐 아니라, 인류 전체가 나이가 들어가고 있다. 경제전문가들은 대체로 2020년을 전후하여 선진국에서 벌어지는 인구전쟁에서 나이든 성인들이 유리한 지위를 차지할 것이라고 전망한다. 다수가 되기 시작한 것이다. 이러한 시점에서 출간된 나이든 성인들의 정신건강을 위한 가이드북은 참으로 시의적절하다고 하겠다.

이 책의 저자인 소피아 왕Sophia Wang 박사와 에이브러햄 누스바움Abraham Nussbaum 박사는 차분하고 명쾌하게 글을 씀으로써 독자가 지향하는 이론적 접근이나 훈련 수준과 무관하게 이 책을 읽는 기쁨을 더해 준다. 저자들은 자신들의 다양하고 풍부한 임상경험을 토대로 독자들이 간편하게 참고할 수 있는 간결한 표와 함께, DSM-5 진단기준의 요약과 설명, 그리고 임상 면담에 관한 상세한 지침을 제시하면서 대부분의 정신건강 전문가들이 낯설어하는 나이든 성인들을 돌보는 일에 대한 적극적인 참여를 독려하고 있다.

번역을 결정하게 된 계기이자, 번역과정에서 느낀 이 책의 강점은 다음 4가지다. 첫째, DSM-5를 토대로 나이든 성인들의 정신건강 문제에 대한 치료의 시작에서부터 종결에 이르기까지의 과정이 상세히 제시되어 있다는 점이다. 즉, 진단, 임상면담, 치료계획, 치료적 접근, 평가도구와 방법 등에 관해 임상경험이 풍부한 정신의학 전문가들의 논의와 제안들이 간결하고 읽기 쉽게 정리되어 있어서 정신의학 전문가들은 물론 상담, 심리학, 사회복지, 간호학 분야 등의 정신건강 전문가들이 참조할 수 있다는 점이다. 둘째, 다양한 장면에서 임상경험을 축적해 온 정신의학 전문의들에 의해 처방·투여되는 약물들에 대한 소개가 포함되어 있어서, 약물처방을 하지 않는 비정신의학 전문가들이 (잠재적) 환자 또는 내담자들이 복용할 수 있는 약물 또는 물질에 대한 식견을 넓힐 수 있다는 점이다. 셋째, 환자 또는 내담자의 변화를 위한 유용한 치료적 개입을 비롯한 뇌자극치료(예, 전기충격치료, 뇌심부자극, 미주신경자극) 등 오늘날 유용하게 활용되는 효과적인 치료전략과 그 효과에 대한 평가내용이 담겨 있어서 독자들의 전문적 지식 확장에 도움이 된다는 이점이 있다.

역자가 저자들의 논고[論考]를 정확하게 우리말로 옮겨 독자들에게 전달해 주고자 한 노력은 다음과 같은 조치로 이어졌다. 첫째, 임상사례에 등장하는 환자의 성별과 연령을 머리 부분에 소괄호로 제시하여, 독자들이 환자의 기본적인 인적사항을 염두에 두고 사례를 읽어 나갈 수 있게 했다. 둘째, 핵심적인 진단명 또는 치료약물이나 물질을 비롯한 전문용어는 원어 병기 또는 역자 주를 달아서 독자들의 이해를 돕고자 했다. 셋째, 사례에 등장하는 환자, 가족, 또는 임상가의 진술 내용과 제안된 탐색 질문의 예는 큰따옴표로 묶어 직접 인용함으로써 현장감을 더하고 가독성을 높이고자 했다. 넷째, 본문에서 인용된 DSM-5 내용의 출처를 밝히기 위한 원서의 쪽수는 번역서의 것으로 대체하였다.

이 책은 정신건강 전문가들을 위해 집필된 전문서적이다. 번역과정에서 추구한 것은 단어와 문장의 간결성과 경제성이다. 즉, 독자들의 이해를 돕기 위해 본문 내용을 풀어서 기술하기보다는 저자의 언어적 표현의 뉘앙스까지도 세세히 전달하려는 노력의 일환으로, 저자가 사용한 용어 그대로 간결하게 전달하려고 했다. 따라서 저자들이 전달하려는 본문 내용을 충실히 이해하기 위해서 독자들은 전문용어를 그대로 이해해야 할 것이다. 부분적으로, 처음에는 낯선 표현이 눈에 들어오겠지만, 특정 용어 또는 개념을 이해하게 된다면, 오히려 전문용어를 중심으로 엮인 내용의 간결성과 전문성을 즐길 수 있을 것이라 믿는다.

끝으로, 이 책이 나오기까지 지원과 격려를 아끼지 않으신 학지사 가족들, 특히 김진환 사장님, 이규환 과장님, 그리고 원고 내용을 꼼꼼히 점검해 주신 안정민 선생님께 감사의 인사를 드린다. 1가지 바람이 있다면, 이 책이 비록 작지만 좀 더 행복하고 살기 좋은 세상을 만드는 데 보탬이 되었으면 하는 것이다.

2018년 9월

역자

서문

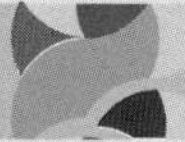

DSM-5(American Psychiatric Association 2013)의 출간은 정신질환의 발현으로 고통받고 있는 개인에 대한 평가방법에 관한 일반인들의 관심에 새바람을 불어넣었다(예, American Psychiatric Association 2015b; American Psychiatric Association Work Group on Psychiatric Evaluation 2016; Moseley and Gala 2015). 대부분의 관찰자들이 생각하는 핵심 쟁점은 정상 행동의 이형을 병리적 상태로부터 어떻게 구분해 낼 것인가에 관한 것이었다. 나이든 성인들에 대한 DSM-5의 사용이 처음 논의되었을 때, 주요우울장애 진단에서 사별제외bereavement exemption를 삭제할 것인지의 여부에 초점이 맞추어진 논의는 애도grief를 병리적 상태로 바꿔 놓았다.

나이든 성인의 경험이 우울증 또는 애도로 가장 잘 기술되는지에 관한 질문은 정신질환과 정상적인 노화와 관련된 변화 사이의 경계에 관한 폭넓은 논의의 포문을 연다. 예를 들면, 노인이 겪고 있는 것이 우울증인지, 애도 과정인지, 수면장애

인지, 노화 관련 불면증인지, 또는 신경인지장애인지, 노화에 따른 기억상실인지를 결정해야 할 것이다. 노인이 정신질환을 겪고 있는지, 아니면 노화 관련 과정에 있는지에 관한 결정은 결코 단순하지 않다. 왜냐하면 여기에는 문화, 민족, 종교, 가족력, 성별, 병력, 성 지향성, 사회력, 기질 등 삶의 여러 측면이 포함되어 있기 때문이다. 면밀한 평가에는 전형적으로 확대된 과거력, 개인의 현재와 미래 지원의 필요성, 개인의 생활연령과 기능연령, 개인과 보호자의 기질, 그리고 개인과 가족의 건강상태가 포함된다. 요약하면, 다른 사람을 알게 되어야 한다는 것이다. 우리는 DSM-5가 이러한 종류의 평가를 시작하기 위한 방법, 즉 이렇게 알아 가는 방법이라고 믿고 있다.

그러나 그 방법은 그리 간단하지 않다. 예를 들면, DSM-5는 특정 개인의 정신질환 진단을 위한 편람이다. 이 편람을 자신의 건강이 필연적으로 공동체와 가족들과 한데 얽혀 있는 나이든 성인에게 사용하는 것은 적절한 번역translation 작업이 요구된다. 마찬가지로, 이 책은 DSM-5의 번역본이다. 이 책은 DSM-5 자체 또는 현재 시중에 판매되고 있는 나이든 성인들의 돌봄에 관한 많은 정신의학 교재들의 대체서적은 아니다(예, Steffens et al. 2015; Thakur et al. 2013). 다만, DSM-5 기준을 사람중심 면담과 증거기반 치료계획의 일부로서 적용방법을 제시하기 위한 것이다.

우리는 이 책을 학생, 실습생 또는 수련의, 동료 임상가 등 모든 경험 수준의 임상가들을 위해 집필했다. 제1편에서는 진단 면담, 진단 면담의 목표, 그리고 얼마나 많은 시간을 개인과 함께 하는지에 기초한 면담을 구조화하는 방법을 소개한다. 제2편에서는 DSM-5 기준을 임상적 실제에 적용하는 법을 보여 준다. 제3편에는 추가 정보, 표, 그리고 치료계획을 실행하기 위한 도구들이 수록되어 있다. 전반적으로, 이 책은 독자들로 하여금 정신적 고통에 처해 있는 나이든 성인에 대한 정확한 진단과 치료뿐 아니라 치료동맹therapeutic alliance을 형성하는 데 도움을 준다.

시작에 앞서, 우리는 이 책에서 사용된 언어에 관해 몇 가지 언급하고자 한다. 가능하다면, 우리는 개인과 면담자에 대해 중립적인 성별을 사용하고 있지만, 이렇게 하는 것이 문법적으로 어색한 경우에는 홀수 장에서는 보편적인 여성으로, 짝수 장에서는 보편적인 남성으로 번갈아 사용하고 있다.

나이든 성인들의 작인agency(*역자 주. 행위자의 의도, 욕구 또는 정신적 상태로 인해 일어난 행위의 발현)—이 세상에서의 활동 능력—을 강조하기 위해, 우리는 사람person이라는 단어로 정신건강 평가의 대상을 기술한다. 의학적 돌봄의 대상을 건강전문가의 돌봄하에 있는 병든 환자로 해석해야 하는가, 아니면 전문가 서비스의 자율적 소비자로 간주되어야 하는가에 대한 활발한 논의가 있지만(Emanuel and Emanuel 1992; Mol 2008; Tomes 2016 참조), 인간성이 질병 또는 소비에 앞선다는 점에서 우리는 '사람'이라는 말을 선호한다. 그러나 정신의학적 치료를 찾는 사람에 관해 글을 쓰는 경우, 우리는 환자patient라는 용어를 사용한다. 그 이유는 이 말이 치료를 받는 개인의 취약성과 환자를 돌보는 전문가들에게 부여되는 책임을 수반하고 있기 때문이다(Radden and Sadler 2010). 우리는 의학적 온정주의medical paternalism 때문이 아니라, 임상적 대면상황에서 형성되는 특정 및 보호받는 관계가 치료 계약보다는 치료 관계로 더 잘 기술된다는 점을 강조하기 위해 환자라는 용어를 사용하고 있다.

나이든 성인들은 흔히 이들의 요구에 대해 다양한 타인들—배우자, 형제자매, 자녀, 확대가족, 친구, 종교지도자, 이웃, 동업자, 기타 등등—에게 의존하고 있기 때문에, 우리는 의학적 관계 외에 건강을 추구하는 나이든 성인들을 돕는 사람을 기술하기 위해 보호자caregiver라는 용어를 사용한다.

나이든 성인들은 의학적 관계 내에서 다양한 조력 전문직에서 훈련받은 사람들로부터 돌봄을 받는다. 이러한 다양성을 인정하기 위해 우리는 임상가practitioner라는 용어로 나이든 성인들을 보살피는 건강전문가를 기술한다. 흔히 사용되는 완곡어법으로 제공자provider라는 말이 있지만, 우리는 임상가라는 말을 선호한다. 왜냐하면 이 말은 나이든 성인들을 환자로 만나는 전문가가 자신의 전문성을 지속적으로 실천하고 정교화하고 있는 방식을 강조하고 있기 때문이다.

끝으로, 우리는 의사로서 직업 초기에 있고, 우리가 우리의 환자로서 만나고 있는 사람들과 함께, 그리고 그들로부터 여전히 배울 것이 많은 상태다. 나이든 환자들을 기술하기 위해 우리가 노인elder이라는 용어를 사용하는 것은 연령차, 그리고 환자들과 우리 사이의 경험에 있어서의 차이를 강조하기 위함이다. 우리는 우리가 노인들을 돌보고 있을 때조차 우리의 노인들로부터 배우고 있다.

감사의 글

우리는 지혜를 우리에게 나누어준 전문가 노인들—댄 블레이저Dan Blazer, 말라즈 부스타니Malaz Boustani, 낸시 클레이튼Nancy Clayton, 빈스 콜린스Vince Collins, 매리 드메이Mary DeMay, 힐렐 그로스먼Hillel Grossman, 헬렌 회니그Helen Hoenig, 크레이그 홀랜드Craig Holland, 로버트 하우스Robert House, 바버라 캄홀츠Barbara Kamholz, 토마스 맥칼리스터Thomas McAllister, 브루스 밀러Bruce Miller, 아날도 모레노Arnaldo Moreno, 크레이그 넬슨Craig Nelson, 주디스 누그로쉴Judith Neugroschl, 매리 사노Mary Sano, 리 왓슨Lea Watson, 조엘 예거Joel Yager 그리고 크리스틴 예피Kristine Yaffe—과 이러한 노력을 지원해 준 기관에 감사드린다. 우리는 이 책의 초고를 읽고 수정해 준 리비 데이비스Libby Davies와 세심한 주의를 기울여 준 미국정신의학회 출판부 편집팀에게 감사드린다. 끝으로, 우리는 우리의 환자들, 환자의 보호자, 그리고 우리의 가족들, 특히 우리의 개인적인 삶에 있어서 이 책에 영감을 불어넣어 준 나이든 성인들에게 감사드린다.

차례

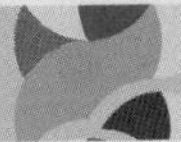

제3편
추가 도구와 초기 치료

제1편

나이든 성인 진단과 치료

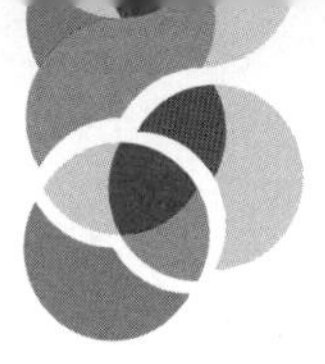

제1장 서론

평생 응급상황을 통해서만 의학적 조력을 추구해 온 팻Pat(여, 67세)은 성인이 된 딸 케이트Kate의 요청에 의해 일차 진료 관계가 설정된다. 팻은 최근 비의도적인 통증완화제 과다복용으로 입원했다. 이는 케이트가 어머니의 집을 살펴보던 중, 팻이 다른 의사들로부터 5가지 유형의 통증완화제를 복용하고 있다는 사실을 알게 되었다. 어머니와 함께 온 케이트는 당신이 팻을 어떻게 돌봐야 하는지 알려 주기를 원하고 있다.

케이트는 수년 전 신경과 전문의가 팻을 '경도 기억문제'로 진단했다는 사실을 당신에게 말해 준다. 지난 1년 동안, 그녀는 단어 찾기와 질문에 대해 의미 있게 답하지 못하는 문제가 심화되었다. 팻은 상당히 독립적-그녀는 어려움 없이 익숙한 장소에 운전을 해서 다니고, 단순한 식사 요리를 하며, 심부름을 해 줄 수 있다-이지만, 새로운 장소에 차를 몰고 갈 때는 도움이 필요하고, 케이트가 알게 된 것처럼 치료약물을 복용할 때 특히 그렇다.

케이트는 팻이 말하기도 전에 이 모든 것을 당신에게 말해 준다. 팻에게 어떻게 지내고 있는지와 오늘 날짜를 묻자, 그녀는 "잘 지내고 있어요."라고 답하고는 아무 말을 하지 않는다. 오늘 날짜에 대한 질문을 반복하자, 팻은 "내 딸이 다 알고 있는데, 오늘이 며칠인지도 내 딸한테 물어보시지 그러세요."라고 답한다. 팻이 벽을 노려보고 있는 동안 케이트가 울기 시작한다.

팻의 전자 건강기록부를 펼쳐 보면서, 당신은 좌절하게 된다. 이 기록부에는 화면을 가득 메우고 있는 문제 목록, 1가지 이상의 치료약물과 연관이 있는 각각의 문제, 그리고 그녀의 신경과 전문의와 3명의 하위전문가들subspecialists이 6년 동안 기록한 일지(이들은 서로 단 한 번도 소통한 적이 없었던 것이 명확해 보임)가 담겨 있다. 당신은 15분 이내에 이러한 정보를 체계화하고, 팻의 정신건강을 평가하며, 그녀의 딸에게 어떤 설명을 해 주고, 압도되는 감정을 억눌러야 한다.

우리 역시 상호협조가 이루어지지 않은 돌봄을 받고 있는 상태에서 특징이 파악되지 않은 문제가 있는 나이든 성인들older adults을 진료해야 하는 경우, 압도되는 느낌이 든다. 많은 세월이 지나면서, 우리는 좌절을 효과적인 전략으로 변형시키는 법을 터득했다. 우리는 우리의 멘토들과 우리 자신의 경험을 통해 터득한 가르침을 공유하기 위해 이 가이드를 제공하고 있다. 또한 나이든 성인들에 대한 평가와 이들의 정신건강 문제를 다루기 위한 접근 가능한 전략을 제공하고 있다.

이 책에는 무엇이 담겨 있는가?

많은 임상가들은 나이든 사람들의 정신건강 문제의 치료를 두려워한다. 그 이유는 특별한 전문지식이 요구된다는 믿음 때문이다. 그러나 우리는 모든 임상가들이 나이든 사람들에 대한 치료에 자신감을 가질 수 있다고 믿는다. 우리의 목표는 당신이 정신건강 요구가 있는 나이든 환자들을 돌볼 수 있고, 급증하는 인구와의 작업에서 자신감을 향상시킬 수 있도록 돕는 것이다. 우리는 짧은 면담 수행방법, 가장 흔한 정신건강 장애의 핵심요소 인식방법, 초기 진단방법, 환자들을 치료에 참여시키는 방법, 다른 돌봄 제공자들과의 협진, 그리고 필요한 경우, 환자들을 추가로 하위전문가들의 정신건강 치료에 의뢰할 시기를 파악하는 방법을 기술하고 있다.

나이든 환자 돌봄에 대한 자신감 획득은 이들과 이들의 보호자들과의 관계 구축으로부터 파생된다. 관계는 이야기stories를 통해 형성된다. 이에 대한 본보기 역할을 하기 위해 우리는 우리의 임상경험에서 나온 이야기들을 공유함으로써, 독자들이 다음과 같은 핵심 기술을 터득할 수 있도록 돕고 있다.

- 동일한 주요 호소내용은 다른 진단으로 이어질 수 있다는 사실 인식(제3장)
- 다른 진단의 가능성을 고려하고 있는 경우, 15분 또는 30분 진단 면담 수행(제5, 6장)

- 환자의 정신질환 증상과 심리사회적 기능에 대한 측정과 추적(제10, 11장)을 통한 진단 결정
- 최적의 진단에 도달한 경우, 심리사회적(제14장), 심리치료적(제15장), 정신약리학적(제16장) 치료, 그리고 뇌 자극 개입(제17장) 시작

각 장은 나이든 성인들의 가장 흔한 정신건강 장애에 초점을 맞추고 있다. 우리는 행동건강 클리닉과 병원 밖에서 근무하는 임상가들이 이러한 장애들에 대한 진단과 관리에 있어서 자신감이 향상되기를 바란다. 당신을 돕기 위해 우리는 DSM-5 진단기준 세트(American Psychiatric Association 2013)와 연계된 사용하기 쉬운 팁, 표, 그리고 치료 가이드라인으로 이 책을 구성했다. 우리는 다양한 임상적 역할(노인의학 및 일차 진료 서비스에 대한 정신과 의사 자문, 접수 클리닉의 외래 환자 성인 정신과 의사, 노화관련 문제가 있는 성인 대상 심리치료자, 응급실 정신과 의사, 그리고 입원환자 정신과 의사 포함)을 수행하면서 이러한 진단과 치료 보조방법들을 개발했다. 우리는 나이든 사람들에게 심리치료와 약물치료를 제공해 왔다. 노인 정신건강 상태가 치료되는 방식은 정신건강과 사회적 서비스 장면과 접근 등 매우 다양하다는 사실을 우리가 이해하고 있기 때문에, 일련의 치료방법을 포함시키고 있다. 여러 해 동안 나이든 성인들을 치료해 왔음에도 불구하고, 우리는 계속해서 우리의 환자들과 이들의 보호자들에게 터득하게 되는 것을 놀라워하고, 여전히 자주 동료들을 자문해 주면서 치료

에 대한 새로운 아이디어를 브레인스토밍하고 있다. 우리는 새로운 노인을 환자로 맞이할 때마다 겸허한 자세를 유지하고 있고, 항상 환자, 보호자, 그리고 다른 임상가들로부터 열심히 배우고 있다.

노인 정신의학을 정의하는 4가지 개념

1. 누구나 이야깃거리가 있다. 우리는 우리의 환자들과 이들의 보호자들로부터 개인의 삶에 관한 이야기를 알게 된다. 따라서 이들과 유대를 형성하고, 함께 웃고 우는 시간을 보낼 필요가 있다.
2. 치료는 반드시 기능적 혜택이 있어야 한다. 우리는 환자에게 보탬이 되지 않는 검사 또는 치료를 권하지 않는다. 예를 들면, 미 식품의약국이 도네페질[donepezil]을 치매 치료제로 인증했지만, 우리는 좋지 않은 기능 상태를 초래하는 말기 치매를 앓고 있는 95세 여성에게 도네페질을 처방해 주지 않을 것이다.
3. 임상가들은 환자와 보호자 모두를 돌본다. 환자의 기능이 저하됨에 따라, 환자는 진료시간 예약, 치료약물 복용방법 준수 등의 일에 있어서 점차 보호자에게 의존하게 된다. 그러므로 보호자가 치료 권장사항을 대행해 주지 않으면 우리는 실행상태 확인 작업을 해야 하거나, 환자가 어려움을 겪고 있다면 다른 자원의 도움을 구하는 일을 수행해야 할 것이다.
4. 단순한 작업이 가장 좋다. 우리는 새로운 치료약물을 사용하기에 앞서, 불필요한 치료약물을 중단시킨다. 마찬가지로, 우리는 우선 단순한 생활양식의 변화를 소개한다. 예를 들면, 환자에게 1/2마일(*역자 주. 약 800m) 달리기를 요청하기에 앞서, 일상적인 식품 쇼핑을 갈 때 10분 이상 걷도록 제안한다.

나이든 성인older adult에 대한 정의는 수년 동안 변해 왔다. 과거에 노인 돌봄은 환자가 60세 또는 65세가 되었을 때 시작되었다. 오늘날 우리는 환자가 필요로 할 때, 노인의 의학적 돌봄에 대한 접근을 시작하는 것을 선호한다. 우리는 의학적 및 정신질환의 심각도와 생활연령에 따른 기능 상태를 고려함으로써, 한 성인이 기능적으로 노인인지를 결정한다. 고도 외상성 뇌손상에 따른 진행성 치매가 있는 55세 환자는 이 가이드에서 기술된 접근을 통해 혜택을 받을 것이고, 가능하다면 노인 하위전문가의 돌봄을 받게 될 것이다. 반면, 일차 진료 의사는 독립적으로 기능하는 경도 우울 증상이 있는 상당히 건강한 75세 성인을 돌보기도 한다.

나이든 성인들의 행동적 · 정신적 고통

정신질환을 겪고 있는 나이든 성인은 보통 환자 자신, 보호자, 또는 임상가가 고통의 원인이 되는 행동 또는 정신 증상을 확인하게 되면서 임상가에게 알려지게 된다. 행동적 고통의 흔한 예로는 수면문제, 전적으로 의학적 질병에 의해 설명될 수 없는 신체적 문제 호소, 사회적 고립, 그리고 물질 사용이 있다. 정신적 고통mental distress의 흔한 예로는 과도한 걱정, 지속적 슬픔, 인지능력 감퇴, 자살 사고, 그리고 타인 의심이 있다. 덜 흔한 고통의 예로는 환청과 환시 같은 지각 장해, 강박행동, 그리고 심지어 살해사고homicidal thoughts도 있다.

정신적 고통과 정신질환의 차이점

팻을 처음으로 만나고 있는 동안 그녀에게 "케이트가 당신에 대해 매우 염려하는 것 같더군요."라고 말한다고 상상해 보자. 팻은 "난 괜찮아요. 이제 집에 가고 싶어요."라고 대답한다. 당신은 그녀에게 조금 더 머무르면서 방문 목적을 완수하도록 격려하고, 식욕, 기분 그리고 수면에 관한 선별질문을 할 수 있다. 팻은 동의를 하면서도, 팔짱을 끼고는 모든 질문에 대해 "좋아요."라고만 답한다. 케이트는 당신과 눈이 마주치는 순간, 청하지도 않았는데, "엄마는 지난 3개월 동안 체중이 10파운드(*역자 주. 약 4.5kg)나 줄었어요. 매일 낮에는 침대에서 TV만 보고 있고, 밤에는 잠을 잘 못 자요."라고 말한다. 팻은 자신이 괜찮다고 말하고 있지만, 당신은 그녀의 기억 증상이 정신적 고통에서 정신질환으로 진행되었다고 하는 케이트의 염려에 더 무게를 싣는다.

정신적 고통은 흔히 4S, 즉 ① 단기간(보통 며칠에서 몇 주) 이내 증상의 자가 해소self resolution, ② 단기 지지적short-term supportive 개입에 대해서만 반응(예, 2회기 정도의 상담 또는 단기 지지집단), ③ 증상, 그리고 증상이 기능에 미치는 영향 자각self-awareness, 그리고 ④ 안정적 기능stable functioning이 특징이다. 보통 정신적 고통을 겪고 있는 사람들은 이전의 정신의학력 또는 최근의 정신의학적 접촉이 없고, 이전의 향정신성 치료약물을 사용한 적이 없으며, 현재 삽화 이전까지는 기능수준이 높다.

정신질환은 보통 4P, 즉 ① 치료를 받지 않는 경우, 증상 진행progression, ② 증상 지속persistence, ③ 좋지 않은 증상 자각 수준poor awareness, 그리고 ④ 이러한 증상들로 인한 기능수준 저하poor functioning의 특징이 있다. 좋지 않은 증상 자각 수준은 질병실인증anosognosia(뇌손상으로 인한 자각 결여)에 의한 것일 수 있고, 정신건강 치료에의 성공적인 참여를 위한 동기 감소를 나타내는 것일 수 있다. 질병실인증의 흔한 예는 팻과 같이 자신의 기억문제를 인식하지 못하는 주요신경인지장애가 있는 환자다. 정신질환의 추가 징후는 다른 사람이 환자를 동반한 방문이 될 수 있다. 그렇지만 홀로 방문하는 환자들이라고 해서 독립적으로 기능하지 않을 수 있다. 재발성 증상은 정신질환을 암시하고 있지만, 신경인지장애는 첫 증상 발현이 보통 성인기에 발생한다는 점에서 주요 정신질환 중에서는 특이하다. 만일 초기 면담 후에 나이든 성인이 단지 고통을 겪고 있는지, 아니면 질환을 앓고 있는지 확인할 수 없다면, 진단은 아직 분명하지는 않지만 조력은 제공할 수 있음을 설명해 주어야 한다. 당신은 환자의 증상이 스스로 해소되고 있는지, 개입이 시작되었는지, 그리고 필요에 따라 당신의 접근을 변경하고 있는지 알아보기 위해 환자를 후속 탐색을 할 수 있다.

행동 및 정신 장애의 빈도

2010년, 약 560~800만 명의 나이든 성인들에게 정신건강 장애 또는 물질 사용 장애가 있었다(Institute of Medicine 2012). 그러나 이러한 장애의 유병률은 장면에 따라 매우 다양하다. 예를 들면, 섬망[delirium]은 보통 지역사회 장면보다 병원에서 진단되었기 때문에, 병원에서의 유병률이 훨씬 높다. 환자에게 요구되는 돌봄 수준이 높을수록, 정신건강 장애의 전반적인 유병률이 높다. 미국 내에서 나이든 성인의 약 11%가 알츠하이머병(가장 흔한 주요신경인지장애 유형)이 있는 반면, 가정 돌봄 환자들의 30%와 장기요양시설 환자들의 약 50%는 주요신경인지장애(알츠하이머병 및 기타 유형)가 있다(Alzheimer's Association 2015a; Harris-Kojetin et al. 2016). 이와 유사하게, 성인 주간 서비스 센터와 거주요양원 환자의 25% 미만이 우울증이 있는 반면, 장기요양원의 전체 환자의 거의 절반가량이 우울증이 있다(Harris-Kojetin et al. 2013).

공동체에서 생활하고 있는 나이든 성인들 중의 6% 미만이 우울장애(주요우울장애 또는 기분저하장애) 또는 불안장애(공황장애, 사회공포증, 또는 범불안장애)가 있다고 보고했다(Institute of Medicine 2012). 약 2%는 외상후 스트레스장애 또는 물질 사용 장애가 1% 미만은 양극성 장애, 조현병, 또는 강박장애가 있다고 보고했다(Institute of Medicine 2012).

정신적 고통과 정신질환 식별을 위한 진단 면담의 사용

정신의학적 장애 진단의 최적 표준[gold standard]은 임상 면담이다. 임상 면담의 주요 목적 중 하나는 정신적 고통[mental distress]과 정신질환[mental illness]

을 구분하는 것이다. 면담 시, 4S와 4P를 기억하라. **증상 진행**progression 과 **지속**persistence, 그리고 이러한 증상에 따른 기능손상에 관해 구체적으로 질문하라. "이러한 증상이 얼마나 오랫동안 진행되어 왔나요?" "당신의 삶에서 이와 유사한 증상이 있었던 적이 있나요?" 같은 질문은 당신이 의기소침의 단기 삽화 첫 우울증 삽화, 또는 재발성 주요 우울장애를 다루고 있는지를 명확하게 해 줄 수 있다. 기능 평가는 진단과 치료의 필수요소이므로, 우리는 제11장에서 상세히 논의하고 있다. 간단히 말하면, 당신은 환자의 사회적 기능, 일상생활의 도구적 활동, 그리고 일상생활 활동 평가를 면밀하게 해야 한다. 끝으로, 모든 임상가는 일반 정신과 의사(또는 가능한 경우, 노인전문 정신과 의사)의 자문이 요구되는 정신질환의 위험신호(〈표 1-1〉 참조)에 민감해야 한다. 일부 사례의 경우, 위험신호는 응급의학과 응급 평가 및 정신의학적 입원이 요구될 수 있다.

일반적으로 퍼져 있는 1가지 믿음은 진단 면담은 첫 방문 때 완결지어야 한다는 것이다. 우리는 진단적 정신건강 면담이 매번 방문할 때마다 사용되는 청진기 같은 도구로 여긴다. 면담을 통해 당신은 환자의 안녕 상태를 평가하는 동시에, 진단의 타당도를 재평가할 수 있다. 올바른 진단의 가장 강력한 증거는 보통 치료에 대한 긍정적 반응이지만, 치료와 개선의 관계는 동시발생적일 수 있다는 사실을 항상 기억해야 한다. 환자 개개인과 대면할 때마다 당신은 진단 확정, 감별진단에 진단 추가, 또는 진단 배제를 위한 추가 정보를 수집하기 위해 진단의 일부를 수행해야 한다. 섣부른 결론을 피하려면, 환자에 관해 더 많이 알아가면서 진단 면담의 부분들을 반복할 수 있다.

표 1-1. 정신질환의 위험신호

1. 이전의 입원환자 정신의학적 입원
2. 자살 고위험
   - 이전의 자살시도, 특히 의학적 입원을 초래한 자살시도
   - 총기 또는 기타 무기에의 접근 용이성과 정신건강 증상 발현
3. 조증 또는 정신병 증상
4. 이전의 향정신성 약물치료, 전기충격치료, 또는 기타 신경자극치료

치료동맹: 정확한 진단과 성공적인 치료의 열쇠

치료동맹therapeutic alliance은 임상가와 환자가 환자의 건강 또는 안녕 추구를 위해 형성하는 관계다. 강한 치료동맹이 형성되는 경우, 임상가와 환자는 서로 긍정적인 정서적 연결성과 신뢰감을 느낀다. 약한 동맹이 형성되는 경우, 임상가 또는 환자는 적대감으로 인해 서로를 피하게 되고, 환자는 자주 치료의 권장사항을 따르지 않으며, 임상가는 환자의 치료 불이행으로 좌절을 겪게 된다. 강한 동맹은 나이든 성인에게 정신건강 치료를 추구할 것인지, 아니면 치료를 받지 않고 고통을 겪을 것인지에 대한 결정을 내리는 데 도움을 준다. 특히 정신질환이 있는 누군가에 대한 낙인을 내면화해 온 환자들의 경우, 성공적으로 정신건강 치료에 참여하게 될 수 있기에 앞서, 이들과의 치료동맹 형성이 요구된다.

나이든 성인과의 동맹구축

팻의 첫 방문을 고려해 보라. 그녀는 원치 않는 상태에서 치료를 받으러 오게 되었고, 당신의 주장으로 단 한 차례 머물렀다. 첫 방문이 다행스러운 결론에 이르게 되면서, 당신의 사기를 떨어뜨릴 수 있다. 케이트도 그럴 수 있다. 케이트는 어머니에게 정신과 의사를 만나 보도록 설득하는 데 여러 주나 걸렸음에도, 팻은 당신에게 자신은 아무런 문제가 없으니 치료가 필요하지 않다는 것 외에는 거의 아무 말을 하지 않았다. 팻에게 다음 진료 약속시간이 적힌 쪽지를 건네면서도, 당신은 그녀가 다시 클리닉을 찾을 지에 대해 의구심이 든다.

그녀가 걸어 나간 후, 당신은 동료에게 격려와 조언을 구한다. 당신의 동료는 "팻을 한 사람으로서 알고자 해 보세요. 그녀에게 우울증이 있는지 묻지 말고요. 그녀가 하기 좋아하는 것을 찾아보세요. 그러고 나서, 그녀가 여전히 그것을 즐기고 있는지 물어보세요." 라고 제안한다.

팻이 재차 방문을 해서 당신을 놀라게 했을 때, 당신은 그녀와 단독 면담을 하기로 결정한다. 그런 다음, 당신은 "어떤 것을 하는 것을 좋아하세요?"라는 질문으로 면담을 시작한다. 그러자, 팻은 "저는 한때 독서와 테니스 운동을 좋아했어요. 그런데 지금은 TV에서 방영하는 여행 관련 프로그램을 봐요."라고 답한다. 당신은 그녀의 여행에 대한 관심에 관해 몇 가지 더 질문한다. 방문 종결시간이 다가오면서, 팻은 자신의 두 번째 남편 오스카[Oscar]와 케이트가 사이가 좋지 않아 자신과 케이트의 사이가 멀어졌다면서, 당신에게 속마음을 털어놓는다. 2년 전, 오스카가 세상을 떠난 후, 두 사람은 화해했다. 현재 팻은 자신이 케이트의 바람을 저버리고 오스카와 결혼한 것에 대한 '벌'로서, 자신에게 정신건강 치료를 받도록 강요했다는 느낌이 들어, 매우 화가 나 있다. 팻은 적어도 케이트에 대한 자신의 좌절감에 대해 더 많은 이야기를 하기 위해 재방문하는 것에 동의한다.

팻의 사례에서 입증되었듯이, 나이든 사람들과의 치료동맹 구축은 흔히 수차례의 만남이 요구된다. 인지 기능과 사회적 상황의 변화는 많은 나이든 성인들로 하여금 조심하게 만든다. 이들은 정보처리를 위해 젊은 사람들보다 더 많은 시간이 필요할 수 있다. 다수의 나이든 성인들은 그동안 정신건강 치료가 필요했던 적이 전혀 없었기 때문에, '정신과 환자psych patient'가 된다는 생각에 연결되고 편안한 느낌이 들기까지는 더 많은 시간이 걸릴 수 있다. 이들의 염려를 선도적으로 언급하기 위해, 우리는 진료시간을 시작하면서 기대 설정에 2분 정도의 시간을 보낸다. 우리는 방문 목적(예, 우울증에 대한 정신건강 의뢰, 일차 진료에서 정신건강 선별의 일부), 진료시간의 길이(예, 선별을 위한 5분 vs. 정신건강 방문을 위한 30분 또는 60분), 환자가 방문을 통해 얻기를 원하는 것, 그리고 기대되는 관계의 길이(단회 또는 다수의 방문)에 대해 설명한다. 치료동맹 구축 역시 몇 차례의 만남을 필요로 할 수 있다. 왜냐하면 많은 나이든 사람들은 자신들의 가족과 친구들에 의해 무시당하고 있는 것 같은 느낌이 들고, 임상가들도 마찬가지로 자신들을 무시할 것인지에 대해 궁금해하기 때문이다. 만일 개인이 정신적 고통을 겪고 있다는 느낌이 든다면, 그가 증상을 부인하더라도, 초기 평가를 2회기로 연장해야 할 것이다. 우울 또는 외로운 사람들은 두 번째 방문 때에 한해 자신을 개방하게 될 수 있으므로, 두 번째 방문을 통해 형성되는 충분한 치료동맹이 요구된다.

팻의 세 번째 방문에서 당신은 정신건강 치료에 대한 그녀의 느낌에 대해 보다 심도 있는 대화를 나눈다. 팻은 "케이트가 벌을 주려고 나한테 약물을 주입하려 해요."라고 말한다. 당신은 그녀에게 "당신이 염려하고 있다는 것을 알 수 있을 것 같아요. 당신이 정신건강 치료에 대해 어떤 경험을 하고 있는지에 대한 이야기를 나눠 보는 것으로 시작할까요?"라는 말로 안심시킨다.

팻은 자신의 어머니가 조현병으로 다수의 '충격치료shock treatments'를 견뎌 내는 것을 지켜보면서 느낀 고통에 대해 털어놓는다. 이에 대한 반응으로, 당신은 오늘의 정신건강 치료에 대해 그녀를 교육시킨다. "자, 우리는 흔히 정신건강 치료를 일차 진료장면에 통합시킨답니다. 예를 들면, 저는 당신의 일차 진료 의사이고, 저는 당신의 신체건강과 정신건강을 위해 필요한 것들을 진료하고 있어요. 오늘날 정신건강 진료는 당신의 어머니가 치료를 받았던 때와는 아주 달라요. 대부분의 진료는 클리닉에서 이루어지고 있고, 우리는 사람들이 입으로 복용하는 효과가 좋은 치료약물을 많이 가지고 있어요. 저의 대부분의 환자분들은 진료를 잘 받고 계시고, 독립적으로 생활하고 있답니다." 방문이 종결될 때까지, 팻은 소량의 선택적 세로토닌 재흡수 억제제 투여 시도에 동의함으로써, 다시 외출하기 위한 충분한 활력을 되찾을 수 있게 된다.

환자들은 흔히 "난 미치지 않았어요!" 또는 "난 정신의학을 믿지 않아요." 같은 말을 하면서 직간접적으로 정신건강문제 평가 받는 것을 꺼린다는 의사를 표출한다. 이런 종류의 말을 들을 때면, 우리는 이를 개인적으로 받아들이지 않고, 다만 출발점으로 간주한다. 개인이 두려움을 말로 표현할 수 있을 때, 그는 교육을 위한 영역을 제공한 셈이 되기 때문이다. 우리는 경계하는 개인이 두려움을 말로 표현하도록 격려하는 한편, 현대 정신건강 치료의 실제에 대해 교육함으로써 치료동맹을 구축한다.

일부 환자들은 경계심도 없고 잘 알지도 못한다. 이들은 즐겁고 들뜬 모습으로 초기 평가에 와서는 정신건강 치료에 대한 두려움을 표출하기는 커녕, 심지어 의뢰 이유도 모른 채 아무런 문제도 없다고 말한다. 이러한 상황에서 우리는 환자의 일상생활, 취미와 관심사, 그리고 최근 뉴스에서 본 것에 대한 질문으로 면담을 시작한다. 이러한 일련의 반응들은 당신에게 환자의 기능적 수행과 지남력에 대한 정보를 제공하는 한편, 환자에게는 한 사람으로서 개방의 기회를 제공하는 것이기도 하다. 정보가 최신 것인지를 확인하려면, 세부사항을 수집하는 것이 중요하다. 환자는 때로 정신건강 증상이 발달되기 이전의 기능 상태를 기술함으로써 자신의 증상을 축소하기도 한다. 예를 들면, 환자가 자신이 열렬한 독서가라고 말한다면, 임상가는 "가장 최근에 좋아했던 책을 읽었던 때가 언제인가요?" "무엇에 관한

나이든 성인과의 치료동맹 구축을 위한 팁

1. 나이든 성인들이 선호하는 방식의 명칭이 확인되기 전까지 이들에게 적절한 명칭(~박사님, ~님, ~여사님, ~양)과 함께 이들의 성으로 호명하라.
2. 환자들이 사용하는 의사소통 매체를 활용하여 이들과 소통하라. 만일 환자가 전화를 걸어오면, 전화로 회신하라. 머리글자와 약어보다는 서신 형식으로 답 메일을 보내라. 나이든 환자들은 개인적으로 선호하거나 신체장애를 조심스럽게 보완할 수 있는 방식을 택할 수 있다(예, 시력저하로 컴퓨터 화면 읽기에 문제가 있어서 전화를 사용함).
3. 항상 당신의 치료동맹의 강점을 인식하라. 환자를 처음 만날 때, 환자가 신뢰하는 다른 임상가를 참여시킴으로써 권장사항의 강화 및 실행을 촉진할 수 있다.
4. 환자의 과거력에 경청하는 동안 환자를 직접적으로 응시하라. 펜과 연필로 받아 적거나 시선 접촉이 가능하도록 전자기기를 사용하라.
5. "여기에 어떻게 오시게 되었는지 말씀해 보시겠어요?" 같은 개방질문을 통해 개인적인 유대를 구축하라. 이야기 말하기storytelling는 환자로 하여금 자신의 생활사건을 합성할 수 있게 하고, 궁극적으로 자신의 사고와 정서를 함께 통합시킬 수 있게 한다.
6. 질문에 대한 답을 잘 모를 때 이를 인정하고, 전문성 결여를 어떻게 해결할 것인지에 대해 설명해 줘라(예, "과학자들이 현재 이러한 질문에 대해 연구를 진행하고 있습니다." "그 답을 찾아보겠습니다." "자문을 의뢰해 드리겠습니다.").
7. 서면 또는 구두로 권장사항을 제공하라. 분명하고 명확한 지침을 사용하라. 가능한 경우, 지침을 규칙적인 일상생활에 연결시켜라. 예를 들면, 환자에게 "매일 서트랄린 50mg을 복용하세요. 음식과 함께 복용하셔야 합니다."보다는 "아침식사를 드신 후에 서트랄린 한 알(50mg)을 복용하세요."라고 알려 준다(National Institute on Aging 2016).

책이었나요?" "지금은 어떤 책을 읽고 있나요?"와 같이 보다 세부적인 질문을 던질 수 있다.

나이든 성인의 보호자와의 동맹 구축

팻을 고려해 보자. 그녀는 케이트와 함께 왔지만, 얼마 되지 않아 이들 관계의 복잡한 문제가 드러났다. 케이트는 팻의 확인된 보호자이므로, 당신은 케이트와의 치료동맹 구축을 통해 팻을 돕는다. 팻이 당신과 케이트가 사적으로 이야기를 나누도록 허락한다고 상상해 보라. 케이트는 팻에게 침대에서 일어나도록 간청하면서 적어도 일주일에 수차례씩 울고 있다는 사실을 토로한다. 팻이 스스로 샤워를 하고 옷을 입을 수 있다고 하더라도, 케이트는 팻이 동의하기까지 수차례 간청을 해야 한다. 케이트는 "어떻게 해야 할지 모르겠어요! 지금으로서는 엄마가 너무 이상해지고 있어요. 상태가 점점 더 나빠질까 봐 두려워요. 내 여생이 엄마와 말싸움이나 하면서 보내게 될까 봐 두려워요."라고 말한다. 케이트의 두려움을 경청하고, 우울증이 팻의 행동에 어떻게 영향을 주고 있는지에 대한 당신의 설명을 들은 후, 케이트는 어머니를 어떻게 보살펴야 하는지에 대해 좀 더 알아보기 위해 지역사회 보호자 지지집단에 참여하기로 동의한다.

치료동맹은 임상가와 보호자 사이의 협력관계 구축을 위한 열쇠이기도 하다. 환자의 안녕은 보통 보호자의 안녕과 상관이 있다. 우리는 항상 보호자들을 지지해 주고, 이들의 헌신을 인정해 준다. 우리는 이들이 도움을 추구하는 시간까지 많은 사람들이 거의 소진된다는 사실을 기억하고 있다. 보호자의 소진 예방 또는 감소는 임상가의 중요한 직무다.

첫 번째 과업은 임상가가 보호자와 환자의 치료목표를 올바르게 이해하고 있는지를 확인하는 것이다. 그런 다음, 장애물이 나타나면, 자신들의 권고가 보호자의 목표 달성을 어떻게 도울 것인지에 대해 설명해 준다. 임상가는 또한 보호자의 헌신과 노력에 대해 칭찬해 줌으로써, 도움 수락이 자신에게 결함이 있거나 돌봄을 제공하지 않음을 의미할 가능성에 대해 걱정하지 않게 해야 한다.

팻의 사례에서, 실제 목표는 케이트의 두려움을 가라앉히는 것뿐 아니라, 팻의 치료에 동참할 수 있게 하는 것이다. 케이트에게 다시 말할 때, 그녀는 당신에게 "엄마는 오스카가 세상을 떠나기 전까지 달리기 클럽에 속해 있었어요. 이젠 저한테 우편물을 받으러 올 때 외에는 집 밖을 나서려고 하지 않을 거예요."라고 말한다. 당신은 "그러면 어머니께서 우편물을 찾으러 올 때, 좀 더 오랫동안 집 밖에 계실 수 있게 하는 시도를 시작해 보지요. 어머니께서 이미 밖에 계시니까 뒤뜰로 걸어오시도록 말씀드리세요."라고 제안한다. 케이트는 "그러면 엄마는 분명히 정말 멍청한 짓을 하고 있다고 말할 거예요."라면서 반대한다. 이에 대해 당신은 다음과 같은 말로 응수한다. "어머니께서 이러한 제안에 동의하지 않을 거라는 말씀에 동의해요. 그렇지만 적어도 시도는 해 봐야 하지 않을까요? 만일 어머니께서 싫다고 하시면, 다른 방법을 생각해 봐야겠죠. 이렇게 시도해 본다고 해서 우리가 잃을 것은 없잖아요?"

케이트의 염려는 우리가 지켜봐 온 많은 보호자들의 경우와 유사하다. 이 사례는 두 가지 중요한 개념, 즉 협력적 브레인스토밍과 재량권을 보여 주고 있다. **협력적 브레인스토밍**collaborative brainstorming은 보호자들이 환자에 관한 매우 유용한 정보(예, 취미, 흥미, 삶의 이야기)를 공유할 수 있게 해 준다. 그런 다음, 임상가는 여기에다가 자신의 전문지식을 추가해서 효과적이고 개별화된 접근 탐색을 도울 수 있다. **재량권**leeway은 제공자와 보호자들이 안전한 환경에서 새로운 아이디어를 시도할 수 있게 해 준다. 심리사회적 개입의 실행은 당신이 개별 환자들에게 적합하도록 일반적인 가이드라인을 조정하게 되면서 시행착오 과정이 될 수 있다. 재량권은 또한 보호자들이 '도움을 거절'하는 것처럼 보일 때 도움이 된다. 내장되어 있는 재량권으로 당신의 권고를 구조화하는 것은 이들이 새로운 제안 시도에 도움이 될 수 있다. 보호자들과의 협력적 브레인스토밍과 재량권 사용은 상호존중감을 구축할 수 있다.

보호자들이 당신의 권고를 실행하지 않을 때, 당신은 이들의 소진 가능성을 고려해야 하지만, 이들에게 소진되었다고 말하는 것은 매우 애매할 수 있다. 우리는 보통 우선 이들에게 지지집단에 참여하거나 개인상담을 신청하도록 제안한다. 인터넷에 토대를 둔 도구들(예, Link2Care [http://lists.caregiver.org/mailman/listinfo/link2care_discussion_

lists.caregiver.orgl)와 포괄적인 건강증진 지원체계는 의무 때문에 가정을 떠날 수 없는 보호자들을 도울 수 있다(Collins and Swartz 2011). 우리는 또한 보호자들이 일시적으로 교대할 수 있게 하고, 환자의 지원 네트워크의 일부가 될 수 있는 사람을 참여시키도록 격려하기도 한다. 다른 보호자를 참여시키는 1가지 방법은 일차 보호자의 사정이 여의치 않은 경우에 예비 대리인을 확보하고, 이 대리인을 치료계획에 포함시키는 것이다.

보호자들과의 치료동맹 구축을 위한 팁

1. 당신과 보호자 사이의 일체감 형성을 위해 '우리[we/us]'라는 말을 사용하라("우리는 당신의 아버지의 초조 삽화를 다룰 방법을 찾아볼 거예요").
2. 가능할 때마다, 보호자들에게 당신의 권고에 대해 생각해 볼 시간을 주고, 질문이나 염려사항이 있을 때 전화하도록 격려하라("오늘 우리가 많은 것들을 다루었지만, 결정에 도달할 필요는 없어요. 우리는 이 사안을 함께 천천히 다뤄 나갈 수 있어요").
3. 특히, 보호자가 85세 이상인 경우, 흔히 높은 비율의 의학적 질병과 정신장애가 있다(Blazer 2000; Lee et al. 2008)는 사실을 감안하라. 보호자가 자체적으로 강력한 지원 네트워크를 확보하고 있는지, 또는 돌봄 제공 자체가 심리적 고통 경험이 될 수 있는지 확인하라("우리 모두는 사람들을 돕고 있을 때, 도움을 필요로 한답니다.").
4. 보호자의 안녕을 확인하라. 보호자의 안녕 상태가 좋을수록, 환자의 안녕 상태도 더 좋다("당신이 다시 방문하실 때, 보호자로서 당신의 건강에 대해 몇 가지 질문을 드릴 거예요.").

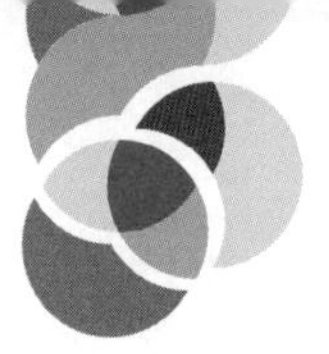

제2장

지역사회에서 행동 · 정신건강 문제 다루기

선별 및 조기발견

로베르토Roberto(남, 78세)는 자녀들과 함께 살기 위해 4년 전 멕시코의 작은 도시로부터 이민을 왔다. 2개월 전, 그는 소변에서 혈흔을 발견했다. 응급진료센터에서는 그를 비뇨기과 전문의에게 의뢰했고, 이 의사는 그를 전립선암으로 진단했다. 1개월 전, 그는 전립선 제거 수술을 받았다. 수술 후, 비뇨기과 전문의는 당신에게 그에 대한 일차 진료를 의뢰했다.

오늘 로베르토는 딸과 함께 자신의 일차 진료 방문을 위해 클리닉에 도착한다. 이들 두 사람은 일차 언어로 스페인어를 사용하기 때문에, 당신은 통역자의 도움을 요청한다. 통역자가 도착하기를 기다리는 동안, 로베르토에게는 스페인어판 환자 건강 질문지 9문항 우울증 척도 Patient Health Questionnaire 9-item depression scale(PHQ-9)와 범불안장애 7문항 척도

Generalized Anxiety Disorder 7-item Scale(GAD-7)를 실시한다. 그의 PHQ-9 총점은 4점이지만, 그는 9번 문항에 2번(하루의 절반 이상)에 표했다('차라리 죽는 것 또는 어떤 식으로 자해하는 것이 나을 거라는 생각'). 그의 GAD-7 총점은 7점으로, 경도 불안을 암시했다.

정신건강 진료에서 **선별검사**screen는 이전에 진단되지 않은 장애 확인 또는 이전에 진단되었던 장애 증상의 심각도를 측정하기 위한 초기의 검사도구다. 선별검사의 사용에는 3단계(실시, 채점, 해석 단계)를 거친다(Blais and Baer 2010). 우리는 여기서 이러한 개념에 대해 간략히 논의한다. 몇몇 특정 선별검사를 올바르게 실시, 채점, 해석하는 방법에 대해서는 제11장 'DSM-5 평가도구'에서 논의하고 있다. 이 선별검사의 자가 실시, 보호자 실시, 또는 임상가 실시 여부는 보통 정신건강 선별검사에 따르는 지침에 설명되어 있을 것이다. 채점은 환자가 PHQ-9에서 선택한 수를 합하면 될 정도로 간단하고, 몬트리올 인지평가Montreal Cognitive Assessment(MoCA)에서 정육면체가 올바르게 그려졌는지의 여부를 결정하면 될 정도의 해석이 요구된다.

정신건강 선별검사에서 중요한 부분은 어떤 사람들에게 어떤 선별검사를 사용할 것인지의 결정이 수반된다는 것이다. 유념할 점은 대부분의 선별도구들이 당신을 찾는 개인과 아주 다를 수 있는 특정 집단의 사람들에게 타당화되었다는 사실이다. 오늘날의 임상적 실천에서 언어, 문화적 유산, 인지능력, 또는 기타 요인들로 인해 대부분의 선별도구의 사용에 번역 작업이 요구되는 개인을 대면하게 되는 일이 흔하다. 번안된 선별검사는 민족적으로 다양한 인구를 위해 가치가 클 수 있다. 그러나 만일 선별검사가 특정 언어로 타당화되지 않았다면, 임상 면담 상황에서 조심스럽게 사용되어야 한다. 임상가들은 항상 타당화되지 않은 인구들에게 선별검사를 사용할 수 있지만, 반드시 겸허하고 조심스럽게 그리고 선별도구의 한계를 인식한 상태에서 사용해야 한다. 정신건강 장면에서 면밀한 임상 면담 또는 일부 사례의 경우, 개인의 정신적 고통에 대한 정확한 이해에 도달하기 위해서는 다수의 면담방법이 요구된다.

이러한 경고에도 불구하고, 선별검사가 임상 면담 시간을 줄여 줄 수 있고, 당신의 소견이 다른 임상가들과의 소통을 가능하게 해준다는 점에서, 우리는 이러한 검사의 사용을 권장한다. 예를 들면, 만일 선별도구의 결과가 짧은 면담과 관찰로부터의 소견과 일치된다면(긍정적인 면과 부정적인 면 모두), 당신은 이러한 결과를 기반으로 진단을 내리는 데 있어서 편안함을 느낄 수 있을 것이다. 그러고 나서, 문서에 진단을 기록하는 경우, 어떤 자문 임상가라도 당신이 진단과 심각도를 결정한 방식에 대해 객관적인 감각을 갖게 될 것이다.

다른 한편으로, PHQ-9처럼 타당화가 잘된 선별검사들조차 한계가 있다. PHQ-9에서 빈번한 자살사고를 보고했지만, 다른 문항들에 대해서는 대부분 0(전혀 그렇지 않다) 또는 1(주당 여러 날)로 답한 로베르토를 고려해 보라. 로베르토의 반응은 확대해서 조사할 필요가 있다는 단서가 된다.

통역자가 도착해서 로베르토에게 죽음에 대한 그의 생각에 대해 질문을 할 때, 그는 지난 1개월 동안 전립선암 수술로 인해 실금과 발기불능 상태가 되었지만, 비뇨기과 전문의를 다시 찾을 수 있는 여유가 없다고 설명한다. 그는 PHQ-9에서 대부분의 문항에 0 또는 1로 답했다. 왜냐하면 그는 자신의 기분과 신체증상의 대부분(예, 피로, 불면)이 수술의 정상적인 효과로 짐작했기 때문이었다. 짧은 면담 후, 당신은 그가 자신의 우울증 증상을 축소하고 있다는 염려로, 우울증 증상과 자살사고 탐색을 위해 15분을 투입한다.

15분간의 정신건강 면담이 진행되는 동안, 로베르토는 때로 수술의 합병증에 압도되는 느낌이 들어서 자신의 약병을 응시하면서 치료약물의 과다복용에 대한 생각을 한다고 기술한다. 당신은 그를 주요우울장애로 진단하고, 과다복용 시 치사율이 낮은 항우울제 투약을 시작하며, 클리닉의 일차 진료 정신건강 통합계획의 일부로, 그에게 우울증 케어 매니저의 방문을 주선한다. 우울증 케어 매니저는 로베르토의 우울증과 자살사고 관리를 돕는다. 다음 방문 때, 그의 PHQ-9 총점은 2점이고, 그는 자살사고 질문에 0으로 응답한다. 그의 GAD-7 총점은 3으로 개선되었다.

로베르토의 이야기는 2가지 중요한 교훈이 있다. 첫째, 그의 초기 PHQ-9 점수는 그릇되게 부정적인 것으로 나타났지만, 그는 선별과정, 선별검사의 조심스러운 해석, 그리고 후속 면담으로부터 도움을 받을 수 있었다. 총점 외에, 점수가 높은 선별검사의 개별 문항(예, 자살경향성 문항)을 살펴보는 것은 그릇된 부정성 발견과 올바른 진단을 내리는 데에 도움이 될 수 있다. 둘째, 로베르토의 이야기는 일차 진료에서의 정신건강 문제에 대한 선별과정이 어떻게 증상이 심각한 상태가 되기 전에 치료를 시작할 수 있는지를 잘 보여 주고 있다. 조기 발견과 치료는 부정적인 결과(예, 치료되지 않은 고도 주요우울 삽화로 인한 자살시도 또는 진단 미확정 신경인지장애로 인한 운전 사고)를 예방할 수 있다.

선별을 위한 팁

1. 환자에 의한 자가 실시, 또는 보호자나 임상가에 의한 실시든지 간에, 선별검사의 실시요강을 철저히 준수하라.
2. 선별검사의 한계, 특히 당신의 환자 인구에 대한 타당도와 당신이 근무하는 장면의 한계를 인식하라.
3. 선별검사가 약식 임상 면담과 일치하는 경우, 그 점수를 기반으로 정신건강 진단이 내려질 수 있다.
4. 선별검사가 긍정적이든 부정적이든, 약식 임상 면담 또는 관찰과 불일치한다면, 환자 또는 정보제공자와의 보다 세부적인 면담이 요구된다.

약식 면담용 평가도구

임상가의 효율성과 효과성의 극대화를 돕기 위해, DSM-5(American

Psychiatric Association 2013)의 제3편에는 환자가 방문 전에 작성할 수 있는 평가도구들이 수록되어 있다. 첫 번째 양식인 'DSM-5 자기평가 수준 1 교차편집 증상평가: 성인용'은 DSM-5와 상관관계가 있는 정신의학적 체계 검토를 위한 도구다. 정신질환의 각 주요 영역에 대해 DSM-5에는 임상가가 실시하는 수준 2 교차편집 증상평가가 수록되어 있다. 이러한 도구들은 면담자들로 하여금 환자와 관련된 증상을 둘러싼 평가의 구조화를 가능하게 함으로써 시간을 절약할 수 있게 해 준다.

진단 단계

제9장에서 우리는 아무런 사전 준비 없이 감별진단에의 단계적 접근에 대해 기술하고 있다. 이 절에서 우리는 선별도구 사용을 통해 확인한 진단을 명확히 하는 방법에 대해 기술하고 있다.

제1단계: 선별도구에 의해 확인된 행동 또는 정신건강 문제의 특성 정의

베라Vera(여, 65세)는 당신의 클리닉에서 지난 6년 동안 당신이 추적해 온 관상동맥 질환과 제2형 당뇨병이 있는 환자다. 최근 방문에서 면담이 끝나갈 무렵, 그녀는 자녀들과 금전문제로 논쟁을 벌이게 되어 우울한 느낌이 든다고 말했다. 당신은 그녀의 우울 증상을 상세히 평가하기 위해 다음 주에 진료시간을 잡는다. 그녀가 방문을 위해 도착할 때, 그녀에게 'DSM-5 자기평가 수준 1 교차편집 증상평가: 성인용'을 작성하게 한다. 그녀는 우울증과 불안 증상에 관한 질문에 긍정적으로 답하지만, 기타 질문에 대해서는 부정적으로 답해서, 당신은 자신의 평가를 베라가 우울장애 또는 불안장애를 겪고 있는지의 여부 결정에 초점을 맞출 것인지에 대한 결정과 우울증과 불안에 대한 수준 2 도구를 작성하기로 결정한다.

평가질문에 대한 환자의 반응을 읽어 나가면서, 임상가는 어떤 폭넓은 범주(예, 기분, 불안, 물질 사용, 성격, 인지)가 환자가 겪고 있는 증상인지 고려해야 한다. 주요 호소내용(예, "슬픈 느낌이 들어요.")을 듣고 무의식적으로 가장 가능성 있는 진단이 주요우울장애라고 결정하고는 즉각적으로 환자에게 DSM-5의 주요우울장애 기준을 보여 주는 일은 흔하다. 대신, 당신은 환자의 이야기에 귀를 기울여서 그가 자발적으로 증상에 대해 언급하고 있는지를 결정하고, 필요한 질문을 통해 후속적으로 탐색하여 구체적인 진단에 도달해야 한다.

다른 증상 또는 진단이 누락되지 않았음을 확인하기 위해서는 간단한 정신의학적 체계 검토가 실시되어야 한다. 경험이 풍부한 임상가들조차 후속조사 후에 표면적으로는 우울증 환자로 보이던 사람이 실제로는 조증과 우울 양상을 동반한 혼재성 삽화가 있거나, 우울증 환자가 정신병적 증상도 가지고 있거나, 개인의 우울 기분이 치료약물, 남용물질, 또는 다른 의학적 상태에 의해 초래되거나, 심지어 우울 기분이 정상 행동의 이형인 경우를 발견하고는 놀라기도 한다. 슬픈 날이라고 해서 모두 우울한 날은 아니다.

잠재적 진단범주를 선택하고 나면, 임상가는 이러한 범주 내의 정신장애 사이에서 감별해야 한다. 예를 들면, 우울장애가 잠재적 진단이라면, 해당 범주 내의 모든 가능성 있는 진단(예, 주요우울장애, 기분저하장애, 양극성장애)이 고려되어야 한다. 이 작업은 제5장 '나이든 성인 15분 진단 면담'과 제6장 '나이든 성인 30분 진단 면담'에서처럼 각 범주에 대해 체계적으로 실시되어야 한다.

제2단계: DSM-5 기준 사용을 통한 진단 확정

평가도구를 사용하고 나서, 당신은 베라와 면담한다. 그녀는 동베를린 거주 당시, 남편과 함께 부당하게 간첩 혐의로 투옥되었던 사실을 털어놓는다. 이들은 고문을 당했고, 베라는 투옥 중 강간까지 당했다. 그녀는 여러 해 동안 사건을 떠올리면서 간헐적인 슬픔과 불안을 겪곤 했다. 6개월 전, 남편이 세상을 떠나자, 그녀의 슬픔과 불안은 더욱 빈번해졌다. 면담이 끝날 무렵, 당신의 감별진단에는 가장 가능성이 높은 것에서부터 가장 낮은 것까지, 주요우울장애, 범불안장애, 외상후 스트레스장애(PTSD), 그리고 혼재성 불안 및 우울 기분 동반 적응장애가 포함되었다.

초기 평가 후, 임상가는 폭넓은 감별진단을 고려해야 하고, 이용 가능한 정보를 토대로 가능성을 포함 및 배제한 다음, 가장 가능성이 높은 진단을 확정 · 채택한다. 의학적 진단적 접근과 정신의학적 진단적 접근의 1가지 주요한 차이점은 정신의학적 장애에 대한 정밀검사는 주로 임상 면담에 의존한다는 점이다. 검사실 검사와 신경영상법을 통해 의심되는 진단을 확정할 수 있지만, 진단은 우선 면밀한 감별진단을 토대로 고려되어야 한다.

다음 방문에서 베라와 면담할 때, 그녀는 지난 며칠 동안 밤에 수면을 돕기 위해 보드카 한 잔씩 마셔 오고 있지만, 남편이 세상을 떠난 이래, 그녀는 때로 불안한 생각(자녀들에 대한 걱정부터 때론 강간과 관련된 악몽에 이르기까지) 대처에 도움을 주고자 주당 2회 정도 2~3잔을 마시고 있다고 보고한다. PTSD를 의심하면서 DSM-5 PTSD 체크리스트 PTSD Checklist for DSM-5(PCL-5)를 투입한 결과, 그녀의 점수는 50점이다. 베라로부터의 새로운 정보와 PCL-5 점수를 토대로, 당신은 잠재적 진단에서 적응장애를 삭제하고, PTSD를 보다 가능성 있는 진단으로 고려하며, 알코올사용장애의 가능성을 재검토한다.

그 후 수개월 동안, 베라는 동베를린 거주 당시 겪었던 더 많은 고통스러웠던 사건들(교도소 간수에 의해 강간당할 때, 다른 간수들의 비웃음이 치욕스러웠고, 결국 무사히 탈출해서 이민을 올 수 있게 되었을 때 엄청난 안도감을 느꼈다는 이야기 등)을 털어놓는다. 당신은 그녀를 동반이환된 주요우울장애, 알코올사용장애, 그리고 PTSD로 진단하는 한편, 항우울제 투여량을 최대로 감당할 수 있는 양까지 높이고, 그녀를 외상성 장애 전문 심리학자에게 의뢰한다. 베라는 알코올 사용을 완전히 중단하게 되고, PCL-5 점수는 30으로 낮아진다.

DSM-5를 사용한 확진은 흔히 시행착오 과정이다. 정신의학적 진단은 종단적 데이터에 기초하는데, 감별진단은 환자에 대해 더 잘 알게 되면서 발달될 것이다. 시작부터 DSM-5로 단일 진단을 추구하기보다는 사례공식화case formulation를 발달시켜야 한다는 점을 기억하라. DSM-5에서 사례공식화는 "반드시 면밀한 임상적 과거력, 그리고 주어진 정신장애 발달에 영향을 주어 왔을 수 있는 사회적 · 심리적 · 생물학적 요인들에 대한 간결한 요약을 포함하고 있어야 하는 것"으로, 결코 단순한 증상 체크리스트가 아니다(American Psychiatric Association 2013, p. 20). 대신, 포괄적인 임상 사례공식화를 발달시키면서 "개인의 문화적 · 사회적 맥락과 함께 "소인, 촉발, 영속 그리고 보호 요인들"이 반드시 포함되어야 한다(American Psychiatric Association 2013, p. 20). 첫인상은 흔히 부정확하다. 최적의 인상은 치료 관계와 함께 발달하게 되면서, 정신의학적 진단은 겸허와 인내를 가르친다. 잠시 살펴보는 것만으로 DSM-5의 모든 진단을 다루는 것은 가능하지 않기 때문에, 우리는 나이든 성인들의 가장 흔한 진단을 확정 또는 제거에 초점을 맞추고 있다. 초기 치료에 잘 반응하지 않는 환자들에게는 다른 DSM-5 진단에 관한 추가 질문들이 요구된다. 예를 들면, 환자가 다수의 항우울제 시도에 반응하지 않는다면, 우리는 물질남용 또는 불안 같은 다른 진단 가능성을 고려한다.

감별진단 발달에 있어서 1가지 유용한 기법은 많은 환자들에게서 빈번히 발생하는 정신건강 장애군에 관해 생각해보는 것이다. 대사증후군이 있는 환자들에게 있어서의 고혈압, 고콜레스테롤혈증hypercholesterolemia, 당뇨병, 그리고 비만 군cluster처럼, 특정 정신건강 장애들은 자주 다른 정신건강 장애들과 동반이환된다. 예를 들면, 국가동반이환 설문조사National Comorbidity Survey에서 PTSD가 있는 응답자의 약 80%가 적어도 1가지 다른 정신의학적 장애가 있었고(Kessler et al. 1995), 약물사용장애와 함께 알코올 및 관련 상태에 관한 국가역학조사National Epidemiologic Survey on Alcohol and Related Conditions에서 PTSD가 있는 참여자의 40%가 동반이환된 기분장애가 있었다(Conway et al. 2006). 환자가 정신건강 증상이 많을수록, 정신건강 장애군이 단일 장애보다 개인의 증상을 더 잘 설명할 것이다. 안타깝게도, 진단군은 중복 진단을 가릴 수 있다. 중복성을 억제하기 위한 목적으로, 많은 DSM-5 진단들은 서로 위계관계로 구성되어 있다. 예를 들면, 베라의 이야기에서 적응장애는 주요우울장애와 PTSD가 그녀의 우울증과 불안 증상을 가장 잘 설명하고 있음이 인식되자, 진단 가능성에서 배제되었다.

제3단계: 의학적 · 신경학적 문제 포함까지 감별진단의 확대

6개월 동안 외상 초점 심리치료와 항우울제 치료법에 잘 반응한 이후, 베라는 활동을 하지 않는 동안 떨림과 운동완만증bradykinesia이 발달하고 있다. 운동장애 신경과 전문의는 파킨슨병으로 확진한다. 당신의 클리닉에 후속 방문하는 동안, 베라는 자신의 수표책 잔고 관리에 약간의 문제가 있음을 호소한다. 인지 손상이 파킨슨병의 초기 단계에서도 발생 가능하다는 사실을 알고 있는 당신은 집행기능 손상 여부를 파악하기 위해 MoCA를 실시한다. 간편 정신상태검사(MMSE)보다는 MoCA가 더 민감하다는 이유에서다. 베라의 점수는 20/30으로, 집행 기능과 관련된 문항들(예, 시도 B와 정육면체 그리기)에서 오류를 범하고 있다. 당신은 그녀가 파킨슨병에 따른 경도신경인지장애가 있다는 의구심이 든다. 그러나 그녀의 복합적 정신의학력을 고려할 때, 당신은 확진을 위해 그녀를 노인 신경심리학자에게 평가 의뢰 여부를 결정한다.

의학적 및 신경학적 문제가 있는 정신건강 장애의 군집화clustering는 나이든 성인들에 대해서는 매우 흔하다. 의학적 및 신경학적 장애(예, 갑상선 질병, 만성 폐쇄성 폐질환chronic obstructive pulmonary disease[COPD], 파킨슨병, 알츠하이머병)는 흔히 정신의학적 장애와 동반이환된다. 나이든 환자들이 처음으로 정신건강 증상을 경험할 때, 신경학적 장애가 감별진단의 일부가 될 수 있다. 예를 들면, 우울증은 파킨슨병과 헌팅턴병 같은 신경학적 장애의 전구증상이 될 수 있다. 특히 환자들이 신경학적 증상을 나타내거나 신경학적 장애의 가족력을 보고할 때, 임상가는 이를 민감하게 받아들여야 한다(Epping et al. 2016; Gustafsson et al. 2015; Vaccarino et al. 2011). 많은 의학적 및 신경학적 장애들은 경도신경인지장애의 위험요인이 될 수 있다. 임상적으로 조짐이 있는 경우, 인지선별검사를 통해 이전에 미확정된 신경인지 장애를 확인할 수 있다.

> 베라가 66세가 되기 전까지 그녀의 의학력에는 파킨슨병, COPD, 관상동맥 질환, 고혈압, 제2형 당뇨병, 그리고 비만이 포함되어 있다. 그녀의 후속 방문 때 실시된 GAD-7 점수는 19점이다. 후속 면담에서 그녀는 간헐적 심계항진, 숨 가쁨, 그리고 사람들이 붐비는 백화점을 떠나려는 상황에서 죽음이 임박한 느낌이 드는 별개의 삽화가 있다고 호소한다. 그녀는 공공장소에 '갇힘being trapped'에 대한 공포 때문에 현저하게 사회적 외출이 감소되었다. 당신은 공황장애와 광장공포증으로 진단한다. 베라는 추가적인 치료약물을 복용하기를 원치 않지만, 심리학자에게 공황장애에 대한 인지행동치료cognitive-behavioral therapy(CBT)의 형태로 기꺼이 치료를 다시 받고자 한다.

환자가 의학적, 신경학적, 또는 정신건강 장애로 인한 것일 수 있는 증상을 호소할 때, 임상가는 증상이 1가지보다는 이 3가지 범주의 결합으로 인한 것일 가능성을 고려해야 한다. 예를 들면, COPD가 있는 나이든 환자는 공황장애가 있든 없든 간에 이러한 질병의 불완전한 치료로 인해 숨 가쁨 증상을 가지고 있을 수 있다. 때로 다수의 임상가들 사이에 좌절감이 들 수 있다(예, 의학적 임상의가 숨 가쁨을 공황장애로 인한 것이라고 할 때). 그러나 정신건강 임상가는 이를 COPD에 기인된 것으로 돌린다. 임상가는 이 2가지 상태가 환자의 숨 가쁨

발작을 촉발할 수 있음을 인식할 필요가 있다. 이 경우, 환자의 증상은 의학적 장애와 정신장애가 치료되기 전까지는 해소되지 않을 것이다.

> 베라의 증상을 치료하기 위한 당신의 최선의 치료적 시도에도 불구하고, 그녀는 공황발작 악화로 여러 차례 응급의학과를 찾는다. 방문 때마다 응급의학과 의사들은 그녀에게 로라제팜lorazepam을 주고는 귀가시킨다. 2주 후, 그녀는 뇌졸중으로 방바닥에서 쓰러진 상태에서 발견되어 지역병원으로 옮겨져, 심방세동atrial fibrillation이 있음이 발견된다. 당신은 공황발작으로 믿었던 것이 심방세동(심박수 증가와 숨 헐떡임 삽화를 초래하는 잦은 불규칙적 심장 리듬 삽화로, 뇌졸중을 초래할 수 있음)이었다는 사실을 알게 된다.

임상가는 환자가 기이하게 행동하거나 이전의 정신의학력이 있다는 것만으로 문제가 틀림없이 '정신의학적'인 것이라고 짐작하는 흔한 진단적 오류를 범한다. 예를 들어, 문제가 '모두 환자의 머릿속에 있다'고 여기고 면밀한 의학적 정밀검사를 방치한다고 가정한다면, 불안을 나타내는 환자는 폐색전pulmonary emboli(폐에 생기는 혈전으로 불안을 야기할 수 있음)에 대한 평가를 받지 않게 될 수도 있다. 폐색전은 치명적일 수 있다. 이 질환은 임상가가 감별진단에 의학적 및 신경학적 장애에 포함시키지 않는 경우에 방치되는 유일하게 심각한 의학적 상태다. 임상가는 항상 환자의 호소내용과 감별진단을 토대로 초점화된 신체적 및 신경학적 검진을 수행해야 한다.

베라가 첫 입원 후 방문할 때, 보행기에 의지해서 걸어 들어온다. 당신은 약식 걸음걸이 평가를 실시하고, 그녀가 3단계 일렬 보행^tandem walk^(즉, 팽팽한 한 줄 위를 걷는 것 같은 보행방법)이 가능함을 관찰한다. 그녀는 경도의 정지상태 떨림이 있다. 당신은 그녀의 일상생활의 도구적 활동^instrumental activities of daily living^(IADLs)과 일상생활 활동^activities of daily living^(ADLs)을 수행할 수 있는 능력에 대해 관심을 갖는다. 그녀의 딸 거트루드^Gertrude^는 베라가 느린 사고로 인한 IADLs와 새로운 떨림으로 인한 ADLs 때문에 힘겨워하고 있음을 확인해 준다. 당신은 또한 베라의 진단에 뇌졸중과 파킨슨병에 따른 경도신경인지장애를 추가한다.

나이든 성인들의 신체적 및 신경학적 평가의 중요한 목표는 기능상태에 대한 신속한 평가다. 이 연령집단의 경우, 신체검진의 가장 유용한 정보를 주는 부분은 걸음걸이 검진^gait examination^이다. 이 검진에는 환자의 걸음걸이 속도, 발뒤꿈치로 걷기와 뒤꿈치를 들고 걷기 능력 그리고 일렬보행에 대한 관찰이 포함된다. 임상가는 걸음걸이 평가를 토대로 공동체에서의 환자의 기능 능력을 감지할 수 있다. 예를 들면, 임상가는 환자가 얼마나 쉽게 걸을 수 있는지를 확인하고, 만성이지만 숨 가쁨 또는 가슴통증, 그리고 공동체에서 외출 능력을 제한하는 또 다른 증상의 발현 여부를 파악할 수 있다. 또한 환자의 보조 장치 사용 여부를 파악해야 한다. 만일 보조 장치를 사용하고 있다면, 이러한 장치가 교통편 사용을 어렵게 하고 있는지 또는 당혹감 초래로 인해 외출 능력을 제한하고 있는지 파악하는 것이 중요하다. 보행 상태 평가는 임상가에게 환자의 기능 수준과 공동체 활동에의 잠재적 참여 능력에 관한 정보를 신속하게 제공해 줄 수 있는 유용한 도구다.

신경학적 검진neurological examination 역시 매우 유용한 정보를 제공할 수 있다. 이러한 검진에 대한 해석은 비전문가에게는 도전이 될 수 있다. 핵심은 비대칭성과 어떤 결함이 생활 및/또는 기능의 질에 미치는 가능성 있는 효과를 탐색하는 것이다. 앞서 언급한 걸음걸이 검진은 환자의 이동 능력에 관한 중요한 정보를 제공한다. 상지/팔upper extremities 검진은 환자의 다양한 ADLs와 사회화 수행 능력을 명확히 파악하는 데 도움이 된다. 그렇지 않으면, 건강한 나이든 성인들은 심각한 어깨 통증으로 일부 활동에 어려움을 겪거나 떨림 악화로 인한 사회적 당혹감을 경험할 수 있다. 상지/팔 검진에는 떨림에 대한 촉진palpation(*역자 주. 손으로 만져 보는 검진)과 관찰 및 급속교차rapid alternating 운동 평가, 미세운동 동작, 협응, 운동 범위(특히 통증으로 인한 한계), 그리고 근력이 포함된다. 나이가 많은 사람들의 빈번한 호소내용인 떨림의 흔한 원인으로는 파킨슨병Parkinson's disease, 파킨슨증parkinsonism, 그리고 본태떨림essential tremor을 들 수 있다. 이러한 떨림의 유형을 구분하기 위한 1가지 간편 검사는 환자가 MoCA 또는 MMSE 같은 인지선별검사의 쓰기 부분에서 손 글씨 쓰기를 검사하는 것이다. 본태떨림이 있는 환자들은 손 글씨가 크고 떨림이 있는 반면, 파킨슨병 또는 파킨슨증이 있는 환자들은 정상 크기보다 작고 전체 공간을 사용하라는 격려에도 불구하고 전체 공간 사용에 힘겨워한다 (Kaufman and Milstein 2013).

 치료계획 및 돌봄 조정

베라와 그녀의 딸 거트루드와 진단에 대해 논의할 때, 거트루드는 베라가 뇌졸중 이후 우울해 왔고, 보행기 사용에 대한 당혹감과 낙상 공포로 외출을 꺼려 왔다는 사실을 털어놓으며 염려를 표출한다. 진단 면담을 마친 후, 당신은 주요우울장애 삽화로 진단하고, 2차 항우울제인 미르타자핀mirtazapine을 보강한다. 베라의 기능을 향상시키고 보조장치 사용에 대한 그녀의 부정적인 감정을 다루기 위해, 당신은 그녀가 심리학자와 CBT 기법으로 낙상공포를 다룰 수 있도록 상담을 받아 볼 것을 제안한다. 당신은 또한 베라의 낙상위험 감소를 위해 그녀를 신체적 치료에, 그녀의 파킨슨병이 후속 치료를 통한 개선 가능성 확인을 위해 운동장애 신경과 전문의에게, 그리고 가정건강서비스에 의뢰한다.

감별진단과 마찬가지로 치료계획은 여러 방식으로의 접근이 가능하고 서서히 전개되는 과정이다. 가장 흔히 사용되는 2가지 접근은 ① 질병/장애기반 모델disease/disorder-based model과 ② 증상기반 모델symptom-based model이다. 첫 번째 모델에서 관련된 질병과 장애들은 적절한 치료방법과 함께 수록된다. 이 모델의 장점은 감별진단을 수행함으로써, 임상가는 구체적인 장애를 겨냥한 치료방법에 관해 생각하는 데 도움이 되고, 보다 쉽게 장애를 발견해서 의학적 또는 신경학적 문제에 포함시킬 수 있다는 점이다. 약점은 감별진단 내에 적합하지 않은 증상은 설명되기보다는 배제될 수 있다는 것이다.

증상기반 모델에서 임상가는 우선 다양한 증상 목록을 작성해서 각 증상에 대한 감별진단과 적절한 치료방법을 결정한다. 이 모델의 장점은 증상에 따른 조직화를 통해 환자의 문제를 포괄적으로 다룰 수 있다는 것이다. 약점은 임상가가 진단을 내릴 수 있을 정도로 충분히 자신의 생각을 체계화하지 못할 수 있어서, 확진을 위한 중요한 질문을 던질 수 없고, 올바른 치료방법을 결정하지 못할 수 있다는 것이다. 예를 들면, 임상가는 갑상선기능저하증^hypothyroidism^ 다음에, 관련은 있지만 진단되지 않은 상태(예, 양극성장애 또는 우울장애)의 일부로 우울 삽화를 인식하지 못할 수 있다. 증상기반접근의 함정은 임상가로 하여금 정신질환 증상과 정신의학적 장애를 같은 것으로 여기도록 조장한다는 것이다.

치료계획을 결정하고 나면, 임상가는 환자에게 진단과 기대되는 혜택, 그리고 위험성에 대해 짧게 설명해 주어야 한다. 그런 다음, 계획은 보호자, 사례관리자, 특정 장면(예, 장기보호시설)의 직원, 의뢰한 임상가, 일차 진료 의사, 그리고 이미 관련된 또는 관련될 필요가 있는 기타 사람들과의 조정이 요구된다.

행동건강 치료 통합을 위한 기회

일차 진료와 정신건강의 통합은 항상 중시되어 왔는데, 최근의 연구에서 그 가치가 확인되었다. 한 편의 분석연구는 일차 진료와 정신건강 통합에 드는 1달러당, 약 6.5달러 정도의 보건의료 비용이 절감된다고 보고했다(Unützer et al. 2013). 일차 진료에서 정신건강 통합의 예로는 협력치료를 위한 기분촉진접근의 개선Improving Mood-Promoting Access to Collaborative Treatment(IMPACT)과 일차 진료 노인의 자살 예방: 협력적 시도Prevention of Suicide in Primary Care Elderly: Collaborative Trial(PROSPECT) 모델이 있다. 이 2가지 모델은 일차 진료 장면 내에서 우울증 개입을 위해 특화된 훈련을 받은 의사 조력자physician extender(케어 매니저care manager[*역자 주. 환자나 노인의 건강을 돌봐 주는 일을 전문으로 하는 사람] 또는 건강 전문가)에게 의존하고 있다. IMPACT와 PROSPECT 모델에 관한 연구에 의하면, 나이든 성인들의 우울증과 자살사고 비율은 정신건강 서비스가 일차 진료와 통합될 때 감소된다(Bruce et al. 2004; Unützer et al. 2006).

획기적인 모델들 역시 공동체 기반 장면에서의 신체건강과 정신건강 돌봄의 통합에 적용되기 시작하고 있다. 환자 중심의 일차 진료 메디컬 홈medical home에서 일차 전문가와 하위전문가 진료는 손쉽게 접근이 가능하고 조정된 서비스를 제공하기 위해 환자의 가정에서 이루어진다. 메디컬 홈의 주요 구성요소는 정신의학적 자문이다(Unützer et al. 2013). 건강한 노화 뇌 메디컬 홈Healthy Aging Brain Medical

Home은 나이든 성인들의 정신건강 장애에 대한 포괄적인 진료에 초점을 둔 이러한 하나의 모델이다. 예비 증거에 의하면, 행동 건강과 일차 진료가 통합될 때, 나이든 성인들의 우울증과 치매가 개선될 수 있다(LaMantia et al. 2015). 진료 동반자 프로젝트는 보호자 지지집단, 성인 주간 건강, 교회 같은 공동체 기반 장면에서 나이든 성인들의 우울증 치료방법을 연구하고 있다(AIMS Center 2016). 메디컬 홈과 공동체 기반 장면에 대한 정신건강 서비스 제공은 나이든 성인들의 정신건강 치료의 미래가 될 수 있다.

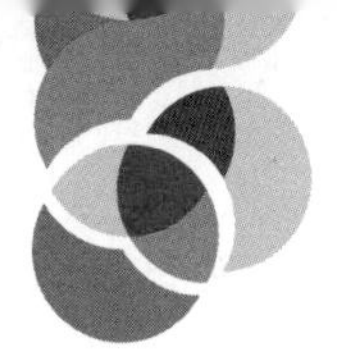

제3장

진단 Ds: 나이든 성인의 정신건강 장애 진단을 위한 기본 원칙

노인의 정신적 고통을 단일 정신장애로 설명하는 일은 흔히 도전적이다. 물론, 단순할수록 좋다. 즉, 모든 증상을 단일 진단하에 통합하는 것이 이상적이다. 그러나 단일 진단은 너무 단순할 수 있다. 만일 개인이 경험하고 있는 각각의 의학적 장애와 정신장애를 진단하지 않는다면, 개인이 겪는 고통의 성격을 잘못 이해할 수 있고, 후속 치료는 그 표지mark를 놓칠 것이다. 예를 들면, 환자의 자기애성 품성의 특질 또는 음식의 불안정성을 방치한다면, 이 환자의 우울증 삽화 치료는 상당히 어려워질 것이다.

복잡한 증상 발현이 있는 환자에 대한 진단의 핵심은 가능성을 열어 놓는 것이다. 다른 것들을 염두에 두고 있으면서 흔한 장애부터

*모든 DSM-5 기준 세트의 경우, ICD-9-CM과 ICD-10-CM 메모들은 용이한 참조를 위해 생략되었다. 완전한 기준 세트와 부수적인 내용(기록과 부호 절차 포함)은 DSM-5를 참조한다.

시작하라. 이 장에서 우리는 대안적 진단을 기억하면서 3가지 사례를 사용하여 진단 Ds(나이든 성인들 사이에서 흔히 발생하는 6가지 장애)의 다양한 임상적 발현에 초점 맞추는 방법을 보여 주고 있다. 이러한 6가지 흔한 장애의 이해는 이 장애들이 나이든 성인들에게서 발생하는 대부분의 정신건강 진단을 나타내고 있다는 점에서 중요하다.

6가지 진단 Ds

1. 섬망Delirium: 급성 주의력 및 인지 장해
2. 약물Drugs: 정신장애를 유발 또는 악화시킬 수 있는 처방된 치료약물, 일반의약품, 불법물질, 알코올, 약초, 또는 보충제
3. 의학적 또는 신경학적 근원의 질병Diseases of medical or neurological origin: 정신장애를 설명 또는 악화시킬 수 있는 상태
4. 수면 장해Disrupted sleep: 수면 개시 및 유지와 각성 능력 장해
5. 우울장애Depressive disorders: 기분 장해
6. 치매 및 기타 신경인지장애Dementia and other neurocognitive disorders: 개인의 독립성을 저하시키는 진행성 인지 결손

우리는 일반적으로 섬망을 고려함으로써 시작한다. 왜냐하면 섬망은 가장 잘 포함되고 가장 가역적인reversible(*역자 주. 원 상태로 되돌릴 수 있는) 장애이기 때문이다. 우리는 가장 비가역적인 6번째 D(치매 및 기타 주요신경인지장애)까지 차례차례 목록을 살펴볼 것이다. 이러한 방법으로, 우리는 다음과 같은 흔한 오류를 피하고자 한다.

- 환자가 실제로 잠재적인 가역적 상태(예, 벤조디아제핀 사용으로 인한 경도신경인지장애)가 있는 경우, 비가역적 장애(예, 알츠하이머병)로 진단함
- 정신의학적 장애와 동반이환된 새롭게 발병한 의학적 또는 신경학적 장애에 대한 진단 실패(예, 환자가 이전에 진단되지 않은 파킨슨병이 있고, 인지 손상과 우울증 증상을 보임)
- 단일 진단이 모든 증상을 더 잘 설명하는 경우, 복수 진단을 내림(예, 갑작스럽게 발생한 기분, 인지, 그리고 정신병적 증상을 나타내는 입원 환자가 섬망 대신 알츠하이머병과 정신병적 양상 동반 주요우울장애로 진단되는 경우)

섬망

3년 전, 애니Anni(여, 75세)는 경도 기억문제로 진단을 받았다. 2주 전, 그녀는 폐렴으로 입원했다. 그녀에게 혼돈과 초조가 발생했고, 고용량의 로라제팜lorazepam과 올란자핀olanzapine으로 진정되었지만, 그녀는 당시의 연도를 알지 못했고, 남편 마티아스Matias를 알아보지 못했다. 마티아스는 애니의 입원 후 방문post-hospitalization visit을 위해 당신의 클리닉에 그녀를 데리고 온다. 그는 애니에게 혼돈 상태가 남아 있음을 염려하고, 그녀가 입원기간 동안 치매가 발달했는지의 여부를 궁금해한다.

면담이 진행되는 동안, 애니가 약간 졸려하는 것 같지만, 당신은 면담

시간 내내 각성상태를 유지하고 있음을 확인한다. 그녀는 지남력이 있고 자신의 남편을 알아보지만, 연도는 1952년이고 자신의 어릴 때 살던 집에 돌아와 있다고 생각하고 있다. 애니는 몬트리올 인지평가Montreal Cognitive Assessment(MoCA)에서 과업을 망각하여 도중에 중단하는 바람에 두드리기tapping A 과업을 성공적으로 완수하지 못한다. 당신은 간편 섬망 진단검사인 간편 혼돈평가법Short Confusion Assessment Method(Short CAM)을 실시한다. 간편 CAM으로 애니가 여전히 무기력lethargic 상태에 있고, 섬망이 있다는 당신의 염려가 확인된다. 감염에 대한 반복적인 의학적 정밀검사 결과는 음성이다. 당신은 마티아스에게 애니가 해소가 필요한 섬망이 있음을 재확인시켜 주고, 가정에서 애니의 섬망 관리에 필요한 팁을 제공한다. 당신은 애니의 섬망이 해소될 때까지는 애니에게 치매가 있는지에 대해 말해 줄 수 없다고 조언한다.

글상자 3-1. 섬망 진단기준

A. 주의 장해(즉, 주의 정향, 집중, 유지, 전환 능력 감소)와 의식 장해(환경에 대한 지남력 감소)

B. 장해는 단기간(보통 몇 시간에서 며칠)에 걸쳐 발생하고, 기저 상태의 주의와 의식으로부터 변화를 보이며, 하루 경과 중 심각도가 변동하는 경향이 있다.

C. 부가적 인지 장해(예, 기억 결손, 지남력 장해, 언어, 시공간 능력 또는 지각)

D. 진단기준 A와 C의 장애는 이미 존재하거나, 확진되었거나, 진행 중인 다른 신경인지장애로 더 잘 설명되지 않고, 혼수coma 같이 각성 수준이 심하게 저하된 상황에서는 일어나지 않는다.

E. 병력, 신체검진, 또는 검사소견에서 장해가 다른 의학적 상태, 물질 중

독이나 금단(즉, 남용약물 또는 치료약물로 인한), 독소 노출로 인한 직접적 · 생리적 결과, 또는 다중 병인 때문이라는 증거가 있다.

다음 중 하나를 명시할 것:

물질 중독 섬망: 이 진단은 진단기준 A와 C의 증상이 임상 양상에서 두드러지고 임상적 주목을 보증할 정도로 충분히 심할 때에만 물질 중독의 진단 대신에 내려져야 한다.

물질 금단 섬망: 이 진단은 진단기준 A와 C의 증상들이 임상 양상에서 두드러지고 임상적 주목을 보증할 정도로 충분히 심할 때에만 물질 금단의 진단 대신에 내려져야 한다.

약물치료로 유발된 섬망: 이 진단은 진단기준 A와 C의 증상들이 처방받아 복용 중인 치료약물의 부작용으로서 발생할 때에 적용한다.

다른 의학적 상태로 인한 섬망: 병력, 신체검진 또는 검사소견에서 장해가 다른 의학적 상태의 생리적 결과에 기인한다는 증거가 있다.

다중 병인으로 인한 섬망: 병력, 신체검진 또는 검사소견에서 섬망이 1가지 이상의 병인을 가지고 있다는 증거가 있다(예, 병인이 되는 의학적 상태가 1가지 이상, 다른 의학적 상태에 더해지는 물질 중독이나 치료약물의 부작용).

다음의 경우 명시할 것:

급성: 몇 시간 또는 며칠 지속하는 경우

지속성: 몇 주 또는 몇 개월 지속하는 경우

다음의 경우 명시할 것:

과활동성hyperactive: 정신운동 활동 수준이 과잉되어 기분 가변성, 초조 및/또는 의학적 치료에 대한 협조 거부를 동반할 수 있다.

저활동성hypoactive: 정신운동 활동 수준이 저조하여 혼미에 가깝게 축 늘어지거나 무기력을 동반할 수 있다.

혼합성 활동 수준: 비록 주의와 의식 장해가 있지만 정신운동 활동은 보통 수준이다. 또한 활동 수준이 빠르게 변동하는 경우도 포함한다.

환자가 인지 손상을 나타낼 때, 우리는 우선 섬망 평가(〈글상자 3-1〉 참조)를 한다. 섬망은 치료되지 않으면, 인지 손상의 원인이면서 치사율이 높아 의학적 응급처치를 해야 하는 장애다. 섬망이 완전히 해소되려면 며칠에서 몇 개월이 걸리는데, 섬망 삽화에 앞서 경도 또는 주요신경인지장애가 있는 사람들은 기초선 인지상태로 회복되지 않을 수 있어서 새로운 인지 기초선이 설정될 것이다(Inouye 2006). CAM은 간단한 질문지로, 4문항 버전과 10문항 버전이 있고, 섬망 확인에 유용하다(Inouye et al. 1990).

약물

당신은 마티아스에게 애니의 섬망은 개선될 거라고 안심시킨다. 실제로 2주 후, 애니는 자신의 남편을 알아보고 연도도 알고 있다. 그러나 그녀는 집중력 곤란과 졸음으로 인해 좋아하는 취미(예, 독서와 뜨개질) 생활을 할 수 없다는 이유로 좌절한다. 당신은 애니의 치료약물 목록을 검토한다. 치료약물 목록에는 다음의 처방전들이 포함되어 있는데, 이들 중의 일부는 이전의 일차 진료 의사와 병원 의사들이 처방한 것들이다(만성통증 해소를 위한 사이클로벤자프린cyclobenzaprine과 트라마돌tramadol, 수면을 위한 일반의약품 타이레놀 PM과 테마제팜temazepam, 불안해소를 위한 클로나제팜clonazepam, 추가로 계절성 알레르기에 대한 디펜히드라민diphenhydramine, 그리고 초조 완화를 위한 올란자핀과 필요에 따라 복용하는 로라제팜).

애니가 복용 중인 다수의 다른 약물들이 그녀의 인지 손상에 영향을 줄 수 있다는 염려로, 당신은 우선 벤조디아제핀이 섬망을 악화시키는 것으로 알려져 있다는 점에서 필요에 따라 복용하는 로라제팜을 중단시킨다. 그런 다음, 올란자핀과 디펜히드라민이 중추적으로 작용하고 있기 때문에 올란자핀을 줄여 나가면서 디펜히드라민을 비강 염제와 플루티카손fluticasone과 스프레이로 대체한다. 3차례의 방문 기간 동안 그녀의 통증 치료약물, 수면제, 그리고 벤조디아제핀이 그녀의 인지 손상에 어떻게 영향을 주고 있는지에 대한 반복적인 심리교육이 있은 후, 애니는 통증과 불안 해소를 위해 인지행동치료(CBT)를 받기로 동의하고 결국 사이클로벤자프린, 트라마돌tramadol, 타이레놀 PM, 그리고 벤조디아제핀 복용을 중단한다. 그녀는 또한 매일 밤 마시던 와인 2잔을 중단하기로 동의한다. 그녀를 처음 만난 지 3개월 후, 애니는 오로지 클로나제팜과 테마제팜을 복용하고 있고, 다시금 몇몇 단순한 패턴의 뜨개질을 할 수 있다고 보고한다.

처방된 치료약물, 일반의약품 치료약물, 알코올, 또는 불법물질이든 간에 약물은 잠재적으로 인지 손상의 가역적 원인이다. 흔히 인지 손상을 초래할 수 있는 처방된 치료약물 부류로는 통증 치료약물(특히 아편계와 항콜린성 성분이 있는 것들), 벤조디아제핀, 항콜린제, 항히스타민제(일반의약품 포함), 그리고 진정제-수면제를 들 수 있다. 임상가는 또한 환자들에게 인지 손상에 영향을 초래할 수 있는 모든 약물, 즉 알코올, 마리화나, 불법약물, 약초제, 보충제, 그리고 일반의약품 치료약물에 대해 질문해야 한다. 애니의 사례에서, 다수의 약물들이 그녀의 인지 손상을 초래하고 있으므로, 그녀의 DSM-5 진단(American Psychiatric Association 2013)은 물질/치료약물 사용에 따른 경도신경인지장애로 내려진다.

의학적 또는 신경학적 근원의 질병

당신이 애니의 신체에 대한 의학적 검토를 진행하는 동안, 그녀는 빈번한 떨림과 일관성 없는 지속기도양압continuous positive airway pressure(CPAP) 기계를 사용하고 있음을 보고한다. 당신은 올란자핀 복용을 중단했음에도, 그녀의 떨림이 지속되어 온 사실이 염려되어 운동장애 전문가에게 평가를 의뢰한다. 그는 파킨슨병보다는 본태 떨림으로 진단하고, 프로프라놀롤propranolol을 처방해 준다. 당신은 애니의 CPAP 이행 증진을 위해 그녀를 일차 진료 심리학자에게 의뢰한다. 다음 2개월 동안, 애니의 CPAP 이행이 37%에서 84%로 향상된다. 그녀는 졸음 감소 및 집중력 향상을 보고한다. 그렇지만 그녀는 매일 1~2시간 동안 낮잠을 자고, 여전히 보다 복잡한 뜨개질 패턴을 사용하기 위해 애쓰고 있다.

섬망과 주요신경인지장애와는 달리, 의학적 및 신경학적 장애는 흔한 인지 손상의 원인이다. DSM-5에는 신경인지장애(뇌에 영향을 미치는 것 포함[예, 뇌졸중, 외상성 뇌손상, 파킨슨병, 헌팅턴병])의 다양한 원인들이 체계적으로 수록되어 있다. 연구 및 관리를 위한 기타 중요한 상태는 폐쇄성 수면무호흡obstructive sleep apnea(OSA), 비타민 B_{12} 결핍, 그리고 갑상선기능저하증hypothyroidism을 포함해서 잠재적으로 가역적인 것들이다. 치료되지 않은 수면무호흡은 인지선별검사에서 현저한 수행력 저하를 초래하는 주의 곤란과 주간 불면증으로 이어져, 치매로 오진될 수 있다. 애니의 사례에서, 우리는 우선 그녀의 인지 증상을 설명할 수 있었던 잠재적 신경학적 원인인 파킨슨병을 배제하고, 그녀의 인지문제를 설명하거나 악화시켰던 의학적 문제(OSA)를 탐색했다. 그녀의 DSM-5 진단은 의학적 장애에 따른 경도신경인지장애다.

치매 및 기타 신경인지장애

경도신경인지장애

당신은 성공적으로 애니의 테마제팜 복용량을 성공적으로 줄여간다. 그러나 당신이 그녀의 클로나제팜을 줄이기 시작하면서, 그녀는 불안 악화와 '의기소침blue' 느낌을 호소한다. 그녀는 자신이 좋아하는 활동과 공과금 납부가 계속해서 힘겨워져서 치매 발달이 염려된다고 고백한다. 그녀는 "저는 5분이 지나면 그 전에 한 일도 기억나지 않아요."라고 말한다. 그녀는 만성 통증으로 바깥출입을 하지 못하는 상태에 있다. 당신이 문제해결을 하면서, 애니는 결국 그녀의 우울증, 불안, 그리고 통증 치료에 벤라픽신venlafaxine을 시도해 보기로 동의한다. 그녀는 또한 불안 치료 촉진을 위해 CBT 회기에 참여한다. 항우울제와 CBT의 복합치료를 받은 지 2개월 후, 애니는 '대부분 입원 이전의 상태로' 회복된다. 환자건강 질문지 9문항 우울증 척도(PHQ-9)에서, 애니의 점수는 2점으로, 이는 우울 증상 없음에 해당된다. 그녀는 어려움 없이 대부분의 활동을 할 수 있다. 그렇지만 그녀는 단어 찾기와 몇 주가 지난 최근 사건에 대한 세부사항 회상에서는 간헐적인 어려움이 있다. 그녀의 MoCA 점수는 24/30다. 그녀는 주의력, 단어 유창성, 그리고 회상 지연 영역에서 점수를 잃는다. 그러나 이러한 안정적인 결함은 경도로 보이고, 그녀의 기능에 현저하게 영향을 미치지 않고 있음을 나타낸다. 그녀는 체크리스트를 만들고, 휴대폰에 회상보조 프로그램 사용을 통해 자신의 문제를 보완하고 있기 때문이다. 현재 당신은 그녀의 치료약물 투약을 최적화해 왔고 그녀의 인지 손상에 원인을 제공하고 있는 의학적 및 정신건강 문제를 다루어 왔다는 점에서, 당신은 잠정적으로 애니를 경도신경인지장애로 진단하고, 그녀가 치매(주요신경인지장애)가 없음을 확인하기 위해 그녀를 세부적인 신경심리평가에 의뢰한다. 노인전문 신경심리학자는 기억 및 집행기능 영역에서 애니의 수행력이 평균에서 표준편차 1~2 미만이라는 점에서 당신의 진단을 확정시킨다.

우울장애(증상이 불충분한 우울증 삽화부터 주요우울장애까지)는 흔히

글상자 3-2. 경도신경인지장애 진단기준

A. 하나 이상의 인지 영역(복합적 주의, 집행 기능, 학습과 기억, 언어, 지각-운동 또는 사회 인지)에서 인지 저하가 이전의 수행 수준에 비해 경미하게 있다는 증거는 다음에 근거한다.

1. 환자, 환자를 잘 아는 정보제공자, 또는 임상의가 경도 인지 기능 저하 걱정
2. 인지 수행의 경미한 손상이 가급적이면 표준화된 신경심리검사에 의해, 또는 그것이 없다면 다른 정량적 임상 평가에 의해 입증

B. 인지 결손은 일상 활동에서 독립적 능력을 방해하지 않는다(예, 계산서 지불 또는 치료약물 관리 같은 일상생활의 복잡한 도구적 활동은 보존되지만 더 많은 노력, 보상 전략, 그리고 조정이 필요할 수 있다).

C. 인지 결손은 오직 섬망이 있는 상황에서만 발생하는 것이 아니다.

D. 인지 결손은 다른 정신질환(예, 주요우울장애, 조현병)으로 더 잘 설명되지 않는다.

병인에 따라 다음 중 하나를 명시할 것:

알츠하이머병(DSM-5, pp. 665-669)
전두측두엽 변성(DSM-5, pp. 670-674)
루이소체병(DSM-5, pp. 674-677)
혈관 질환(DSM-5, pp. 677-680)
외상성 뇌손상(DSM-5, pp. 681-684)
물질/치료약물 사용(DSM-5, pp. 684-689)
HIV 감염(DSM-5, pp. 689-692)
프라이온병(DSM-5, pp. 692-694)
파킨슨병(DSM-5, pp. 694-697)
헌팅턴병(DSM-5, pp. 697-699)
다른 의학적 상태(DSM-5, pp. 699-700)
다중 병인(DSM-5, p. 700)

명시되지 않는 경우(DSM-5, pp. 701-702)

다음의 경우 명시할 것:

행동 장해 없음: 인지 장해가 어떤 임상적으로 현저한 행동 장해를 동반하지 않는 경우

행동 장해 있음(장해를 명시할 것): 인지 장해가 임상적으로 현저한 행동 장해를 동반하는 경우(예, 정신병적 증상, 기분 장해, 초조, 무감동 또는 기타 행동 증상)

주관적인 인지적 호소내용을 동반한다. 일부 사례의 경우, 인지 결손은 해소될 것이지만, 지속되는 사람들도 있다. 인지 손상은 경도의 주의집중 곤란부터 복잡한 활동 완수 불능 또는 역사적으로 가성치매pseudodementia라 불렸던 치매유사 임상상dementia-like picture까지 다양하다. 임상가는 환자들의 인지적 호소내용이 이들의 인지적 · 기능적 수행이 객관적인 측정에서 현저하게 악화되는 경우, 현저한 인지 손상의 원인으로 우울증을 의심해야 한다.

우울증은 공격적으로 치료되어야 한다. 왜냐하면 우울증은 치매의 독립적 위험요인이고(Byers and Yaffe 2011), 우울증의 발현은 신경인지장애의 정확한 진단과 타협될 수 있기 때문이다. 애니의 사례에서 그녀의 우울증 증상은 그녀가 신경심리평가에 의뢰되기 전에 공격적으로 치료되었고, 알츠하이머병으로 인한 경도신경인지장애(〈글상자 3-2〉 참조)로 진단되었다. 그러나 비전형적 발현 및/또는 다수의 항우울제 시도에 반응하지 않는 환자들은 신경심리평가에 의뢰되어야 한다. 왜냐하면 행동 증상은 비전형적 주요신경인지장애(예, 전두측

두엽 치매로 인한 것들)의 발현 양상이 될 수 있기 때문이다(Lanata and Miller 2016).

주요신경인지장애(치매)

3년 후, 애니는 연중 후속방문을 위해 재차 방문한다. 마티아스는 그녀의 공과금 납부와 공유된 기억 회상 불능에 대한 염려를 보고한다. 그와 애니는 어떤 기분 증상도 부인한다. 그러나 그녀는 현재 서류작업 처리에 문제가 있고, 최근에 익숙한 지역을 운전하던 중 2시간 동안 길을 잃었다. 당신은 MoCA를 재실시한다. 그녀의 점수는 20/30으로, 이전의 점수(24/30)에서 현저한 감소를 보인다. 그녀는 회상 지연에서 5개 단어 중 4개를 틀리고, 범주 또는 선다형 단서가 제공된 상태에서조차 단어를 회상하지 못한다. 그녀의 PHQ-9 점수는 3이다. 당신은 잠재적으로 가역적인 인지 손상의 원인을 찾기 위해 검사실 검사를 반복한다. 그 결과는 정상 범위 내에 있는 것으로 나타난다. 당신은 주요신경인지장애로 진단하고 도네페질donepezil을 처방해 준다.

애니는 이전에는 인지 저하가 기능 결손으로 이어지지 않았고 보완이 가능했기 때문에 경도신경인지장애로 진단되었다. 그러나 최근에 비가역적 인지 저하 다음에 비가역적 기능 저하의 발달은 주요신경인지장애(〈글상자 3-3〉 참조) 진단을 가리킨다. 이 진단을 내리려면, 임상가는 환자의 결손이 병전 인지적 · 기능적 기저 상태로부

글상자 3-3. 주요신경인지장애 진단기준

A. 1가지 이상의 인지 영역(복합적 주의, 집행 기능, 학습과 기억, 언어, 지각-운동 또는 사회 인지)에서 인지 저하가 이전의 수행 수준에 비해 현저하다는 증거는 다음에 근거한다.

  1. 환자, 환자를 잘 아는 정보제공자 또는 임상의가 현저한 인지 기능 저하 걱정
  2. 인지 수행의 현저한 손상이 가능한 한 표준화된 신경심리 검사에 의해, 또는 그것이 없다면 다른 정량적 임상 평가에 의해 입증

B. 인지 결손은 일상 활동에서 독립성을 방해한다(즉, 최소한 계산서 지불이나 치료약물 관리와 같은 일상생활의 복잡한 도구적 활동에서 도움을 필요로 함).

C. 인지 결손은 오직 섬망이 있는 상황에서만 발생하는 것이 아니다.

D. 인지 결손은 다른 정신질환(예, 주요우울장애, 조현병)으로 더 잘 설명되지 않는다.

병인에 따라 다음 중 하나를 명시할 것:

알츠하이머병(DSM-5, pp. 665-669)
전두측두엽 변성(DSM-5, pp. 670-674)
루이소체병(DSM-5, pp. 674-677)
혈관 질환(DSM-5, pp. 677-680)
외상성 뇌손상(DSM-5, pp. 681-684)
물질/치료약물 사용(DSM-5, pp. 684-689)
HIV 감염(DSM-5, pp. 689-692)
프라이온병(DSM-5, pp. 692-694)
파킨슨병(DSM-5, pp. 694-697)
헌팅턴병(DSM-5, pp. 697-699)
다른 의학적 상태(DSM-5, pp. 699-700)
다중 병인(DSM-5, p. 700)

명시되지 않는 경우(DSM-5, pp. 701-702)

다음의 경우 명시할 것:

행동 장해 있음: 인지 장해가 임상적으로 현저한 어떤 행동 장해도 동반하지 않는 경우

행동 장해 없음(장해를 명시한다): 인지 장해가 임상적으로 현저한 행동 장해(예, 정신병적 증상들, 기분 장애, 초조, 무감동, 또는 다른 행동 증상들)를 동반하는 경우

현재의 심각도를 명시할 것:

경도: 일상생활의 도구적 활동(예, 집안일, 돈 관리)의 어려움

중등도: 일상생활의 기본적 활동(예, 음식 섭취, 옷 입기)의 어려움

고도: 완전히 의존적인 상태

터 저하되었음을 밝혀야 한다. 환자가 주요신경인지장애로 오진될 수 있는 1가지 흔한 이유는 임상가들이 환자의 교육성취가 낮거나, 진단이 미확정된 신경발달장애 또는 만성 정신장애가 있거나, 기능적 성취의 기저 상태가 낮다는 사실을 인식하지 못하는 것이다. 주요신경인지장애로 정확한 진단을 내리기 위한 또 다른 열쇠는 기능 저하가 인지 저하의 결과여야 한다는 것이다. 흔한 진단 오류는 환자의 손상된 기능이 인지 저하(〈표 3-1〉 참조)보다는 의학적 상태(예, 관절염)로 인한 것임을 인식하지 못하고, 기능 악화로 간주하는 것이다.

기능 저하가 신체적 원인 및/또는 인지적 원인인지의 여부를 결정하는 것은 나이가 많은 노인(적어도 85세 이상)에 대해서는 증상이 흔히 동반 발생한다는 점에서 매우 도전적인 일일 수 있다. 신체장애가

있는 환자들이 인지 결손도 가지고 있는지 임상가가 결정할 수 있는 1가지 방법은 환자에게 단계적으로 그녀가 신체적으로 가능하다면 요리 또는 식료품점에 가는 일 같은 과업을 어떻게 수행할 것인지에 대해 이야기해 보도록 요청하는 것이다.

우울장애

사별

지아[Jia](여, 86세)는 고혈압이 있고, 그녀의 남편(65세)이 심장발작으로 2주 전에 세상을 떠난 이후의 슬픔을 보고한다. 그녀는 자주 쉽게 눈물을 보인다. 그녀는 때로 남편이 그녀에게 말하는 목소리를 듣는다. 지아는 매일 자신이 언제 죽어서 남편을 다시 만날 수 있을까에 대해 생각한다. 그러나 그녀는 자해 의도는 부인한다. 그녀는 누군가가 그녀의 남편 이름을 말할 때 눈물을 흘리지만, 여전히 그녀의 친구와 가족들과 함께 보내는 시간을 즐길 수 있다.

사별[bereavement] 또는 애도[grief]는 가족 또는 친구의 죽음 이후에 개인에 의해 경험되는 정서적 · 인지적 · 기능적 반응이다. 정상적인 사별 또는 애도를 구성하고 있는 것은 문화적 · 사회적 · 종교적 기대에 따라 매우 다양하다. 홈즈-래히 스트레스척도[Holmes-Rahe Stress Scale]

라 불리는 심리평가도구에서 배우자의 죽음은 총 100점 중 100점이 할당될 정도로 개인의 삶에 있어서 가장 스트레스가 높은 사건으로 간주된다(Holmes and Rahe, 1967). DSM-IV-TR(American Psychiatric Association 2000)에서 주요우울장애의 기준에는 사별 제외[bereavement exclusion]가 포함되어 있어서 임상가들이 죽음 후 2개월까지 기다렸다가 주요우울장애로 진단할 수 있었다. 사별 제외는 DSM-5에서는 삭제되었다. 이로 인한 논란은 개인의 사별이 정상적인 이형 또는 병

표 3-1. 인지 손상에 대한 흔한 진단적 함정

1. 인지 결손이 아주 경미할 수 있지만(예, 환자가 문장완성에 문제가 있지만, 몇 초 후에 완성하거나 면담 중 약간 졸려하지만 질문에 조리 있게 답변할 수 있음), 고도의 인지 결손이 기대된다고 해서 선불리 섬망으로 진단하는 경우
2. 전염병 정밀검사와 두부영상이 음성이라고 해서 섬망이 없다고 추측하는 경우. 부정적인 의학적 정밀검사(예, 환경 변화[병원 체류], 불면증, 치료되지 않은 통증 또는 치료약물[예, 마취제])로 이어질 수 있는 섬망의 흔한 원인들이 간과될 수 있음
3. 새롭게 발병된 행동 장해가 병전 정신의학적 장애의 일부라는 추정으로 인해 주요신경인지장애가 있는 입원환자들을 선불리 섬망으로 진단하는 경우
4. 인지 변화에 대한 평가 없이 섬망 또는 주요신경인지장애 행동 장해 동반의 보다 현저한 기분 및/또는 정신병적 증상에 의해 주의가 흐트러지는 경우
5. 인지 손상의 잠재적인 가역적 원인(예, 의학적 장애, 우울증, 약물)에 대한 평가에서 주요신경인지장애가 있는 나이든 환자들을 망각의 결과로 잘못 진단하는 경우

리적 상태인지의 여부를 결정하는 것이 어려울 수 있음을 암시한다. DSM-5에서 이러한 구별은 사별이 평소의 기능을 저해하고 있는지의 여부에 달려 있다. 이러한 결정을 올바르게 내리는 것은 정상적인 사별이 시간 제한적이고 자체적으로 해소된다는 점에서 치료적 가치가 있는 반면, DSM-5에서 제안된 진단명인 지속성 복합 사별장애 persistent complex bereavement disorder가 있는 사람들은 후속 개입(예, 심리치료)을 통해 혜택을 받을 수 있을 것이다. 지아는 여전히 남편의 죽음 이전과 동일한 수준으로 기능할 수 있기 때문에, 그녀는 거의 확실하게 정상적인 사별을 경험하고 있다.

주요우울장애

2주 후, 지아는 후속 방문을 위해 그녀의 아들 종안Chongan과 함께 온다. 지난번 방문 이래로, 그는 지아가 하루의 대부분을 침대에 누워 TV 시청과 뜨개질을 하며 지내는 것에 대해 염려해 왔다. 고형음식 대신, 그녀는 액체로 된 영양보충제로 대체하고 있고, 체중이 10파운드(*역자 주. 약 4.5kg)나 줄었다. 그녀는 종안에게 자신이 더 이상 삶에 연연하지 않는다고 말했다. 당신과의 면담이 진행되는 동안, 지아는 자해 의도에 대해 부인하면서, 다른 음식에 독이 들어 있다는 두려움 때문에 영양보충제로 대체했다고 해명한다. 그녀는 가끔 남편의 목소리가 자신을 위로하는 소리 외에 다른 목소리가 들리는 것에 대해서는 부인한다. 당신은 항우울제를 처방해 준다. 당신이 1개월 후에 그녀를 만날 때, 그녀의 기분 증상이 개선되지만, 그녀는 여전히 영양보충제만 마시고 있어서, 당신은 부가적인 항정신병약을 처방해 준다. 항정신병약 복용을 시작한지 2일 후, 지아는 다시금 고형음식을 먹기 시작한다.

DSM-5에서는 주요우울장애(〈글상자 3-4〉 참조)를 경조증, 혼재성, 또는 조증 삽화나 기분 불일치성 정신병적 증상이 없는 1가지 이상의 주요우울 삽화로 정의된다. DSM-IV-TR을 사용하는 경우, 임상가는 사별 장면에서 2개월 동안 주요우울장애 진단을 연기할 수 있다. DSM-5에서는 후속 연구들이 애도 중인 성인들에 대한 주요우울장애 진단을 연기함으로써 얻어지는 혜택이 없다는 사실을 검증했다는 점에서 이러한 연기를 삭제했다. 애도가 완전한 우울증 삽화가 된 환자의 경우, DSM-5에서는 2개월 사별 연기를 삭제함으로써 치료가 곧 시작될 수 있다. 그러나 DSM-5에서는 또한 개인이 애도, 우울, 또는 둘 다의 상황에 있는지를 결정할 때, 임상가가 여전히 신중한 판단을 해야 한다는 점을 분명히 하고 있다(American Psychiatric Association 2015a). 이러한 결정을 내리는 동안조차 임상가는 애도 중인 환자를 위로해야 한다.

나이든 성인들이 명시적으로 애도하든 않든 간에, 우울장애는 젊은 성인들보다 나이든 성인들에 대한 진단이 더 어려울 수 있다. 대부분의 나이든 성인들은 다양한 종류의 상실을 경험한다. 슬퍼 보이는 대신, 신체적 집착 또는 위축에 의해 우울증을 보이는 나이든 환자들이 있는가 하면, 과민성과 수면곤란을 보임으로써 각각 신체장애와

글상자 3-4. 주요우울장애 진단기준

A. 다음의 증상 중 5가지(또는 그 이상)의 증상이 2주 연속으로 지속되며, 이전의 기능상태와 비교할 때 변화를 보이는 경우, 증상 가운데 적어도 하나는 (1) 우울 기분 또는 (2) 흥미나 즐거움의 상실이어야 한다.

주의점: 명백한 다른 의학적 상태로 인한 증상은 포함되지 않아야 한다.

1. 하루 중 대부분 그리고 거의 매일 지속되는 우울 기분에 대한 주관적 보고(예, 슬픔, 공허감 또는 절망감) 또는 객관적으로 관찰됨(예, 눈물 흘림)(주의점: 아동 · 청소년의 경우는 과민한 기분으로 나타나기도 함)
2. 거의 매일, 하루 중 대부분, 거의 또는 모든 일상 활동에 대한 흥미나 즐거움의 현저한 저하
3. 체중 조절을 하고 있지 않은 상태에서 현저한 체중 감소(예, 1개월 동안 5% 이상의 체중 변화) 또는 증가, 거의 매일 나타나는 식욕 저하 또는 증가(주의점: 아동은 체중 증가가 기대치에 미달되는 경우)
4. 거의 매일 나타나는 불면이나 과다수면
5. 거의 매일 나타나는 정신운동 초조 또는 지연(객관적으로 관찰 가능함, 단지 주관적인 좌불안석 또는 처지는 느낌뿐만이 아님)
6. 거의 매일 나타나는 피로 또는 활력 상실
7. 거의 매일 무가치감 또는 과도하거나 부적절한 죄책감(망상적일 수도 있지만, 단순히 병이 있다는 데 대한 자책 또는 죄책감이 아님)
8. 거의 매일 나타나는 사고력이나 집중력의 감소 또는 우유부단함(주관적 호소 또는 객관적인 관찰 가능함)
9. 반복적인 죽음에 대한 생각(단지 죽음에 대한 두려움이 아닌), 구체적인 계획 없이 반복되는 자살 사고, 또는 자살 시도나 자살 수행에 대한 구체적인 계획

B. 증상이 사회적, 직업적, 또는 다른 중요한 기능 영역에서 임상적으로 현저한 고통 또는 손상을 초래한다.

C. 삽화가 물질의 생리적 효과나 다른 의학적 상태에 의한 것이 아니다.

주의점: 진단기준 A부터 C까지는 주요우울 삽화를 구성하고 있다.
주의점: 중요한 상실(예, 사별, 재정적 파탄, 자연재해로 인한 상실, 심각한 질병이나 장애)에 대한 반응으로 진단기준 A에 기술된 극도의 슬픔, 상실에 대한 반추, 불면, 식욕 저하 그리고 체중의 감소가 나타날 수 있고, 이는 우울 삽화와 유사하다. 비록 그러한 증상이 이해될 만하고 상실에 대해 적절하다고 판단된다 할지라도 정상적인 상실 반응 동안에 주요우울 삽화가 존재한다면 이는 주의 깊게 다루어져야 한다. 이러한 결정을 하기 위해서는 개인의 과거력과 상실의 고통을 표현하는 각 문화적 특징을 근거로 한 임상적인 판단이 필요하다.[1]

D. 주요우울 삽화가 조현정동장애, 조현병, 조현양상장애, 망상장애, 달리 명시된, 또는 명시되지 않는 조현병 스펙트럼 및 기타 정신병적 장애로 더 잘 설명되지 않는다.
E. 조증 삽화 혹은 경조증 삽화가 존재한 적이 없다.
   주의점: 조증 유사 또는 경조증 유사 삽화가 물질로 인한 것이거나 다른 의학적 상태의 직접적인 생리적 효과로 인한 경우라면, 이 제외 기준을 적용하지 않는다.

진단명을 기록할 때 용어는 다음의 순서대로 나열되어야 한다. 주요우울장애, 단일 또는 재발성 삽화, 심각도/정신병적 양상 동반/관해 여부 명시자, 그리고 현재 또는 가장 최근 삽화에 해당하는 진단 부호가 없는 다수의 명시자의 순서다.

명시할 것:
- 불안증 동반(DSM-5, p. 193)
- 혼재성 양상 동반(DSM-5, p. 194)
- 멜랑콜리아 양상 동반(DSM-5, pp. 194-195)
- 비전형적 양상 동반(DSM-5, p. 195)
- 기분과 일치하는 정신병적 양상 동반(DSM-5, p. 195)
- 기분과 일치하지 않는 정신병적 양상 동반(DSM-5, p. 195)

긴장증 동반(DSM-5, p. 195)
주산기 발병 동반(DSM-5, pp. 195-196)
계절성 동반(재발성 삽화에서만 가능)(DSM-5, p. 196)

양극성장애 오진으로 이어지게 하는 나이든 환자들이 있다. 전형적으로, 신체장애가 있는 환자들은 질병에 대한 공포와 집착이 있어서 빈번히 의학적 진료를 받으면서도 안심하지 못한다. 양극성장애로 진단받은 적이 없거나 양극성장애 치료를 위해 향정신성 치료약물을 복용해 본 적이 없는 환자들은 60세 이후에 초기 발병을 경험할 가능

---

[1] 애도와 주요우울 삽화(MDE)를 구별할 때, 애도는 공허감과 상실의 느낌이 우세한 정동이라면 주요우울 삽화는 행복이나 재미를 느낄 수 없는 상태와 우울감이 지속되는 것이 특징이다. 애도에서의 불쾌감은 시간이 지나면서 그 강도가 감소할 가능성이 많고 흔히 파도를 타는 것과 같이 변화되는 경향이 있다. 이러한 변화는 죽은 이에 대한 생각이나 그를 떠올리게 하는 무언가와 관련되는 경향이 있다. 주요우울 삽화의 우울감은 좀 더 지속적이며 특정 생각이나 집착에 한정되지 않는다. 애도의 고통은 주요우울 삽화에서처럼 만연한 불행감이나 비참한 특성을 가지지 않으며, 때때로 긍정적인 감정과 유머를 동반하기도 한다. 애도와 관련한 사고의 내용은 주요우울 삽화에서 보이는 것처럼 자기비판적이거나 비관적인 반추가 아니라, 주로 죽은 이와 관련한 생각이나 기억에 집중된 양상이다. 애도에서는 자존감이 보존되어 있으나 주요우울 삽화에서는 무가치감과 자기혐오의 감정이 흔하다. 만약 자신에 대한 경멸이 애도에서 존재한다면 그것은 전형적으로 죽은 이와 관련한 인지 왜곡과 관련이 있다(예, 자주 방문하지 않은 점, 죽은 이 생전에 그 사람이 얼마나 사랑받았는지 이야기해 주지 않은 점). 만약 사별한 개인이 죽음에 대하여 생각한다면 그것은 보통 죽은 이에 초점이 맞춰져 죽은 이를 따라 죽는 것일 가능성이 높은 반면, 주요우울 삽화에서의 죽음은 무가치감, 우울증의 고통을 견딜 수 없어 개인의 고유한 인생을 마감하는 것에 초점이 맞춰져 있다.

성이 낮다. 그러나 우울증을 겪고 있는 나이든 성인들은 젊은 성인들보다 더 정신병적 양상(예, 환청 또는 환시, 망상, 편집증)을 나타낼 가능성이 높다. 사별로부터의 정신병과 개인의 문화적 배경에 정상인 애도 표현을 구분하는 것은 중요하다.

세상을 떠난 가족 또는 친구의 음성이 들린다고 해서 반드시 정신병으로 단정 지을 수 없다. 개인의 문화적 · 종교적 배경에 따라, 이러한 목소리는 정상 또는 위로가 될 수 있다. 정상적인 목소리는 전형적으로 과거의 기억 또는 위로의 메시지(예, "언젠간 우린 천국에서 함께 할 수 있을 거야.")다. 특히, 환자와 죽은 이가 긍정적인 관계에 있었다면, 환자에게 경멸적인 내용에 관해 명령 또는 말하는 목소리는 우울 증상에 대한 후속 탐색이 요구된다. 지아는 고형음식을 중단할 정도로 우울증과 편집증이 있었기 때문에, 현재 그녀는 기분일치성 정신병적 양상 동반 주요우울장애 기준에 충족된다.

행동 장해를 동반한 주요신경인지장애: 무감동

항우울제 치료 시도 3개월 후, 지아는 후속 방문을 위해 당신의 진료실을 다시 찾는다. 종안은 자신의 어머니가 '그저 앉아서' 보통 TV 시청만 한다고 염려를 나타낸다. 노인우울척도Geriatric Depression Scale(GDS)에서 그녀의 점수는 2/15다. 그녀의 MoCA 점수는 20/30이다. 종안으로부터 후속적인 과거력을 수집하게 되면서, 당신은 지아의 남편이 세상을 떠나기 전에 공과금 납부와 기타 복잡한 활동을 지아에게 떠넘기게 되어

지아가 "더욱 스트레스를 받았다"는 사실을 알게 되었다. 당신은 그녀를 가능성 있는 알츠하이머병으로 인한 주요신경인지장애로 진단하고, 그녀의 위축 행동이 이러한 사례에서 흔히 나타나는 행동 장해인 무감동에서 기인하는 것으로 결정한다.

무감동apathy은 다양한 신경학적 및 정신의학적 장애에서 나타나는 흔한 행동 장해다. 무감동이 있는 환자들은 무동기amotivation와 흔히 정서적으로 의미 있는 논의로부터조차 분리되어 있기 때문에 활동 추구에 어려움이 있다. 이러한 증상들은 동기와 복잡한 행동 계획에 중요한 뇌 영역인 전두엽 결손으로 인한 것이다. 무감동은 우울증이 없는 상태에서도 발생할 수 있거나, 적어도 관찰된 우울 증상의 심각도에 의해 완전히 설명되지 않을 수도 있다. 무감동과 연관된 신경학적 및 정신의학적 장애로는 경도 신경인지장애, 주요신경인지장애(치매), 뇌졸중, 파킨슨병, 주요우울장애, 아증후군성subsyndromal 우울증, 그리고 조현병을 들 수 있다. 알츠하이머병에서의 무감동 유병률의 범위는 36~88%다(van Reekum et al. 2005). 보호자들은 무감동이 있어서 장시간 동안 '아무런 반응도 없이' 앉아만 있는 환자들에 대해 매우 좌절할 수 있다. 때로, 무감동과 우울증을 구분하는 것은 임상적으로 어려울 수 있다. 환자들은 경험적으로 항우울제를 사용하여 치료받으면서 증상 개선 여부를 확인할 필요가 있다.

수면문제

불면증

빌[Bill](남, 72세)은 당신이 잘 아는 사람이다. 일상적인 방문에서 그는 지난 2년 동안 수면 개시에 어려움이 있다고 말하면서 수면제 처방을 요구한다. 그는 3개월 전 퇴직한 이래, 그의 수면문제는 점차 악화되어 왔다. 그는 3~4시간 동안 침대에 누워 있다가 자정 무렵이 되어서야 겨우 잠이 든다. 그러고 나서, 밤에 수차례 잠을 깨고는 다시 잠들기 어려운 문제가 있다. 당신이 그의 규칙적인 주간 활동에 관해 질문할 때, 그는 오전 7시 또는 11시에 일어나서 하루의 대부분 시간 동안 TV 시청 또는 컴퓨터를 사용하고, 매일 1~2시간 동안 낮잠을 잔다고 말한다.

나이든 성인들, 특히 최근에 퇴직한 성인들은 자극적인 주간 활동 결여로 인해 자주 불면증[insomnia]을 호소한다. 사람들이 일을 멈추고 나면, 흔히 주간 활동에 대한 외적 구조가 결여된다. 많은 사람들이 TV 또는 컴퓨터 앞에서 시간을 보내는가 하면, 낮 시간에 자주 낮잠을 잔다. 주간 낮잠과 자연광 노출 감소의 결합은 야간 수면 붕괴 또는 악화를 초래한다. 불면증(〈글상자 3-5〉 참조)이 있는 나이든 사람들에 대해 임상가는 퇴직한 성인들이 정신적으로 자극을 받고 사회적으로 적극성을 유지할 수 있도록 하기 위해서는 수면위생[sleep hygiene](〈표 3-2〉 참조)과 주간 활동 구조화에 초점을 맞추어야 한다. 수면일기[sleep diary]는

글상자 3-5. 불면장애 진단기준

A. 다음 증상 중 1가지(또는 그 이상)와 연관되는 수면의 양 또는 질의 현저한 불만족감:

1. 수면개시 곤란(아동의 경우, 보호자의 중재 없이는 수면개시 곤란이 나타날 수 있음)
2. 수면유지 곤란으로 자주 깨거나 깬 뒤에 다시 잠들기 어려운 양상으로 나타남(아동의 경우, 보호자의 중재 없이는 다시 잠들기 어려운 것으로 나타나기도 함)
3. 이른 아침 각성하여 다시 잠들기 어려움

B. 수면 장해가 사회적, 직업적, 교육적, 학업적, 행동적, 또는 다른 중요한 기능 영역에서 임상적으로 현저한 고통 또는 손상을 초래한다.
C. 수면곤란이 적어도 일주일에 3회 이상 발생한다.
D. 수면곤란이 적어도 3개월 이상 지속된다.
E. 수면곤란이 적절한 수면의 기회가 주어졌음에도 불구하고 발생한다.
F. 불면증이 다른 수면-각성장애(예, 기면증, 호흡관련 수면장애, 일주기리듬 수면-각성장애, 사건수면)로 더 잘 설명되지 않으며, 이러한 장애들의 경과 중에만 발생되지는 않는다.
G. 불면증은 물질(예, 남용약물, 치료약물)의 생리적 효과로 인한 것이 아니다.
H. 공존하는 정신질환과 의학적 상태가 현저한 불면증 호소를 충분히 설명할 수 없다.

다음의 경우 명시할 것:

비수면장애 정신질환 동반이환 동반, 물질 사용 장애 포함
기타 의학적 상태 동반이환 동반
기타 수면장애 동반

다음의 경우 명시할 것:

삽화성: 증상이 적어도 1개월 이상 3개월 미만으로 지속된다.

지속성: 증상이 3개월 이상 지속된다.

재발성: 2회 이상의 삽화가 1년 내에 발생한다.

주의점: 급성 및 단기 불면증(예, 증상이 3개월 미만 동안 지속되지만 빈도, 강도, 고통 및/또는 손상에 대한 모든 진단기준에 충족되는 경우)은 달리 명시된 불면장애로 부호화되어야 한다.

환자가 실제로 얼마나 수면을 취하고 있는지 이해하는 데 도움을 줄 수 있다. 만일 수면장애가 의심되지 않는다면, 수면위생 측정을 실행하기 위해 환자와 작업하는 동안 짧은 기간(수개월 미만) 동안 수면제를 처방해 주는 것이 합리적이다. 불면증이 있는 사람들의 약 40%는 동반이환된 정신의학적 장애가 있으므로(Roth 2007), 임상가들은 동

표 3-2. 수면위생 가이드라인

1. 규칙적인 취침시간과 기상시간을 정하라.
2. 졸릴 때에 한해서 침대에 가라.
3. 만일 잠을 잘 수 없다면, 20분 후에 일어나라.
4. 취침시간 4~6시간 전에는 알코올, 카페인, 니코틴을 피하라.
5. 침대는 오직 수면 또는 섹스만을 위해 사용하라.
6. 주간 시간 동안 낮잠은 30분 미만으로 하라.
7. 이완된 취침시간을 의례화하라.
8. 취침시간 전에 1~2시간 동안 온수 목욕을 하라.
9. 시계 보기를 피하라.
10. 낮 시간 동안 운동하라.
11. 수면을 위한 편안한 공간을 조성하라.
12. 피곤하더라도 규칙적인 일상생활을 고수하라.

반이환된 우울증과 불안을 조심스럽게 평가해야 한다. 치료자와 또는 인터넷을 통한 불면증insomnia 치료를 위한 CBT(CBT-I)는 매우 도움이 될 수 있다(Winkelman 2015).

호흡-관련 수면장애

빌은 수면위생을 위한 당신의 권고를 실행할 뿐 아니라, 아내가 추천한 일반의약품인 멜라토닌melatonin 보충제를 복용한다. 이러한 노력에도 불구하고, 그는 계속해서 주간 피로를 호소하고 있고, "아내는 제가 코를 곤다고 불평을 해요."라는 말을 전한다. 당신은 그가 불면장애 외에도 OSA가 있는지 궁금해 한다. 그의 엡워스 졸림척도Epworth Sleepiness Scale(ESS) 점수는 14점이고, 신체질량지수는 36이다. 당신은 OSA에 대한 의구심을 확인하기 위해 그를 수면다원검사에 의뢰한다.

나이든 성인들이 건강한 체형이고 코를 골지 않는다면, 이들에 대한 OSA 진단(〈글상자 3-6〉 참조)은 특히 도전적일 수 있다. 일반적으로 불면증은 나이든 성인들의 첫 OSA 징후 중 하나다. ESS는 OSA 진단을 분명히 하기 위해 사용될 수 있다. 이 척도에서의 긍정적인 점수는 이 진단을 암시하는 반면, 부정적인 점수는 OSA 진단의 가능성이 낮음을 의미하지만, OSA 가능성을 전적으로 배제하지는 않는다. 환자가 호흡관련 수면장애(예, OSA)가 있는 것으로 의심될 때, 당신은 벤조디아제핀 또는 벤조디아제핀 유도체(예, 졸피뎀zolpidem)이 무호흡 삽화를 악화시키기 때문에 이들의 사용을 피하거나 최소화해야 한다.

글상자 3-6. 폐쇄성 수면무호흡 저호흡 진단기준

A. (1) 또는 (2) 중 하나 이상이 있다.

1. 수면다원검사에서 수면시간당 적어도 5회 이상 폐쇄성 무호흡 또는 저호흡이 있고, 다음 중 1가지 이상의 수면 증상이 있음
   a. 야간 호흡 장애: 코골이, 거친 콧숨/헐떡임 또는 수면 중 호흡 정지
   b. 충분한 수면을 취했음에도 주간 졸림, 피로감, 또는 개운하지 않은 수면으로, 다른 정신질환(수면장애 포함)으로 더 잘 설명되지 않으며 다른 의학적 상태로 인한 것이 아님
2. 동반된 증상과 관계없이 수면다원검사에서 확인된 수면시간당 15회 이상 폐쇄성 무호흡 및/또는 저호흡

현재의 심각도를 명시할 것:

경도: 무호흡 저호흡 지수가 15 이내다.

중등도: 무호흡 저호흡 지수가 15~30이다.

고도: 무호흡 저호흡 지수가 30을 초과한다.

신체검진에서 빌은 특히 야간에 초조감 문제와 가만히 누워있기 힘든 문제를 보고한다. 이러한 추가 정보를 토대로, 당신은 빌이 하지불안증후군restless legs syndrome(RLS)이 있는 것으로 의심하고 그의 아내와 면담하기로 결정한다. 그녀는 약 2년 전, 빌이 수면 중 자신을 발로 차기 시작했다고 호소하면서 현재 서로 다른 침대에서 잠을 잔다고 말한다. 당신은 빌이 주기성 사지운동장애periodic limb movement disorder(PLMD)도 있는 것으로

의심하면서 수면다원검사가 이 진단을 확정할 수 있게 할 것으로 기대하고 있다.

주기성 사지운동장애 및 하지불안증후군

PLMD과 RLS은 유사한 수면장애로, 둘 다 불면증을 초래해서 이 2가지를 구분하는 것은 도전적이다. RLS는 보통 정지상태에 있을 때 다리를 지속적으로 움직이고 싶은 충동이 특징이다. PLMD는 보통 환자가 수면 후에 지속적인 다리 움찔거림 또는 경련이 특징이다. RLS는 임상적 과거력을 토대로만 진단될 수 있는 반면, PLMD는 수면다원검사에 의해 확진될 수 있다. RLS가 있는 환자들의 약 80%는 PLMD도 가지고 있지만(National Institute of Neurological Disorders and Stroke 2015), PLMD가 있는 환자들은 보통 RLS가 없다. RLS와 PLMD 치료는 상당히 유사하다. 〈표 3-3〉에서는 PLMD와 RLS의 특징을 비교하고 있다.

표 3-3. 주기성 사지운동장애(PLMD)와 하지불안증후군(RLS)의 특징

	PLMD	RLS
임상적 특징	• 지속적인 다리 움찔거림 또는 경련 • 환자의 수면 중 증상 • 침대 동반자가 보통 증상을 알아차림	• 정지상태에 있을 때, 다리를 지속적으로 움직이고 싶은 충동이 있고, 이러한 충동은 밤에 악화됨 • 다리의 불쾌한 감각 • 환자의 수면 중 증상 • 환자가 보통 증상을 알아차림

위험 요인	• 고령 • 신장병 • 당뇨병 • 말초신경병 • 임신 • 철분 결핍성 빈혈 • 가족력 • 도파민 작동성 길항제(특정 유형의 구토방지제 및 항정신병약) • 세로토닌을 증가시키는 항울제	• 고령 • 신장병 • 당뇨병 • 말초신경병 • 임신 • 철분 결핍성 빈혈 • 가족력 • 도파민 작동성 길항제(특정 유형의 구토방지제 및 항정신병약) • 세로토닌을 증가시키는 항울제
진단 검사	• 임상력 • 혈액검사가 잠재적 원인 확인에 도움을 줄 수 있지만, 진단에 필요한 것은 아님 • 수면다원검사	• 임상력 • 혈액검사가 잠재적 원인 확인에 도움을 줄 수 있지만, 진단에 필요한 것은 아님
치료	• 카페인을 피함 • 도파민 작동성 작용제 • 벤조디아제핀 및 아편제(도파민 작동성 작용제에 반응하지 않는 경우) • 항경련제	• 도파민 작용제(일차 작용제는 프라미펙솔pramipexole과 로피니롤ropinirole임. 페르골라이드pergolide를 피할 것) • 벤조디아제핀 및 아편제(도파민 작동성 작용제에 반응하지 않는 경우) • 항경련제(가바펜틴 에나카빌gabapentin enacarbil, 프리가발린pregabalin, 카바나제핀cabarnazepine)

출처: Aurora et al. 2012; National Institute of Neurological Disorders and Stroke 2015.

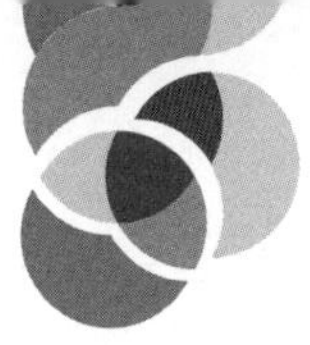

제4장

진단 Ds 너머: 기타 흔한 임상적 도전

특이한 경험 · 과민성 · 가변성 기분

제3장에서 논의한 진단 Ds는 진단의 틀을 제공하고, 나이든 성인들의 흔한 정신건강 문제를 다루고 있다. 이 장에서 우리는 진단적 정밀검사와 나이든 성인들의 기타 흔한 정신건강 문제를 다룰 것이다. 이러한 흔한 문제들은 과민성irritability과 가변성 기분labile mood 같은 기분 변화, 환각과 망상 같은 특이한 경험unusual experiences, 초조와 공격성, 성기능부전, 그리고 자살과 임종 문제다. 나이든 성인들의 포괄적인 정신건강 평가를 공고히 하기 위해서는 이러한 진단들이 진단 Ds와 함께 포함되어야 한다.

섬망 및 물질/치료약물 관련 장애

주말 근무시간 동안, 당신은 일주일 전 만성 폐쇄성 폐질환chronic obstructive pulmonary disease(COPD) 악화와 폐렴으로 입원한 다니엘Daniel(남, 59세) 진료를 요청받는다. 그는 항균요법antibiotic regimen에 잘 반응해 와서, 스테로이드 감량치료steroid taper가 2일 전에 시작되었다. 간호사들은 다니엘이 지난 2일 동안 밤잠을 잘 못 잤고, 초조가 증가해 왔다고 보고한다. 어제 그의 섬망에 대한 정밀검사 결과는 음성이었다. 당신이 다니엘을 만날 때, 그는 침대 위에서 펄쩍펄쩍 뛰면서, "나는 하나님의 아들이다. 나는 하늘을 나는 첫 번째 사람이 될 거야!"라고 선포하고 있다. 당신은 다니엘의 지남력 회복을 위해 노력하지만, 그는 계속해서 자신이 하늘을 날 수 있는 법을 알기 위해 NASA와 어떻게 특별한 소통하고 있는지에 대해 빠른 어조로 말하고 있다. 그를 잠들게 하기 위해서는 할로페리돌 0.5mg의 근육 내 주사 2회가 요구된다. 당신은 그의 딸 사미라Samira에게 전화를 건다. 사미라는 다니엘이 지난 2년 동안 COPD에 대한 외래환자 스테로이드 감량치료가 요구되었을 때, 종종 "다소 이상한 얘기를 하곤 했는데, 항상 지속되지는 않아서 그냥 무시하고 있어요."라고 말한다. 다니엘에게는 스테로이드 감량치료의 잔여기간 동안 낮은 용량의 경구용 할로페리돌이 요구된다. 이러한 치료가 완료되고 나자, 그는 기저 상태 수준으로 회복되어 당신은 할로페리돌을 중단시킨다.

다니엘의 사례는 치료약물을 조증의 잠재적인 가역적인 원인으로 인식하는 것의 중요성을 보여 주고 있다. 임상가들은 항상 섬망, 치료약물, 그리고 불법 또는 일반의약품 물질들을 행동의 갑작스러운 변화 원인으로 배제해야 한다. 특히, 환자들이 급성 의학적 또는 수술 장면에서 갑작스럽게 발병되는 정신병적 증상이 발달하는 경우, 섬망delirium이 고려되어야 한다. 임상적 문헌에서 특정 정신병적 증상은 다른 병인을 암시한다. 예를 들면, 환시는 알코올 금단 기간 동안 흔한 반면, 망상성 기생충증delusional parasitosis은 자극제 중독 기간에 더 전형적으로 나타난다. 섬망 환자들은 다양한 정신병을 나타낼 수 있지만, 조증은 덜 자주 경험한다.

의학적 질병에 따른 기분장애와 전두측두엽 변성으로 인한 주요신경인지장애

당신은 외래환자 클리닉에서 계속해서 다니엘을 진료한다. 다니엘이 입원한 지 6개월 후, 사미라가 당신에게 전화를 걸어, "아버지가 다시 이상한 행동을 하고 있어요."라고 보고한다. 다니엘이 당신을 보러 왔을 때, 그는 자신이 리얼리티(*역자 주. 배우가 아닌 사람들의 실생활을 담은 TV 오락 프로) 요리 쇼reality cooking show에서 우승하여 세계적으로 유명한 셰프/요리사가 되기 위한 준비를 하고 있다고 주장한다. 그는 지난 1개월 동안 밤을 새워가며 새로운 방안을 시도해 왔고, 요리책 구입에 거의 2만 달러를 썼다. 그는 매우 기력이 왕성하고, 말을 빠르게 하고 있으며, 말을 끊으려고 할 때마다 짜증을 낸다. 후속질문을 하자, 사미라는 다니엘이 약 2개월 전 기계가 떨어져 두부외상을 입고 2분 동안 의식을 잃었던 적이 있었다고 보고한다. 응급의학과 의사가 그를 진료했을 당시만 해도 그는 "괜찮아 보여서" 귀가 조치되었다. 당신은 다니엘을 외상성 뇌손상traumatic brain injury(TBI)에 따른 조증 증상으로 진단한다. 당신은 그의 상태를 보고 그에게 위중한 장애가 있다고 결론짓고, 그를 정신의학적 입원을 하도록 조치한다. 그가 거부하자, 당신은 다시 사미라와 상의한다. 그녀가 현재 상태로는 자신이 아버지를 가정에서 돌볼 수 없다고 말해서, 당신은 하는 수 없이 다니엘이 조증 삽화 치료를 위한 비자발적 입원이 요구된다고 결론을 내린다. 그는 발프로산valproic acid을 통한 경험치료empiric treatment(*역자 주. 경험에 의해서 효과가 있다고 생각되는 방법에 의한 치료)에 잘 반응한다. 이 기간 동안 당신은 결정적인 원인을 탐색한다. 그의 초기 혈청과 소변 검사 결과, 특이사항은 없고, 그는 뇌 자기공명영상magnetic resonance imaging(MRI) 촬영을 거부한다. 그래서 당신은 두부 전산화 단층촬영head computed tomography scan을 주문하는데, 이 역시 특이사항이 없다. 다니엘은 잘하고 있고, 퇴원해서 발프로산으로 치료를 받는다. 당신의 권고로, 그는 이 치료약물을 수개월 동안 복용하다가, 당신의 권고를 무시하고 치료약물 복용을 중단한다.

3개월 후 다니엘의 행동이 악화되자, 사미라는 그를 다시 데려온다. 그는 훨씬 더 탈억제 상태에 있다. 공공장소에서 그는 불합리한 추론non sequiturs으로 낯선 사람들의 말에 끼어든다. 혼자 있을 때, 그는 매일 여러 명의 가족들이 먹을 분량의 칩chips(*역자 주. 얇거나 가늘게 썰어 기름에 튀긴 과자)을 먹어치운다. 사미라의 격려로, 다니엘은 뇌 MRI 촬영에 동의하는데, MRI 촬영 결과 중등도 양측 전두측두엽 위축bilateral frontotemporal atrophy이 나타난다. 당신은 그를 행동 이형 전두측두엽 치매로 진단하고, 후속 관리를 위해 노인전문 정신과 의사와 행동 신경과 전문의에게 의뢰한다.

전형적으로, 의학적 또는 수술 장면에서 나이든 성인들의 조증 발병은 치료약물 또는 다른 물질에 기인될 수 있다. 적정량 또는 감량 치료를 받는 동안, 코르티코스테로이드corticosteroid 사용은 조증과 우울 증상과 연관이 있다. 항우울제와 광 치료light therapy는 취약한 개인들에게 물질로 유발된 조증을 촉발할 수 있다. 카페인 및 자극제 중독은 경조증 또는 조증 증상을 초래할 수 있다. 대부분의 경우, 물질로 유발된 조증 증상은 약화제offending agent 중단 또는 물질의 금단 기간 종료 즉시 해소된다. 여전히, 확진을 위해 일정 기간 동안 개인을 추적 관찰하는 것이 신중한 선택이다.

나이든 성인의 경우, 조증 또는 정신병 발달은 초기에 일차성 정신의학적 장애보다는 진단되지 않은 의학적 또는 신경학적 장애를 의심해야 한다. 일차성 정신의학적 장애로서의 조증 또는 정신병 증상은 노화에 따른 뇌 기능의 저하로서보다는 청소년기 또는 성인기 초기에 뇌가 발달하면서 발생한다. 50세 이상의 성인이 처음으로 조증 또는 정신병을 겪는 경우, 임상가는 양극성장애 또는 조현병 진단을 내리기 전에 〈표 4-1〉에 제시된 것처럼, 물질 및 의학적 또는 신경학적 원인에 대한 정밀검사를 실시해야 한다.

나이가 많은 성인들의 신경학적 장애 발달은 이들의 조증 또는 정신병적 증상의 초기 경험과 연관이 있다. 문헌에 의하면, 헌팅턴병이 있는 사람들의 약 5~10%에게서 조증이 발달하고, 10% 이상은 정신병적 증상이 있다(Rosenblatt 2007). 파킨슨병이 있는 사람들의 60% 정도까지는 특히 질병이 진행되고, 운동 증상 치료를 위해 도파민 작동성 작용제가 처방되면서 정신병의 영향을 받을 수 있다(Forsaa et al. 2010). 때로 조증 증상과 유사한 충동조절 증상은 파킨슨병이 있는 환자의 약 13.6%에게 영향을 준다(Weintraub et al. 2010). 이보다 덜 자주, TBI가 있는 환자들의 약 10%에게 조증 또는 정신병적 증상이 발달한다(Jorge 2015; Jorge et al. 1993; Shukla et al. 1987). 뇌졸중 후poststroke 조증과 뇌졸중 후 정신병은 훨씬 덜 흔하다(Rabins et al. 1991; Santos et al. 2011). 가족력을 비롯한 면밀한 과거력은 잠재적인 신경학적 장애 평가에 매우 유용할 수 있다.

그러나 다니엘의 사례에서 살펴본 것처럼, 조증 또는 정신병적 증상의 첫 발현으로부터 초기 신경학적 발현 해소는 어려울 수 있다. 다니엘의 조증 증상은 근본적으로 TBI로 인한 것으로 간주되었다. 그러나 때로 임상가는 표면적으로 관련된 사건에 의해 잘못된 판단을 내릴 수 있고(예, 인지 곤란을 초래하는 TBI, 우울증을 초래하는 배우자 죽음), 진단되지 않은 장애는 때로 진단되기까지 시간이 걸린다. 조증 증상은 TBI와 연관이 있을 수 있지만, 보통 수개월 후에 자연 해소된다(Jorge et al. 1993). 다니엘의 경우, 그에게 진단되지 않은 신경변성장애neurodegenerative disorder가 발달되었음이 명백해졌다. 보호자

표 4-1. 나이든 성인에 대한 새로 발병된 조증 또는 정신병적 증상에 대한 정밀검사

- ☐ 신경학적 검진(연성 신경학적 및 전두엽 방출 징후에 초점)
- ☐ 잠재적 의학적 또는 신경학적 원인에 대한 혈청 검사실 정밀검사
    - 전체 혈구 수치
    - 화학물 및 전해질(크레아티닌, 칼슘, 마그네슘 포함)
    - 간 기능 판
    - 제시된 것처럼 갑상샘 자극 호르몬 및 기타 갑상선 검사
    - 비타민 B_{12}와 엽산 수준
    - 임상적으로 제시된 경우, 중금속 선별검사
- ☐ 잠재적인 의학적 또는 신경학적 원인에 대한 소변 정밀검사
    - 소변분석
    - 소변 독소 선별검사
- ☐ 인지선별검사(예, 몬트리올 인지평가Montreal Cognitive Assessment[MoCA])
- ☐ 치료약물 검토(증상과의 측두엽 연계성에 초점)
- ☐ 신경영상(임상적으로 제시된 경우)
    - 해부학적 해상도가 높다는 점에서 두부 전산화 단층촬영head computed tomography보다는 자기공명영상(MRI)이 선호됨
    - 환자가 MRI 사용 금지 사유가 있거나 MRI상에 특정 유형의 치매와 일치하는 어떤 결정적인 소견을 나타내지 않는다면, 양전자 방사 단층촬영positron emission tomography 이 사용될 수 있다.
- ☐ 뇌전도검사electroencephalography(임상적으로 나타나는 경우, 발작에 대한 평가를 위해 사용됨)
- ☐ 뇌척수액(임상적으로 나타나는 경우, 알츠하이머병 측정을 위한 β-아밀로이드단백질과 타우 표지자tau markers와 프라이온병 측정을 위한 14-3-3 표지자 포함)(Muayqil et al. 2012)

들이 흔히 인지 증상보다는 행동 증상을 기술한다는 점에서 조기, 비전형적, 급속히 진행되는 치매(예, 전두측두엽 치매로 인한 주요신경인지장애)의 진단은 어려울 수 있다. 이처럼 도전적인 진단 상황에서는 하위전문가에게 의뢰하는 것이 유익할 수 있다. 노인전문 정신과 의사 또는 행동 신경과 전문의는 50세 미만 경에 확인될 수 있는 조기 발병 비전형성 치매(예, 전두측두엽 치매, 헌팅턴병) 진단에 도움을 줄 수 있다(Bang et al. 2015; Epping et al. 2016).

조현병

요즈음, 조현병이 있는 더 많은 성인들은 수명이 길어지면서 공동체에서 거주하고 있다. 많은 경우, 조현병에는 '양성 노화positive aging'가 있다. 이는 일부 환자들은 나이가 들어가면서 양성 정신병적 증상(예, 환각)이 거의 없고, 덜 자주 입원이 요구되는 것을 의미한다. 그러나 조현병이 있는 다수의 나이든 환자들은 계속해서 음성 증상(예, 인지 문제, 무동기, 최소의 사회적 상호작용)으로 힘겨워한다. 임상적으로 적절하고 추체외로 증상 관리를 위해 사용되었던 항콜린성 치료약물을 중단할 때, 항정신병약을 적절한 용량으로 서서히 감량하는 것은 나이든 성인에 대해 이러한 치료약물의 부작용(예, 대사증후군, 뇌졸중, 사망, 인지 손상의 위험성 증가)을 줄이기 위한 중요한 전략이다. 치료약물 중단에 관한 보다 상세한 정보는 제16장 '정신약리학적 개입'을 참조한다.

수면-관련 환각 및 시각 손상으로 인한 환시

에스더Esther(여, 91세)는 울혈성 심부전congestive heart failure 4기이며, 시력저하로 인해 우측 눈이 법적 맹인으로, 산소공급이 요구되는 만성 폐쇄성 폐질환(COPD)와 환청 문제로 당신의 클리닉을 찾는다. 최근 그녀는 수면 중에 어린 시절 이미 세상을 떠난 사람들의 목소리가 들린다고 한다. 당신은 그녀의 치료약물 목록을 검토한 후, 졸피뎀 투약을 중단하고, 수면위생 측정을 권한다. 후속 방문에서 그녀는 자신의 환청이 해소되었다고 보고한다. 그러나 그녀는 환청이 우측 눈의 시력을 상실한 이래 자신이 경험해 온 이상한 시각과 관련된 것인지 궁금해한다. 그녀는 때로 자신의 집 주변을 배회하는 작은 고양이들이 보이지만, 자신에게는 애완용 동물이 없고, 실제로는 고양이들이 없다는 사실을 알고 있다.

입면hypnogogic(개인이 잠이 드는 시기) 및 출면hypnopompic(개인이 잠이 깨는 시기) 환각은 흔히 발생하는 양성 수면관련 환각이다. 이러한 환각은 삶의 어떤 시점에서 인구의 약 25%에게서 발생한다(American Sleep Association 2007). 에스더는 시력상실 또는 시각 손상에 따른 환시를 부가적으로 겪고 있다. 찰스 보넷 증후군Charles Bonnet syndrome으로 알려진 이러한 경험에 대해서는 일반적으로 환자가 시각 손상으로 인해 자신의 마음이 복잡한 심상들로 가득 차 있다는 사실을 이해할 수 있게 하는 교육만 요구된다. 쉽게 성취될 수 있는 안심시키기와 현실검증만이 보통 필수로 요구되는 것의 전부인데, 그 이유는 대부분의 사람들이 환청 또는 환촉 동반, 그리고 이러한 심상들로 인해 주의가 산만해지는 경험을 하지 않기 때문이다(Menon et al. 2003).

망상장애

이듬해 겨울, 위기관리팀이 에스더를 응급의학과에 데려 온다. 그 이유는 그녀가 911(*역자 주. 경찰 · 구급차 · 소방서 등의 긴급 전화번호로, 우리나라의 119에 해당함)에 여러 차례 전화를 걸어 집주인을 체포해 달라고 요청했기 때문이다. 에스더는 집주인이 아파트의 난방용 송풍구를 통해 유독가스를 살포하여 자신을 독살하려고 해 왔다고 믿고 있다. 응급의학과에서 밤을 보낸 에스더는 일단 퇴원했다가, 같은 날 진료 약속 시간에 당신의 클리닉에 온다. 그녀는 약 6개월 전 집주인이 집세가 통제된 아파트에서 그녀를 내쫓고 제값을 내려는 다른 사람에게 집을 세놓으려고 한다고 말한다. 집주인의 시도는 실패로 끝이 났지만, 에스더는 그가 다른 수단을 동원해서 그녀를 내쫓을까 봐 불안해졌다. 당신과의 면담이 진행되는 동안, 당신은 그녀에게 다른 정신병적 사고가 있음을 발견하지 못한다. 정신의학적 체계 검토와 에스더의 의학적 및 신경학적 검진 결과는 모두 특이사항이 없다. 그녀의 간편 정신상태검사(MMSE) 점수는 29/30이고, 에스더는 어떤 기능 저하도 없다고 한다. 그녀는 어떤 치료도 거부하면서도, 집주인과의 다툼이 자신의 수면을 방해하고 있어서 자신의 딸네 집으로 들어가기로 한다.

3년 후, 에스더는 딸과 함께 다시 방문해서 자신의 딸이 똑같은 모습의 다른 사람으로 대체되었다고 호소한다. 에스더의 MMSE 점수는 29/30이고, 그녀는 계속해서 치료를 거부한다. 그녀는 기능 저하는 없다.

망상장애는 1개월 지속되는 적어도 1가지 망상 경험이 특징이다. 치매가 없는 나이든 성인들의 망상 유병률은 약 5%다. 2가지 주요 유형은 피해형과 오인[misidentifcation]형이다(Holt and Albert 2006). 치매가 없는 나이든 성인들의 흔한 피해망상으로는 이웃 또는 집주인이 자신을 쫓아내려고 한다는 생각, 재산 절도, 유기, 그리고 검증되지 않은 부정에 대한 의심으로 인한 배우자에 대한 질투가 있다. 오인망상[misidentifcation delusion]으로는 ① 일반인들에 대한 오인(카그라스 망상[Capgras delusion][*역자 주. 주변 인물이 분장한 전혀 다른 사람으로 바뀌었다고 믿는 일종의 망상성 동일시으로 불림), ② 유령하숙인 증후군[phantom boarder syndrome](집에 소음과 파괴적인 낯선 사람들이 있다는 믿음), ③ 물체의 오인, ④ 거울 속의 자기상 오인, 그리고 ⑤ TV 속 인물들을 실존하는 것으로 여기는 오인이 있다. 임상가는 망상과 현실검증력 평가를 통해 에스더 같은 환자들을 도울 수 있다.

의학적 장애를 발생 또는 악화시키는 정신건강 장애

칼라[Carla](여, 66세)는 고혈압과 골다공증[osteoporosis] 통제 불량 상태에 있고, 지난 1년간 고혈압 삽화로 10차례 응급의학과를 찾았다. 치료약물 복용에 대한 눈에 띄는 재정적 또는 인지적 장애물은 없지만, 칼라는 지속적으로 약물을 복용하지 않는다. 약사가 칼라의 집을 방문할 때, 그는 그녀에게 처방된 반 정도 남은 알약을 발견한다. 칼라는 처방된 알약 복용시간을 알려 주는 타이머 제공에 대한 그의 제안을 거절한다. 대신, 그녀는 "약을 먹고 싶지 않아요. 난 괜찮아요."라는 이유를 대면서 자신은 항고혈압제를 복용할 필요가 없다고 항변한다. 칼라가 당신의 진료실을 방문할 때, 당신은 그녀를 기타 의학적 상태에 영향을 주는 심리적 요인으로 진단한다. 그녀는 통합된 일차 진료 정신건강 그룹의 심리학자에게 의뢰된다. 이 심리학자는 칼라의 치료 참여를 제한하는 몇 가지 요인을 확인한다(의학 전문가에 대한 불신, 불필요한 치료약물에 대한 불안, 그리고 혈압 조절이 어떻게 긍정적인 장기 건강효과에 미칠 수 있는지에 대한 제한된 이해 포함).

기타 의학적 상태에 영향을 주는 심리적 요인psychological factors affecting other medical conditions이라는 진단명은 DSM-5의 신체증상장애somatic symptom disoder 장에 수록되어 있다(American Psychiatric Association 2013). 신체증상장애는 비정신건강 임상가들의 사용을 위해 고안되었다. 왜냐하면 이러한 장애가 있는 사람들은 직접 정신건강 임상가들을 찾는 경우가 드물기 때문이다. 이러한 장애가 있는 환자들 대부분은 자신들의 증상을 의학적으로 너무도 잘 이해하고 있어서 정신건강 치료를 찾을 가능성이 낮다. DSM-5의 새 진단, 기타 의학적 상태에 영향을 주는 심리적 요인은 특히 치료에 '불순응적noncompliant'이거나 치료되지 않은 정신건강 장애 때문에 이들의 의학적 상태가 악화된 환자들 치료를 위해 애쓰고 있는 일차 진료 의사들과 기타 비정신건강 하위전문가들에게 특히 유용하다. 이러한 유형의 환자들을 정신건강 진료에 의뢰하는 일은 매우 쉽지 않을 수 있어서, 이들의 치료는 흔히 일차 진료 장면에서 발생한다. 이러한 환자들을 볼 때, 비정신건강 임상가들은 ① 불필요한 의학적 평가 또는 수술 절차를 피하고, ② 이들 스스로의 개입이든 심리학자 또는 의학적 진료장면에서 활동하는 다른 정신건강 전문가를 통해서든 간에 행동 건강을 의학적 문제로 인한 방문으로 통합시켜야 한다. 정신건강 임상가들이 1가지 장면으로 통합될 때, 환자들은 신체 문제로 정신과 치료를 받는다는 낙인 찍히는 느낌 없이 생활양식 변화 또는 인지행동치료를 통합시키는 방법 같은 스트레스 감소기법에 쉽게 의뢰될 수 있다.

성기능부전

폴Paul(남, 71세)은 비만, 고혈압, 그리고 잘 조절되지 않는 당뇨병이 있고, 더 이상 아내와 성관계를 잘 할 수 없어서 자신의 수행 결여에 대해 당혹감을 호소한다. “저는 친구로부터 파란색 알약을 구해서 여러 차례 써 봤는데 효과가 없었어요.” 지난 5년 동안 그는 우울증 치료를 위해 매일 서트랄린 200mg을 복용해 왔고, 그의 기분 증상은 잘 조절되고 있다. 그는 다른 정신의학적 증상은 없다고 한다. 그의 치료약물 목록에는 수면을 돕기 위한 테마제팜temazepam, 고혈압에 대한 프로프라놀롤propranolol, 그리고 당뇨병에 대한 메트포르민metformin이 포함되어 있다.

폴은 자신의 문제를 발기와 사정지연의 어려움이라고 기술한다. 당신은 그를 치료약물로 유발된 성기능부전medcation-induced sexual dysfunction으로 진단하지만, 그의 생활양식 습관도 그의 성기능부전의 원인을 제공하고 있다는 강한 의구심이 든다. 첫째, 당신은 하루에 30분 동안 활발한 걸음으로 걷고 담배를 끊도록 한다. 그 후 3개월 동안 당신은 서트랄린을 하루에 100mg까지 줄이고, 테마제팜을 감량시키면서, 그에게 수면위생법을 가르친다. 당신은 그의 연령에서의 성적 수행에 대한 현실적인 기대치 설정, 당뇨병 규정식 이행, 그리고 체중 20파운드(*역자 주. 약 9kg) 감량을 위해 그를 일차 진료 정신건강 심리학자에게 의뢰한다. 이러한 변화를 성취한 후, 폴은 사정지연 문제에 있어서 현저한 개선이 있지만, 여전히 발기에 다소 문제가 있어서 후속평가를 위해 그를 비뇨기과 전문의에게 의뢰한다.

1가지 흔한 오해는 나이든 성인들은 '비성적asexual'이라는 것이다. 그러나 실제로는 성은 나이가 많은 성인들의 삶에 있어서 중요한 부분이다(Kessel 2001). 안타깝게도, 다수의 나이든 성인들은 심리사회적(예, 동반자 부재, 부부 불화), 생리적(예, 비뇨생식기 수술로 인한 합병증, 흉부외과 수술 후의 신체적 활동 제한), 정신의학적(예, 우울증, 기타 치료되지 않은 정신의학적 장애), 그리고 성 기능에 영향을 주는 의학적으로 필요한 약물 복용 같은 다양한 이유로 자신들이 원하는 만큼 성적으로 활발하지 못하다.

공격성과 초조

공격성aggression과 초조agitation는 치매가 있는 나이든 성인들의 흔한 문제다. 이는 이들이 가정에서, 친척들과 함께, 또는 수용시설(예, 생활을 도와주는 노인전문 요양시설)에서의 생활 여부와 상관없다.

호세Jose(남, 72세)는 2개월 전, 우측 중간 대뇌동맥경색cerebral artery infarction이 있었다. 뇌졸중이 있었던 이래로, 그는 일상생활 활동을 위해 전적인 돌봄이 요구되는 상태다. 그는 세 딸에 의해 클리닉에 이끌려 온다. 하루가 끝나갈 무렵, 딸들이 그를 목욕을 시키고 옷을 갈아 입히려고 할 때면, 그가 자주 이들에게 발길질을 한다는 이유에서다.

나이든 성인들의 공격성과 초조 삽화 관리는 특히 치매가 있는 사람들의 경우에는 도전적일 수 있다. 비약리적 접근들은 행동 장해(공격성과 초조 포함)에 대한 일차 치료로 간주된다. DICE(기술Describe, 조사Investigate, 창출Create, 평가Evaluate) 모델은 치매가 있는 나이든 성인들의 신경정신의학적 증상 관리에 대한 증거기반 접근을 제공한다(Kales et al. 2014)(〈표 4-2〉 참조).

임상가는 호세의 딸들이 자신들의 용무를 보거나 친구를 방문하는 동안 온종일 그를 데리고 나가고, 가족 식사시간에는 한 시간 내내 함께 앉아 있게 했다는 사실을 알게 된다. 취침시간 무렵이 되면, 호세는 소진되어 행동화[acting out]를 보였다. 그가 소진 이유 파악의 핵심은 세 딸들이 각자 돌봄 의무를 분담했음에도 불구하고, 이들 역시 매우 피곤해한다는 것이다. 환자가 특정 방식으로 행동하는 이유가 확실하지 않은 경우, 이 임상적 격언을 기억하라. “보호자의 기분은 보통 환자의 기분을 반영한다.”

표 4-2. DICE 개입

단계	설명
▢ 기술[Describe]	• 보호자들은 행동, 행동 자체, 그리고 초래된 고통과 관련된 가장 중요한 사건에 관해 가급적 상세히 기술해 줄 것이 요구된다. • 행동 기록과 동영상은 행동으로 이어지는 잠재적 촉진요인들을 정확하게 찾아내는 데 도움이 될 수 있다.
▢ 조사 Investigate	• 임상가는 치료되지 않은 통증, 치료약물 부작용, 수면각성 주기 붕괴, 감각 변화, 환경 변화, 그리고 지루함 또는 과잉자극 같은 행동 장해의 이유를 조사한다.
▢ 창출[Create]	• 환자, 보호자, 임상가/팀은 협력해서 실행계획을 창출한다. • 모든 보호자들과의 협력은 계획의 성공적인 창출과 실행의 열쇠다. • 예를 들면, 환자가 좋아하는 활동에 관해 아는 것은 환자의 참여 또는 초조 감소를 위한 기분전환을 도울 수 있다.
▢ 평가[Evaluate]	• 임상가는 개입이 안전하고 효과적인지를 평가한다. • 예를 들면, 행동 장해의 빈도 또는 강도가 감소되었는가? • 만일 평가가 개입이 안전하지 않거나 효과적이지 않음을 밝혀낸다면, 임상가는 되돌아가서 이전 단계들을 검토해야 한다.

출처: Kales et al. 2014를 수정함.

호세의 딸들은 그를 동행시키지 않고도 용무를 볼 수 있게 주당 수일 동안 그를 성인 주간돌봄센터에 보내기로 의견을 모은다. 이들은 아이들과 손주들의 소음과 혼란이 아버지를 과도하게 자극하고 있다는 사실을 알게 되고 나서, 이들은 아버지를 매일 밤 여러 사람이 함께하는 저녁 식사보다는 한 명의 가족과 함께 위층에서 조용히 식사할 수 있도록 조치한다. 그러자 호세는 저녁 시간에 차분한 상태로 기분 좋은 행동을 보인다.

자해 · 자살 · 임종 문제

임상가들, 특히 정신건강 분야의 임상가는 흔히 의도적이든 그렇지 않든 간에 자해하는 환자들을 만나게 된다. 이러한 문제의 범위에 대한 이해를 돕기 위해, 우리는 환자들이 의도적 방치 또는 자해를 통해 자해하는 방식을 실증적으로 보여 주는 3가지 시나리오를 제시한다.

베스Beth(여, 76세)는 신체질량지수가 42.0이고, 폭식장애binge-eating disorder가 있으며, 말기 신장 질환으로 혈액투석hemodialysis을 받고 있고, 당뇨병 조절이 잘 안 되는 상황에 있다. 골반과 무릎 인공관절 수술 후, 병원에서 재활하던 중, 그녀는 당뇨병 신경병증diagetic neuropathy에 도움을 주기 위한 아편제를 투여해 주지 않는다고 직원들에게는 인슐린 투여 또는 재활을 거부하고, 친구들에게 외부에서 사탕을 가져다 달라는 등의 행동 문제를 나타내고 있다. 병원에 머무는 동안, 그녀는 침대에 누워 있게 되면서 완쾌되지 않는 궤양이 진행되고 있고, 이는 자주 혈당치가 400대가 될 정도로 악화되고 있다. 치료팀이 간헐적인 치료 협조를 구하기 위해 그녀에게 접근하는 경우, 그녀는 "당뇨병으로 죽어도 상관없어요. 난 원하는 것을 먹을 거예요."라고 대답한다. 치료팀은 그녀를 고집 세고 어려운 환자로 제쳐 놓고 있다. 베스는 비협조적인 행동으로 인해 그녀를 받아 줄 시설이 없고, 혈액투석이 필요하다는 이유로 입원 상태로 남아 있다. 2개월 후, 그녀는 감염된 욕창성 궤양decubitus ulcer으로 패혈증septic이 발생하여 사망한다. 그녀가 세상을 떠나기 일주일 전, 그동안 어머니 간병에 참여하지 않았던 그녀의 딸이 정신의학적 자문이 전혀 없었다는 이유로, 부주의로 인한 과실 혐의로 병원을 상대로 소송을 한다.

대럴Darryl(남, 91세)은 말기 COPD, 심박출률이 20%인 울혈성 심부전congestive heart failure, 그리고 4기 궤양으로 그의 자녀들에 의해 2개월 전에 요양시설로 옮겨졌다. 그가 "난 너무 아파서 아무것도 할 수 없어요. 차라리 죽는 게 나을 것 같아요."라고 말한 후, 이들은 그가 웹 사이트에서 자살에 관한 글을 읽고 있다는 사실을 알게 되어 그를 클리닉에 데려온다. 대럴은 주요우울장애로 진단되고, 우울증 초점 심리치료에 잘 반응하고 있다. 노인 전문의사와의 폭넓은 논의와 가족회의 끝에, 그의 자녀들은 아버지에게 공격적인 진료를 받도록 강요하는 일을 중단하고, 삶의 질을 높이기 위해 말기 환자 간병palliative care(*역자 주. 병의 근본 원인을 치료하지는 않고 일시적으로 고통 완화에 중점을 두는 처방)에 중점을 두기로 의견을 모은다. 대럴은 당신과의 면담을 가진지 약 1년 후 세상을 떠난다. 그의 자녀들은 당신에게 연락해서 대럴이 말기 환자 간병이 그의 의학적 질병을 편안하게 받아들이는 데 도움이 되었다고 느꼈고, 편안하게 세상을 떠났다고 알려 준다.

아니[Arnie](남, 83세)는 최근 3번째로 배우자를 잃었고, 예기치 않게 그의 가정 건강 서비스 간병인을 해고하고는 일상생활의 도구적 활동을 위한 조력을 거부한 후 우울증 치료에 의뢰된다. 그의 첫 번째 부인은 예기치 않게 신장암[renal cancer]으로 세상을 떠났고, 두 번째 부인은 당뇨병 합병증으로, 세 번째 부인은 폐암 말기 진단을 받은 지 3개월 후에 세상을 떠났다. 우울 증상 또는 자살경향성[suicidality]을 단호하게 부인하는 이 환자는 후속 방문을 위한 약속에 마지못해 동의는 하지만, 다시 방문하지 않는다. 그는 집에서 아내가 세상을 떠났던 침대에서 아세타미노펜[acetaminophen] 과다복용 후 의식을 잃은 상태로 발견된다. 그가 쓴 편지에는 아내의 죽음을 지켜보는 것에 대한 재발성 악몽과 가까운 사람이 병에 굴복해서 세상을 떠나는 것을 보게 되는 것에 대한 두려움을 표출한 내용이 적혀있었다. 아니는 입원해서 간부전[liver failure]으로 이틀 후에 세상을 떠난다.

2013년 미국 내 85세 이상의 성인들은 전체 연령집단 중 자살률이 두 번째로 높다(10만 명당 18.6명)(American Foundation for Suicide Prevention 2015). "당신은 자살 충동을 느끼는 사람인가요?"라는 질문만으로 자살위험을 평가하는 것은 불충분하고 부정확하다. 오히려 위험요인 분석이 요구된다. 환자가 치명적인 자살시도를 할 것인지를 정확하게 예측하는 것은 극도로 어렵다. 물질남용 및 정신건강 서비스 관리Substance Abuse and Mental Health Services Administration(2015)의 웹 사이트에는 자살위험평가의 예가 탑재되어 있다. 임상가는 자해 또는 자살 고위험군에 속하는 환자들을 위한 자살 안전 계획수립도 고려해야 한다(Suicide Prevention Resource Center 2015). 자살 안전 계획의 구성요소에는 보호 요인 확인, 가족의 참여, 그리고 환경적 요인(예, ① 총기 제거, 총기의 총기 금고 비치, 또는 총기잠금장치 사용, ② 치료약물의 잠금장치가 장착된 곳에 보관 또는 시간제 약물 상자 사용을 통해 환자의 충동적인 과다복용 방지)의 수정이 포함된다. 앞서 소개한 3가지 시나리오에서 입증된 것처럼, 다양한 정신건강 진단은 자기방치, 자해 그리고 자살로 이어질 수 있다. 이러한 사례에서의 진단에는 베스에게는 폭식장애와 거의 확실한 진단되지 않은 성격장애와 기분장애가, 대럴에게는 주요우울장애와 임종 문제가, 그리고 아니에게는 아내의 죽음 후의 치료되지 않은 주요우울장애가 포함된다.

자기방치, 자해, 자살 행동을 효과적으로 관리하기 위한 2가지 단계, 즉 ① 면밀한 정신의학적 평가 실시와 ② 다중분야 접근multidisciplinary 팀을 참여시켜 나이든 환자의 자살사고에 원인제공을 하는 신체 및 정신 건강 요소들을 다루게 한다. 이 팀에는 일차 진료 임상가들에게 한정시키는 것이 아니라 관련된 의학적 하위전문가들, 정신의학, 심리학, 그리고 말기 환자 진료를 맡고 있는 전문가들이 포함될 수 있다. 정신의학은 정신건강 장애에 대한 약리적 치료에 중요한 반면, 심리학은 나이든 성인들이 신체적 · 인지적으로 저하되면서 자아통합과 지혜 성취, 고통 내성 향상, 그리고 절망감 저항에 도움을 줄 수 있다(Kasl-Godley and Christie 2014). 말기 환자 간병은 환자들이 편안할 수 있도록 돕고, 단지 고통 해소를 위해 죽고 싶어 하는 것을 덜어준다. 구조화된 장면에의 보호자 또는 간호 관리자의 참여 역시 행동관리에 중요하다. 실제로, 베스와 대럴의 시나리오에서 입증된 것처럼, 나이든 환자가 정신의학적 및/또는 의학적 질병으로 인해 예후가 좋지 않을 때 보호자를 개입시키지 못하게 되면, 환자에게 좋지 않은 결과뿐 아니라 법적 조치로 이어질 수 있다.

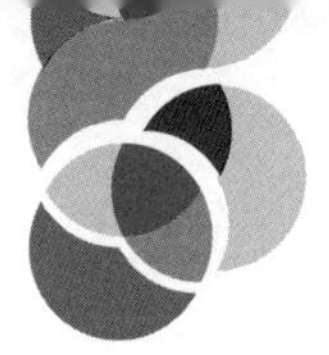

제5장

나이든 성인 15분 진단 면담

정신적 고통을 경험하는 나이든 성인에 대한 15분 면담 수행은 불가능한 것으로 들린다. 나이든 성인들은 말할 이야깃거리가 있는 일생이 있을 뿐 아니라, 누적된 질병과 노화라는 장애물이 있어서 흔히 자신들의 이름을 간결하게 말하지 못하기도 한다. 고작 15분 안에 중요한 정보를 수집하는 일은 노련한 면담을 필요로 한다. 이러한 기술을 발달시키는 경우, 짧은 면담의 목적을 기억한다. 15분 이내에 완전한 감별진단과 포괄적인 치료계획을 수립할 수는 없지만, 가장 가능성이 높은 진단을 탐색하고, 정신의학적 응급상황(예, 자살경향성 또는 노인방치)을 확인하며, 치료를 시작할 수 있다. 다음의 경우를 고려한다.

마르코스Marcos(남, 66세)는 진료를 받기 위해 당신의 일차 진료 클리닉을 찾는다. 그는 당신의 의료 조력자에게 자신이 "항상 슬픈 느낌이 들어요."라고 말한다. 그녀는 당신의 15분 방문에 앞서, 그에게 환자 건강 질문지 9문항 우울증 척도Patient Health Questionnaire 9-item depression scale(PHQ−9), 범불안장애 7문항 척도Generalized Anxiety Disorder 7-Item Scale(GAD−7), 그리고 DSM−5 수준 1 교차편집 증상평가지를 작성하도록 요청한다(American Psychiatric Association, 2013). 그의 PHQ−9와 GAD−7 점수는 각각 12점과 10점이다. DSM−5 수준 1 교차편집 증상평가에서 그는 약간의 우울증, 불안, 그리고 알코올 사용에 대한 염려가 있는 것으로 나타난다. 이러한 결과를 읽고 나서, 당신은 15분 안에 다룰 문제가 너무 많아 압도되는 느낌이 들 수 있다.

마르코스 같은 환자를 15분 면담을 위해 만나게 되는 경우, 우리는 다음 3가지 주요 전략에 의지한다.

1. 면담 전에 가능한 한 많은 배경 정보를 수집하라. 이용 가능한 기록들을 검토하라. 가능하다면, 환자가 오늘 방문한 이유와 누구와 방문하는지를 알아보라. 환자 및/또는 보호자가 방문 전에 작성한 타당화된 정신건강 선별검사를 검토하라. 이러한 선별검사, 특히 DSM−5 수준 1 교차편집 증상평가는 초기에 당신의 진단적 질문을 어디에 초점을 맞출 것인지에 대한 아이디어를 줄 수 있다.
2. 면담이 진행되는 동안 환자의 기능 상태를 관찰하라. 가능하다면, 환자를 진찰실까지 걸어오게 하라. 이 단순한 정중함은 당

신에게 환자의 차림새, 낯선 사람에게 인사하는 방식, 걸음걸이, 그리고 거주지 외부의 공간에 대한 방향 감각을 관찰할 수 있는 기회를 제공한다.

3. 환자의 기능 상태가 환자에 대한 사회적 지원과 돌봄의 현재 수준과의 일치 여부를 확인하라. 환자의 심리사회적 요구와 현재 이용 가능한 자원의 일치 정도를 아는 것은 당신의 치료계획의 첫 단계 결정에 중요하다. 예를 들면, 이렇다 할 사회적 지원 없이 독립적으로 생활하고 있지만, 일상생활의 도구적 활동instrumental activities of daily living(IADLs)에 도움을 필요로 하는 환자는 IADLs를 위해 다른 사람들에게 전적인 의존상태에 있어서 요양시설에서 강한 지원 네트워크로부터 혜택을 받고 있는 사람보다 당신의 권고 사항 실행에 더 큰 어려움이 있을 것이다.

 나이든 성인 15분 진단 면담의 개요

☐ 1 / 15분(1분)

환자를 만나기 전에 선별검사 반응을 검토하라. 초점을 맞추고 싶은 영역과 면담을 구조화하려는 방법을 마음속으로 공식화하라.

□ 2 / 15분(1분)

당신을 소개하고, 오늘 면담시간의 길이와 면담의 목적을 설명하라.

□ 3-6 / 15분(1-4분)

일반적인 질문(예, "여기에 무엇 때문에 오셨는지 말씀해 보실래요?") 또는 선별검사 자료와 연결된 보다 구체적인 진술(예, "당신이 최근에 겪고 계시다는 우울 증상에 대해 좀 더 말씀해 주세요.")로 시작하라. 일련의 폐쇄질문을 던지는 대신, 환자가 자신의 현재 질병의 과거력을 이야기하도록 도와라. 환자가 자신의 과거력을 얼마나 잘 체계화할 수 있는지, 환자가 이러한 증상을 얼마나 오랫동안 겪어 오고 있는지, 그리고 이러한 증상들이 환자의 일상생활에 어떻게 영향을 주고 있는지에 대해 감을 잡아라.

□ 7-10 / 15분(1-4분)

가능하다면, 환자의 보호자(들)로부터 부수적인 정보를 수집하라. 보호자가 없다면, 정신의학적 체계 검토와 짧은 인지선별검사(지남력과 회상 지연 포함)에 3분 정도를 할애하라.

☐ 11–12 / 15분(1–2분)

정신의학력을 수집하고, 환자를 후속치료(예, 정신건강 또는 사회복지 임상가의 치료)에 의뢰할 필요가 있을 위험요인(예, 자살 고위험, 노인학대, 그리고 과도한 물질 사용)을 선별하라. 정신의학력의 경우, 개인이 정신건강 치료를 받은 적이 있는지와 그 기간, 환자가 정신의학적인 이유로 입원한 적이 있는지, 그리고 자살 또는 살해 시도를 한 적이 있는지(있었다면, 이러한 시도의 치사율)를 확인하라. 향정신제 과거력의 경우, 주로 환자가 시도해 온 항우울제와 기분 안정제 및/또는 항정신병약을 복용한 적이 있는지에 대해 알 필요가 있다. 미리 환자에게 향정신성 치료약물 목록을 검토하게 하여 이전에 처방된 것들을 확인하게 함으로써 이 과정에 속도를 낼 수 있다.

☐ 13–15 / 15분(1–4분)

면담이 종결될 때까지, 환자에게 다음의 조치 중 어떤 것이 필요한지 알아야 한다(① 후속 정보수집 및/또는 일차 진료에서의 치료, ② 후속 치료를 위해 정신건강 서비스에의 의뢰, 또는 ③ 매우 드문 경우로, 응급실 정신의학적 서비스에의 의뢰). 끝으로, 환자에 대한 초기 치료계획을 공유해야 한다.

예를 들면, 다음은 이 장의 시작 부분에서 소개한 마르코스에 대한 15분 면담을 구조화하는 1가지 방법이다.

☐ 1 / 15분

오늘 당신과의 대화 목적을 소개한다. “안녕하세요, 페나Pena 씨. 라이언Ryan 박사입니다. 오늘 15분 정도 페나 씨의 정신건강에 대해 이야기를 나눌 겁니다.”

☐ 2 / 15분

마르코스의 선별질문지 결과를 요약해 주고, 그의 우울증과 불안 증상에 대해 시작해서 잠재적으로 보다 민감한 주제인 알코올 사용에 대해 다룬다.

☐ 3–6 / 15분

마르코스에게 “최근에 우울한 느낌이 든다고 답하셨군요. 이에 대해 좀 더 말씀해 주시겠어요.” 같은 말을 한다. 마르코스가 자신이 이전의 일차 진료 의사로부터 C형 간염 진단을 받은 이래, 지난 3개월 동안 우울과 불안이 있어 왔다고 설명하고 있기 때문에, 그가 말하는 내용뿐 아니라 방식을 관찰하면서 그의 정서적 어조, 인지능력, 그리고 품성 구조에 귀를 기울인다. 마르코스는 당신에게 자신이 약 30년 전까지 정맥 주사로 헤로인을 사용했었고, 그때 메타돈 프로그램(*역자 주. 메타돈methadone 사용 감소 또는 중단을 돕기 위한 집단 모임)에 등록했고, 그때 이후로는 끊었다고 말한다. 그는 자신의 진단에 대해 당혹스러워하면서, 그의 간 전문의가 C형 간염 치료를 위해 특수 치료를 받을 필요가 있다는 말을 할까 봐 불안해한다. 그는 또한 가족들이 그를 거부할 것을 두려워해서 이

사실을 가족에게 알리는 것을 두려워하고 있다.

▢ 7-10 / 15분

정신의학적 체계를 검토하는 동안, 마르코스는 자신이 퇴근해서 집에 오면 주당 4~6회 정도 테킬라 1~2잔 마신다고 보고한다. C형 간염 진단을 받은 이래, 그는 또한 수면에 도움이 되고자 밤마다 맥주 1~2잔씩 마셔 오고 있다. 마르코스에게 음주 문제가 있다고 생각하는지를 묻자, 그는 그런 문제는 없다고 답한다. 그러나 그는 자신의 간 전문의가 자신의 음주에 대해 염려하고 있다는 사실을 인정한다.

▢ 11-12 / 15분

과거력을 검토하는 동안, 마르코스는 자신이 메타돈 클리닉에서 치료받은 것 외에 어떤 정신의학력도 없다고 말한다.

▢ 13-15 / 15분

이 최종 시간은 마르코스에게 정신건강 치료에 얼마나 관심이 있는지를 질문함으로써 시작한다. 그는 치료약물 복용에 대해 양가감정이 든다고 보고하지만, 클리닉의 새로운 일차 진료 정신건강 통합계획의 일부인 심리학자와 자신의 새로운 진단인 C형 간염으로 인한 스트레스에 대해 논의하기로 동의한다. 치료에 대한 마르코스의 관심이 촉발되기를 희망하면서, 당신은 동기화 면담법motivational interviewing techniques을 사용하여 그의 재방문과 정신건강 치료 참여를 준비시킨다.

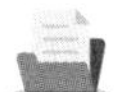

15분 면담에서의 도전 해결

환자의 과거력 수집

이상적인 세계에서는 나이든 성인이 자신의 첫 정신건강 방문을 위해 클리닉을 찾을 때, 환자는 주요 호소내용을 시작으로, 자신의 증상에 대해 잘 준비된 이야기를 할 것이고, 그런 다음에는 당신의 치료에 관한 권고사항을 열심히 받아들일 것이다. 실제 세계에서는 정신건강 평가와 치료를 향한 환자의 경로는 자주 잘못된 시작, 막다른 길, 그리고 흔히 보호자를 몹시 짜증 나게 하는 우회경로가 특징이다. 그 이유는 많다. 다수의 지역사회에서는 비용과 접근성이 엄두도 못 낼 정도로 높고, 정신건강 임상가들과의 부정적인 과거 경험이 많은 환자들의 접근을 막고 있으며, 많은 사람들이 정신건강 치료에 실제로 노출되는 경우가 적음에도 정신질환에 대한 낙인을 내면화해 왔기 때문이다.

제1장 '서론'에서 논의한 것처럼, 정신질환에 대한 낙인을 내면화해 온 나이든 성인들과 작업을 하게 되는 경우, 정확한 과거력 수집을 위해 강한 치료동맹 발달이 극히 중요하다. 나이든 성인에게 자신의 관심사를 논의할 시간을 주는 것 또한 매우 중요할 수 있다. 왜냐하면 이를 통해 자신 또는 가족구성원의 정신병력에 관한 중요한 정보를 노출할 수 있게 하기 때문이다. 처음에는, 특히 짧은 일차 진료 방문 동안에는 정신건강에 관한 주제를 꺼내는 것조차 도전적일 수 있

다. 우리는 보통 이러한 고통스러운 감정이 노인 인구에서 흔하다고 인정해 주면서 정신건강에 관한 질문을 한다. 예를 들면, 우리는 "배우자가 세상을 떠나고 나면 사람들은 흔히 슬픈 느낌이 듭니다. 2달 전, 로크Locke 씨가 세상을 떠난 이후로 당신도 이러한 감정이 드는지 궁금합니다."라는 말을 건네기도 한다.

의미 있는 과거력 수집에 대한 다른 흔한 장애물은 감정을 말로 기술하지 못하는 감정표현불능증alexithymia이다. 때로, 나이든 성인들은 정신적 고통과 심지어 정신질환까지 강하게 암시하는 행동과 정보제공자의 보고가 있음에도 불구하고 정신건강 문제가 있음을 부인한다. 감정표현불능증의 이유는 항상 병리적인 것은 아니다. 세대와 문화에 따라서는 감정을 직접적으로 표현하는 것을 권장하지 않기도 하는데, 실제로 정서표현을 약함 또는 품성 결점으로 비하하기도 한다. 그럼에도 불구하고, 흔히 "난 괜찮아요" 또는 "네, 그럴 거예요." 같이 모호한 대답은 보다 깊은 문제를 감 잡고 있는 임상가에게 좌절을 안겨 줄 수 있다. 직접적인 구조화된 면담 질문(예, "오늘 기분이 어떠세요?" 또는 "목소리가 들리시나요?")을 던지는 대신, 임상가는 나이든 성인들에게 일상생활, 취미, 그리고 문화적 배경에 관해 "~한다면 어떨까요?" 형식을 활용한 질문(예, "당신의 아내가 살아 있다면, 어떻게 다르게 행동하실 것 같으세요?")을 통해 더 성공적으로 면담을 진행할 수 있다. 일부 문화에서는 정신적 고통을 신체 증상으로 표출하는 것(예, 복통 또는 만성 통증)은 사회적으로 더 수용이 가능할 수 있다. 이 경우, 임상가는 환자가 보고하기에 편안함을 느끼는 문화적으로 적절한 측정도구를 토대로 개선 여부를 평가해야 한다. 예를 들면, 복통 변화에 관한 질문은 환자의 기분에 관한 직접적인 질문("항상 괜찮아요."라는 반응을 유발하는 경향이 있음)보다 더 많은 정보를 얻어 낼 수 있을 것이다.

환자가 도움을 거부하는 이유 탐색

> 15분 면담의 치료계획 부분을 진행하는 동안, 마르코스는 이번에는 어떤 우울증 또는 불안 치료약물을 복용하고 싶지 않다고 호소한다. "저는 이미 간에 문제가 있어서 치료약물을 복용해야 하는데, 다른 약을 더 복용해야 한다면, 간에도 좋지 않을 것 같다는 생각이 들어요." 당신은 마르코스가 간에 해가 될 가능성 때문에 항우울제에 관심을 보이지 않으면서, 여전히 술을 마시고 있는 것에 대해 좌절감을 느낄 수 있다.

정신건강 치료를 거부하는 것처럼 보이는 나이든 성인들에 대한 치료는 특히 나이 어린 또는 경험이 적은 임상가에게는 도전적일 수 있다. 도움거부 행동에는 많은 이유가 있을 수 있다는 사실을 기억하는 것이 중요하다. 일부 사람들은 정신질환 증상(예, 치료되지 않은 우울증으로 인한 무가치감 또는 자기애성 성격장애로부터의 우월감) 때문에 도움을 거부하기도 한다. 일부 나이든 환자들은 단순히 이미 충분히 긴 치료약물 목록에 또 다른 치료약물의 추가를 꺼려서 도움을 거부하기도 한다. 부작용을 걱정하는 사람들 중에는 처방된 향정신성 치료약물로 인해 나쁜 경험을 했던 적이 있거나 부정적인 효과를 경험했던 사람들이 있다. 그런가 하면, 온라인을 통해 읽은 의학적 악몽에 대해 염려하는 사람들이 있을 수 있다. 환자가 도움을 거부하는 경우, 다음과 같은 말로 부드럽게 환자의 양가감정을 다루어 줌으로써 거부의 의미를 탐색할 수 있다("당신은 우울 증상이 낫기를 원한다고 하셨는데, 지금은 치료약물이나 치료가 도움이 되지 않는다고 생각한다고 말씀하시네요. 혹시 당신의 마음속에 당신의 우울증 치료에 대해 다른 생각이 있으신지, 아니면 우리가 이야기를 나누지 않은 치료약물이나 치료에 대해 염려하시는지 궁금하네요.").

도움거부 행동의 다른 가능성 있는 이유로는 당신과의 치료동맹이 당신의 권고를 신뢰할 수 없을 정도로 강하지 않기 때문일 수 있다. 만일 이러한 상황인 것 같다면, 당신의 치료계획에 대한 환자의 의혹을 함께 탐색하거나, 당신의 치료계획을 그녀가 신뢰하는 다른 임상가와 논의해 보도록 격려하는 것이 도움이 될 수 있다.

나이든 성인에 대한 정신건강 상태에 대한 치료는 특별한 도전이다. 우울증이 있는 나이든 환자의 적어도 50%는 일차 항우울제에 완전히 반응하지 않기 때문에, 다수의 사람들은 우울증 초점치료depression-focused psychotherapy 같은 추가 치료가 필요하다(Reynolds et al. 2010). 높은 실패 가능성을 고려해 볼 때, 당신의 치료동맹에 대한 재량권leeway을 확보하는 것이 중요하다. 재량권은 당신이 '실패'하게도 하고, 치료동맹을 유지할 수 있게도 해준다. 환자들이 계속해서 투약을 거부하거나 후속적인 정신건강 치료에 오지 않는 1가지 흔한 이유는 부정적 효과를 경험하고 난 후, 임상가를 무능하다고 비난하기 때문이다. 당신은 초기 치료가 진행되는 동안, 현실적인 기대 설정을 통해 이러한 염려를 예견하는 한편, 궁극적인 긍정적 결과에 대해 낙관성을 유지할 수 있다. 당신은 "많은 환자들이 우리가 시도하는 첫 번째 항우울제에 잘 반응하는데, 그렇지 않은 사람들도 있답니다."라고 말해 줄 수 있다. 통증과 우울증 둘 다를 다루기 위해서는 우선 벤라팍신venlafaxine을 시도해 볼 것을 제안한다. 만일 반응이 없거나 부정적인 효과가 발생한다면, 우리는 다음 단계에 할 것을 파악하는 작업을 함께 할 것이다.

금기사항 3S(성sex · 물질 사용substance use · 자살suicide)에 관한 논의

일부 나이든 환자들은 자신들의 범주 밖에 있는 주제(예, 성, 물질 사용, 자살)를 꺼내는 것에 당혹스러워할 수 있다. 임상가는 사전에 면밀한 계획을 통해 치료동맹이 유지될 수 있게 하는 한편, 이 중요한 주제에 관한 정보를 수집해야 한다. 이러한 주제를 선행적으로, 그렇지만 유연하게 꺼내는 것은 보통 좋은 접근이다. 임상가는 관련 주제에 관한 심리교육을 제공하는 상황에서 자연스럽게 성적 활동에 관한 질문을 꺼낼 수 있다. 예를 들면, 선택적 세로토닌 재흡수 억제제selective serotonin reuptake inhibitor의 성적 효과에 관한 논의 시, 성적 활동을 주제로 삼을 수 있다. 대화는 "어떤 환자분들은 서트랄린sertraline 복용을 시작하면서 사정이 잘 안 되거나 발기에 어려움이 생기기도 한다는 점을 알려드리고 싶습니다. 만일 이러한 상황이 발생한다면, 저한테 즉시 알려 주세요. 성과 친밀성 문제는 당신의 삶의 질에 영향을 줄 수 있고, 우리에게는 성적 부작용 감소를 위한 여러 접근법이 있으니까요."라는 말로 시작할 수 있다. 의학적 맥락에서 이러한 민감한 주제를 끄집어냄으로써, 임상가는 환자와 성적 활동이 건강에 중요한 측면이라는 점을 소통할 수 있게 된다. 이러한 접근은 또한 환자들이 이 주제에 대해 더 심도 있게 논의할 것인지를 결정할 수 있게 할 수 있다(예, "사실, 방금 말씀을 꺼내셨으니까 말인데, 제가 그 혈압치료약물 복용을 시작하고 나서부터 제 성생활에 문제가 생겼어요.").

때로 임상가는 면담에서의 어려움이 어디서 발생하는지에 대해 놀랄 수 있다. 정신의학적 체계 검토가 이루어지는 동안, 당신은 마르코스와 그의 알코올 사용에 관해 이야기를 나눌 때 어색한 느낌이 드는가 하면, 그가 망설임 없이 밝힌 평소에 마시는 술의 양에 관한 이야기를 듣고 놀랄 수 있다. 그런가 하면, 당신은 그의 알코올 소비에 관한 논의에 편안한 느낌이 들기 시작하다가도, 간 전문의가 그에게 "간 검사 결과가 정말 높기" 때문에 단주하도록 말했다는 사실을 인정하면서도, 그가 자신에게 알코올 문제가 있음을 부인하는 경우, 당신은 또다시 불편해질 수 있다. 당신이 마르코스에게 간 전문의가 말한 것에 대해 어떻게 생각하는지를 묻자, 그는 "글쎄요, 알코올은 자연스럽고 안전해요. 가게에서만 술을 살 수 있지요. 저한테 그러한 간 약이 필요한지는 잘 모르겠어요. 그 친구가 약물을 사용하는 대가로 제약회사로부터 추가로 금전적인 혜택을 받고 있다는 사실은 거의 확실한 것 같아요."라고 답한다.

물질 사용은 임상가와 나이든 환자 둘 다 정형화된 사고를 가지고 작업하고 있다는 점에서 꺼내기 어려운 주제일 수 있다. 우리 각자는 즐겁고 온화한 나이든 성인 여성이 불면과 불안 때문에 매일 밤 포도주 한 병을 마시고 있다는 사실을 알고는 종종 놀라워했다. 이와 유사하게, 물질 사용 장애(특히 처방된 벤조디아제핀 또는 아편계)가 있는 많은 나이든 성인들은 자신들을 습관적인 물질 사용자로 보지 않는다. 이들에게 직접적으로 "당신은 코카인이나 헤로인 같은 불법 약물을 사용하고 있나요?"라고 물으면, 이들은 기분이 상할 수 있다. 발생 가능한 긴장감을 다루기 위해 우리는 보통 생활양식 선택에 관한 폭넓은 주제로 물질 사용에 관한 이야기를 꺼낸다("생활양식과 건강 습관에 관한 질문 몇 가지 드리겠습니다."). 우리는 흡연과 알코올 사용에 관한 질문에 앞서, 비교적 양호한 주제(예, 신체활동과 규정식 습관)로 시작한다. 이 시점에서 이러한 더 어려운 질문에 대해 긴장감이 드는 임상가는 공감적인 설명으로 이 주제를 꺼낼 수 있다("때로 환자분들은 너무 스트레스를 받거나 심한 통증을 느껴서 친척이나 좋은 친구가 건네는 알약을 먹게 되었다고 말합니다. 또는 아마도 이분들의 통증이나 불안을 제대로 치료해주지 않은 것에 대해 담당의사에게 화를 내기도 하고, 그러고 나서는 고통을 더는 데 도움이 되는 약물을 추가로 줄 것 같은 의사를 찾기도 하는데, 혹시 이러한 경험을 해본 적이 있는지 궁금합니다.").

임상가와 환자들은 흔히 물질 사용의 안전한 수준의 근거에 대해 의견이 일치하지 않는다. 환자의 건강에 미치는 부정적인 효과에 대해 명확하게 설명된 이후에도 환자가 계속해서 물질 사용에 참여할 때, 임상가는 흔히 화가 나고 좌절감을 느끼게 된다. 이러한 상황에서 동기화 면담motivational interviewing으로 알려진 매우 효과적인 기법(폭넓은 문제 범위에 대해 행동 변화 추구에 환자를 참여시키도록 고안된 과정)이 유용할 수 있다. 동기화 면담의 주요 원리는 환자에 대한 공감, 반성적 사고, 저항과 함께 굴러가기, 그리고 환자 자신이 변할 수 있음을 믿을 수 있도록 하는 동기부여다(Substance Abuse and Mental Health Services Administration 2012).

끝으로, 아마도 짧은 면담이 진행되는 동안 다루기 가장 어려운 주제는 자살일 것이다. '자살 질문'을 꺼내는 것은 경험이 많은 정신과 의사들에게조차 어색한 느낌이 들게 할 수 있다. 심지어 우리가 오랫동안 만나 온 환자들에게 이에 관해 질문할 때조차 여전히 불안한 느낌이 든다. 그럼에도 불구하고 이 중요한 쟁점은 무시될 수 없다. 2013년도 85세 이상의 자살률(10만 명당 18.6명)이 미국 내에서 2번째로 높았기 때문이다(American Foundation for Suicide Prevention 2015). 강한 치료동맹은 자살 질문을 던질 때 편안한 느낌을 주는 열쇠다. 일차 진료 의사들은 정신건강 임상가들에게 미루는 것을 선호할 수 있지만, 연구에 의하면, 전자의 사람들이 환자가 자살시도 전에 접촉할 가능성이 더 높다(McDowell et al. 2011). 일차 진료 제공자들은 자살 예방, 그리고 일차 진료 노인의 자살 예방에 중요한 역할을 한다. 즉, 일차 진료 노인의 자살 예방: 협력적 시도Prevention of Suicide in Primary Care Elderly: Collaborative Trials(PROSPECT)와 협력적 치료에 대한 기분

증진 개선접근Improving Mood-Promoting Access to Collaborative Treatment(IMPACT)의 임상적 시도들은 일차 진료와 정신건강 제공자들 간의 협력적 진료의 중요성을 입증해 왔다(Bruce et al. 2004; Unützer et al. 2006).

임상가는 환자들에게 다음과 같은 행동의 혜택에 관한 교육을 통해 자살의 낙인효과를 감소시킬 수 있다. 즉, 자살사고와 자해 행동 노출하기, 죽음과 자살사고를 표출할 때 '미쳐 가고' 있는 것이 아니라고 안심시키기, 환자들이 이러한 생각을 꺼낼 때 어떤 일이 일어날지에 대한 두려움 탐색하기다. 자살 질문을 꺼내기 위한 유용한 단서는 다음과 같다. 즉, "자살사고에 관한 이야기는 스트레스 수준과 자해 가능성을 낮출 수 있습니다." "당신 연령의 사람들이 친구와 가족을 잃는 경우, 이들은 때로 자신의 죽음에 관해 생각하게 됩니다. 최근에 이런 생각을 해 본 적이 있나요?" "사람들은 때로 자신들이 자살사고가 있다고 말한다면, 이들에게 어떤 일(예, 감금)이 생길 것인지에 대해 걱정합니다. 당신도 이런 걱정이 있나요?" "이러한 점에 대해 말하는 것이 어려울 수 있다는 사실을 이해합니다. 그렇지만 유사한 어려움을 겪어 온 다른 많은 환자분들이 흔히 이러한 생각을 가지고 있습니다. 저는 당신이 미쳐 가고 있다고 생각하지 않는다는 사실을 재확인시켜 드리고 싶습니다."

자살 질문에 대해 정확한 답변을 수집하는 일은 더욱 도전적일 수 있다. 최근 배우자를 잃은 인정 많은 환자는 우리 중 한 사람에게 "난 절대 자살은 하지 않을 거예요. 그리고 4주 이내에 다음 진료 약속 시간을 잡을 거예요."라고 말했다." 그러나 2주 후, 그는 자신이 자살

할 계획이어서 진료 약속을 지키지 못할 거라면서 예쁜 감사 카드를 보내왔다. 진료 약속을 취소한 후, 그는 아스피린을 과다복용했다. 운 좋게 그는 살아났고, 지난번 방문에서 "당신을 화나게 하고 싶지 않았어요."라고 해명했다. "난 단지 당신이 나처럼 무가치한 사람을 걱정하게 하고 싶지 않았을 뿐이에요." 이 같은 순간들은 우리에게 치료 관계가 2가지 상반된 결과를 가져올 수 있음을 상기시킨다(우리가 환자들의 안녕을 염려하는 것과 같은 정도로 환자들은 우리의 기대에 대해 중압감을 느낀다).

적잖은 임상가들은 자살 의도가 있는 환자가 진실을 털어놓지 않거나, 클리닉 문을 나선 후에 마음이 바뀌어 결국 심각한 시도를 할지 모른다는 두려움이 있다. 안전 질문에 대해 정직한 답변을 얻어낼 가능성을 극대화 하기 위해, 우리는 자살을 다른 정신건강 증상처럼 접근한다. 우리는 즉각 응급실에 의뢰하여 대화를 종결하는 대신, 안전하지 못한 사고에 관한 이야기를 하도록 환자들을 격려한다. 많은 환자들은 오랫동안 자살사고를 해 오지만, 이러한 격려를 통해 점차 이러한 내용에 대해 논의할 용기를 갖게 된다. 긍정적인 피드백(예, "네, 이건 정말 어려운 주제입니다. 저는 당신이 당신의 생각을 저와 공유할 수 있을 만큼 편안해하셔서 기쁩니다.")은 환자로 하여금 자신의 임상가와 더욱 유대감이 형성된 느낌이 들게 하고, 대화를 마친 후에도 자해 가능성을 낮추는 데 도움을 줄 수 있다. 가장 중요한 점은 모든 환자, 정신병을 겪고 있는 사람들조차 자살경향성suicidality에 관해 말함으로써 자신들이 '미쳐 가고 있는 것'이 아니라 더욱 좋아질 수 있다고 확인받고 싶어 한다는 사실이다. 이들이 자신들의 자살에 관한 생각을 개방적으로 표현할 수 있을 때, 이들은 흔히 자신들의 증상에 대해 덜 고통스러워하게 되어 덜 성급하게 행동할 수 있게 된다.

15분 면담을 위한 팁

1. 세부사항보다는 폭넓은 영역에 초점을 맞춰라.
2. 시간 절약을 위해 면담 전에 나이든 환자 또는 정보제공자에게 질문지 또는 세부적인 접수면담을 위한 일련의 도구 작성을 요청하라.
3. 자살경향성, 살인경향성, 그리고 물질 사용에 관해 질문하라.
4. 미래의 자살시도에 대한 가장 좋은 예측변수는 과거의 자살시도다. 현재 이용 가능하고, 지난번에 시도했던 자살 수단과 이전 시도의 횟수와 치사율을 고려하라.
5. 미래의 살해 시도에 대한 가장 좋은 예측변수는 과거의 살해 시도다. 현재 이용 가능하고, 지난번에 시도했던 수단과 이전 시도의 횟수와 치사율을 고려하라.
6. 치료계획 회기 동안 대안(예, 치료약물, 심리치료, 또는 둘 다)을 제공하라. 이로써 어떤 치료가 환자가 수용할 준비가 되어 있는지에 대한 보다 정확한 판단에 도움이 될 것이다.

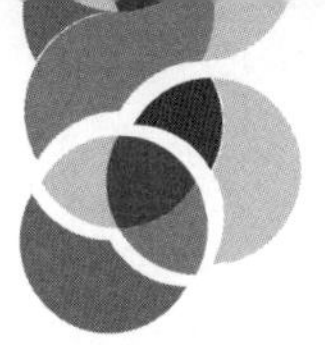

제6장

나이든 성인 30분 진단 면담

바쁜 임상가로서, 우리는 때로 진단적 질문에 대한 나이든 환자들의 답변 너머에 이들에 대해 알기 위한 시간을 마련하는 것의 중요성을 잊곤 한다. 우리는 때로 진단적 질문에 앞서, 아내를 잃고 눈물짓는 남성을 위로하거나, 허세를 부리는 퇴직자와 취미에 관한 잡담을 나눌 필요가 있다. 이 순간, 우리는 대화에서 무엇을 성취하고 있는지 잘 모르겠다는 느낌이 들 수 있다. 우리는 다른 사람들이 봐야 하고 완수해야 할 다른 과업들이 있기 때문에, 다시 대화에 초점을 맞추고 싶어 할 수 있다. 그러나 노련한 면담자들은 이렇게 표면적으로는 낭비된 것처럼 보이는 순간들이 면담 통합의 중요한 일부임을 알고 있다. 이러한 순간들은 환자의 고통이 내적 또는 외적인지, 어떤 사건이 환자로 하여금 임상가를 찾게 하거나 임상가의 곁을 떠나게 하는지, 그리고 임상가가 자신의 사고 공식화^formulation^에 단서를 제공한다는 점에서 그 가치가 크다.

우리는 초기 면담을 우리가 만나고 있는 개인에 대해 알아봄으로써 시작한다. 우리는 개인의 기능 능력, 우리가 만나고 있는 위치, 우리와 환자의 친밀성, 환자의 유머 감각, 그리고 그 밖에 다른 여러 변인을 토대로 다른 전략을 적용한다. 우리를 환자에게 소개하기에 앞서, 우리는 환자가 얼마 동안, 그리고 누구와 함께 기다려 왔는지 알고 싶어 한다. 환자와 보호자들이 응급의학과에서 여러 시간 동안 기다려 온 경우보다 대기실에서 15분 동안 차분하게 앉아 있었던 환자는 다른 욕구가 있을 가능성이 높다. 우리가 개인을 만날 때, 우리는 항상 개인이 이미 참여하고 있는 주제로의 대화 시작을 선호한다. 환자가 책을 가져온다면, 우리는 그 책이 무엇에 관한 것인지를 묻는다. 그가 스포츠 팀 로고가 새겨진 옷을 입고 있다면, 우리는 그 팀의 가장 최근 시즌에 관해 묻는다. 핵심은 환자의 책 또는 옷에 대해 심미적 판단을 내리기보다는 그가 어떻게 생각하는지를 이해하는 것이다.

환자가 의식적으로(또는 무의식적으로) 당신에게 호소하는 것에 대한 질문 역시 치료동맹 구축에 도움이 된다. 당신이 환자로서 의학적 면담을 위해 클리닉에 왔는데, 의사가 전적으로 자신의 관심사에 대해서만 말하면서, 당신이 관심사에 대해 논의하려는 시도를 무시하는 장면을 떠올려 보자. 당신은 무시당하는 느낌이 들고, 의사의 치료를 꺼리게 될 가능성이 매우 높을 것이다. 반면, 당신이 다른 의사를 방문했는데, 그가 당신의 이름을 알고 있고, 이름을 정확하게 불러 주면서 어떻게 오게 되었는지를 묻는다고 상상해 보자. 당신은 이 두 번째 의사와 그의 치료에 더 반응적일 가능성이 높을 것이다. 당신은 동일한 참여 예우engaging courtesy를 당신이 환자로 만나는 나이든 성인들에게 확대할 수 있다(그리고 해야 한다).

우리는 우리 자신을 소개하고, 노인에게 그의 이름을 묻고, 대면에 대한 기대치를 평가하고, 잘못 알고 있는 것에 대해 설명해 주며, 면담이 얼마 동안 진행될 것인지에 대한 감각을 제공함으로써 면담을 시작하는 것을 좋아한다. 우리는 또한 누가 이번 방문을 주선했는지 알고 싶어한다(환자 자신, 보호자 또는 다른 임상가). 누군가가 이번 평가를 주선한 경우, 우리는 이 사실을 즉각 인정해 줌으로써(예, "아, 따님께서 저를 만나 보라고 권했군요….") 나이든 성인에게 우리가 그의 눈을 통해 사물을 볼 수 있음을 보여준다. 면담은 30분으로 한정되어 있지만, 우리는 당신이 성공적으로 치료동맹을 발달시키고, 진단 면담을 수행할 수 있을 거라고 믿는다. 방법을 설명하기 전에 몇 가지 원칙을 제공한다.

- 모든 정보가 단일 자원에서 온 정신의학적 검진은 불완전하다. 이는 나이든 성인들, 흔히 다른 사람들에게 의지하고 있는 나이든 성인들의 경우에 특히 그렇다. 환자에게 누구를 의지하고 있는지 묻고, 그 사람과 그의 건강에 대해 논의해도 좋은지 허락을 구하라. 보호자 면담에 사용하는 도구에 대해서는 제11장 'DSM-5 평가도구'를 참조하라.
- 성공적인 정신의학적 검진은 궁극적으로 개인의 내적 세계로의

접근을 제공한다. 노인의 사고, 충동, 그리고 욕구는 여러 방식으로 알 수 있다. 다음으로, 우리는 직접적인 질문을 견딜 수 있는 사람에게 가장 적합한 면담을 제공한다. 연령, 손상, 또는 무관심 때문에 이렇게 할 수 없는 사람을 면담하게 되는 경우, 우리는 검진의 가장 핵심적인 부분에 초점을 맞추고 나머지 시간은 치료동맹 발달에 사용할 것을 권한다.

- 노련한 정신의학적 검진에는 항상 개인의 삶을 구성하고 있는 관계에 대한 설명이 포함된다. 면담이 진행되는 동안 우리는 다음과 같은 질문을 한다("누구와 함께 살고 있나요?" "하루를 어떻게 보내시나요?" "누가 당신을 돌봐 주나요?" 그리고 "누구를 신뢰할 수 있나요?"). 이러한 질문은 자연스럽게 노인의 삶에 있어서 보호자에 관한 다른 중요한 질문으로 연결된다.

이러한 원칙을 염두에 두고, 우리는 다음의 것들을 DSM-5 기준(American Psychiatric Association 2013)을 사용한 30분 진단 면담 가이드라인으로 제공한다. 면담에는 나이든 성인들 사이에서 흔하지 않은 DSM-5 범주(신경발달장애, 배설장애, 그리고 변태성욕장애)는 포함시키지 않는다. 우리는 이러한 면담 버전을 학생, 레지던트, 동료, 그리고 교수들에게 가르쳐 왔다. 경험이 풍부한 임상가의 습관을 발달시키기 전까지는 구조화된 면담을 실행하는 것이 유용하다. 이러한 실행은 친근한 우려 사항에 관한 질문이 편안해지고, 모든 환자 선별에 필요한 정신질환의 주요 범주를 기억하며, 좋은 면담 습관을 기르는 데 도움이 된다.

물론 구조화된 면담 사용이 불리한 점이 있다. 우리는 때로 임상가들이 보통 사람들 사이의 대화와는 달리, 말을 멈추고 잠시도 쉬지 않거나, 환자에게 눈길 한 번 주지 않은 채 질문만을 차례차례 읽어 나가는 광경을 목격해 왔다. 『DSM-5 진단검사를 위한 포켓가이드Pocket Guide to the DSM-5 Diagnostic Exam』(Nussbaum 2013)에서는 이러한 부류의 면담자들을 '정신의학적 로봇psychiatric robots'이라고 부른다. 이들은 "당신은 자살하고 싶어 하는 사람이라는 말로 들리네요."라고 말하면서 자신들이 해야 할 일을 밀고 나가면서도, 환자가 대답하기도 전에 "그렇지만 당신은 현재 진짜로 자살하고 싶나요?", 그리고 "당신은 실제로는 다른 사람을 해치고 싶은 것은 아니죠, 그렇죠?"라는 질문을 한다. 이러한 질문은 개인을 이해하기 위해 탐색질문을 하기 위한 가이드로서보다는 체크리스트로서 구조화된 면담 사용에 초점을 맞추고 있음을 보여 준다. 체크리스트에 의존하는 것이 중요한 주제를 다뤘음을 확인하는 데 중요하지만, 당신의 면담 도구상자에서 유일한 기술로서 체크리스트 면담만을 의존해서는 안 된다. 당신의 진단 면담방법의 습득을 돕기 위해, 우리는 나이든 성인들을 성공적으로 면담하기 위한 당신의 도구상자에 필요한 다른 기술들도 당신과 공유할 것이다.

면담에 적절한 정도의 구조를 제공하는 것은 도전적이다. 흥분을 잘하는 사람은 누그러뜨릴 필요가 있고, 슬퍼하는 사람은 격려받을 필요가 있으며, 때로 면담에서 둘 다를 필요로 하는 사람도 있을 것이다. 다행히도, 당신 앞에는 항상 최상의 가이드가 있다. 그의 안내를 따르라. 그의 신체언어를 관찰하라. 그가 관심 없는 것처럼 보이면, 당신의 접근방법을 변경할 시간이다.

당신이 이 진단 면담을 사용할 때, 우리는 습관이 되기 전까지 정식 버전을 실행하고, 이러한 질문을 당신의 방식과 장면에 적합한 버전으로 개발할 것을 권장한다. 30분 진단 면담은 처음에는 강요받는 느낌이 들겠지만, 점차 대화 면담을 위한 구조를 제공할 것이다.

유능한 면담자들은 항상 개인에게 속으로 말할 수 있는 몇 분 정도의 시간을 준다. 그런 다음, 그의 관심사를 요약 · 명료화한 후, 필요할 때 검진내용을 정리하고, 면담 구조와 언어를 환자의 욕구에 적합하게 조절한다. 이들은 명확하고 간결한 질문을 한다. 만일 환자가 모호해하면, 이들은 정확성을 추구한다. 만일 모호한 상태로 남아 있다면, 이들은 그 이유를 탐색한다. 이들은 주제를 바꿔도 되는지에 대해 허락을 구하지는 않지만, "[이 점]에 대해 이해한다고 생각하는데, [그 점]은 어떤가요?" 같은 전환진술transition statements을 활용한다. 일련의 상투적인 질문 개발이 도움이 된다. 이는 우리가 이러한 구조화된 면담이 습관이 될 때까지 이를 사용하라고 조언하는 이유다. 이러한 질문들은 환자가 자신의 이야기를 하고, 당신으로 하여금 환자와의 동맹구축을 위한 면담능력 개발과 환자의 사고과정에 대한 통찰 촉진, 그리고 정확한 진단에 필요한 임상적 데이터 수집에 도움을 줄 것이다. 면담에 대한 교환의 흐름을 발달시키는 것은 치료동맹 구축에 중요하다.

나이든 성인 30분 진단 면담의 개요

다음에 제시된 면담 개요에는 할당된 시간을 나타내는 제목, 면담자에 대한 지침, 그리고 면담자의 질문이 포함되어 있다.

□ 1 / 30분(1분)

환자에게 자신을 소개하라. 환자에게 어떻게 불리고 싶은지를 물어라. 얼마 동안 만나고 무엇을 성취할 것인지에 대한 기대치를 설정하라. 그런 다음, 오늘 어떻게 오게 되었는지 물어라.

□ 2–4 / 30분(1–3분)

경청 · 관찰하라. 환자의 중단되지 않는 말은 그의 정신상태의 정도를 나타내고, 환자의 과거력 기록의 방향을 제공하며, 동맹을 구축한다. 환자가 말할 때, 그의 진술 내용과 형식에 주의를 기울여라. 그가 무슨 말을 하고 있고, 어떻게 말을 하고 있는가? 그가 무엇을 말하고 있지 않은가? 그의 진술은 외모와 얼마나 일치하고 있는가? 그의 말을 막거나 질문을 시작하고 싶은 유혹이 들 수 있지만, 경험상, 개인이 처음으로 방해받지 않고 말할 수 있게 되는 것은 당신의 질문에 대한 답변보다 그에 관해 더 많은 정보를 주게 될 것이다. 당신이 말할 때, 당신의 다음 질문이 반응을 유도하고, 개방질문이 되도록 노력하라(예,

"당신은 _______라고 말씀하셨는데, 그것에 대해 좀 더 말해줄 수 있을까요?"). 질환의 특성에 따라, 일부 사람들은 반응할 수 없을 수도 있다. 이들이 할 수 없는 것 역시 이들의 정신상태와 고통에 대해 가치 있는 정보를 제공하는 것이다. 개인이 자발적으로 말을 하지 않는 경우, 탐색질문을 사용해서 현재 질병의 과거력으로 진행해야 할 것이다.

☐ 5–12 / 30분(1–8분)

현재 질병의 과거력

당신의 질문은 제7장 'DSM–5 나이든 성인 진단 면담'에서 기술되어 있듯이, DSM–5 기준에 따라야 한다. 게다가, 최근에 변화된 것(증상이 '왜 지금' 발현되었는가?)에 초점을 맞추어야 한다. 이때, 촉발사건에 대한 이해를 추구하고 당신이 다음의 질문에 답할 수 있는지 확인하라(① 환자의 현재 고통은 언제 시작되었는가? ② 환자가 가장 최근에 정서적으로 온전한 느낌이 들었던 때는 언제인가? ③ 환자는 증상을 촉발, 지속 또는 경감시키는 사건을 알고 있는가? ④ 환자의 사고와 행동은 그의 심리사회적 기능에 어떻게 영향을 주어 왔는가? ⑤ 환자는 자신의 현재 기능 수준을 어떻게 보고 있는가? 그리고 ⑥ 이는 며칠, 몇 주, 또는 몇 개월 전과 어떻게 다른가?).

정신의학력

"증상을 처음으로 알게 된 것은 언제인가요?" "처음 치료를 추구한 것은 언제인가요?" "완전히 회복되었던 적이 있었나요?" "입원했던 적이 있었나요?" "그게 몇 번인가요?" "입원 사유는 무엇이었나요?" "얼마 동안 입원해 있었나요?" "외래환자 정신건강 치료를 받고 있나요?" "정신질환 치료약물을 복용하고 있나요?" "어떤 치료약물이 가장 도움이 되어 왔나요?" "치료약물로부터 부정적인 효과를 경험한 적이 있나요?" "이전의 치료약물을 중단한 이유는 무엇이었나요?" "각각의 치료약물을 얼마 동안 복용하던 중이었고, 얼마나 자주 복용했나요?" "당신이 현재 복용 중인 치료약물(일반의약품과 약초 포함)의 이름, 강점 그리고 일일 복용 개수를 알고 있나요?" "주사용 치료약물 또는 전기충격치료를 받아 본 적이 있나요?"

안전

학생들과 실습생 또는 수련의들은 안전 질문이 환자들을 언짢게 하는 것 같아서 불편한 느낌이 들거나 심지어 이들에게 자해 또는 타해를 위한 방법에 관한 아이디어를 제공하게 될까 봐 걱정하기도 한다. 이러한 두려움은 대부분 근거가 없는 것들로, 실습을 통해 이러한 질문들이 훨씬 쉬워질 것이라는 사실을 알게 될 것이다. 미래 행동의 가장 큰 예측변수들 중 하나는 과거의 행동이므로, 이전의 자신 또는 타인에 대한 폭력 삽화에 관한 질문이 전반적인 위험 평가에 필수로 요구된다는 사실을 기억하는 것이 중요하다.

"자주 자해에 대해 생각하나요?" "자해(예, 칼로 베거나 치기)를 해본 적이 있나요?" "자살을 시도해 본 적이 있나요?" "몇 번이나 시도해 봤나요?" "어떤 수단을 사용했나요?" "이러한 시도를 한 후에 어떤 의학적 또는 정신의학적 치료를 받았나요?" "자주 너무 언짢아져서 다른 사람들, 동물 또는 재산을 손상시키겠다고 위협하나요?" "의도적으로 사람들 또는 동물을 의도적으로 해치거나, 재산을 파괴하거나, 다른 사람들을 속이거나, 물건을 훔친 적이 있나요?" (제7장 '파괴적, 충동조절 및 품행 장애' 참조)

☐ 13-17 / 30분(1-5분)

체계 검토

정신의학적 체계 검토는 현재 질병의 과거력에서 도출되지 않을 수 있는 흔한 정신의학적 증상에 대한 개관이다. 개인이 이러한 질문에 대해 '예'라고 답한다면, 제7장에서처럼, DSM-5 기준을 사용하여 후속 탐색을 해야 한다.

기분. "당신은 한동안 슬프거나, 울적하거나, 기분이 가라앉거나, 우울하거나, 과민한 느낌이 들었던 적이 있나요?" 만일 그렇다면: "이러한 방식의 감정이 일을 하거나, 집중하거나, 또는 수면에 어려움을 초래하나요?" "여러 날 동안 계속해서 기분이 무척 행복하고, 보다 더 자신감이 들고, 평소보다 훨씬 더 활력이 넘친 적이 있었나요?" 만일 그렇다면: "어떤 일이 있었는지 이야기해 보시겠어요?"(제7장 '우울장애' 또는 '양극성 및 관련 장애' 참조)

정신병. "환상 또는 다른 사람들이 보지 못한 다른 것들을 본 적이 있나요?" "다른 사람들이 듣지 못했던 소음, 소리 또는 목소리를 들어본 적이 있나요?" "마치 사람들이 당신을 따라오거나 어떤 식으로 당신을 해치려고 한다는 느낌이 든 적이 있나요?" "당신에게 특별한 힘이 있거나 얼핏 라디오 또는 TV로부터 특별 메시지를 발견했다는 느낌이 든 적이 있나요?"(제7장 '조현병 스펙트럼 및 기타 정신병적 장애' 참조)

불안. "지난 수개월 동안, 삶에서 다수의 일에 대해 자주 걱정해 왔나요?" "걱정을 통제 또는 중단하는 것이 어려운가요?" "매우 불안하게 하거나 눈물이 나게 하는 특정한 물건, 장소 또는 상황이 있나요?" "아무런 이유 없이 갑자기 두렵거나 긴장하거나, 불안한 느낌이 든 적이 있나요?"(제7장 '불안장애' 참조)

강박사고 및 강박행동. "마음속에 박혀 있어서 반복되고 멈추게 할 수 없는 원치 않는 사고, 충동 또는 심상을 가지고 있던 적이 있나요?" "괜찮은 느낌이 들게 하기 위해 계속 반복해서 확인, 청소 또는 정리를 해야 할 것 같은 느낌이 있나요?"(제7장 '강박 및 관련 장애' 참조)

외상. "당신에게 발생한 적이 있었던 가장 최악의 일은 무엇인가요?" "누군가가 당신이 원하지 않았던 방식으로 당신을 만진 적이 있나요?" "당신의 생명이 위험에 처해 있다는 느낌이 들거나 심각한 부상을 당할 거라는 생각을 해 본 적이 있었나요?" "잠이 들기 어려울 정도로 또는 이젠 괜찮다는 느낌이 들기 어려울 정도로 불행한 기억이 있나요?"(제7장 '외상 및 스트레스 관련 장애' 참조)

해리. "누구나 때로 기억에 문제가 있지만, 시간이 늦게 가거나, 자신에 관한 중요한 세부사항을 망각하거나, 회상할 수 없는 사건에 참석했었다는 증거가 발견된 적이 있나요?" "당신에게 익숙한 사람들 또는 장소가 실제가 아닌 것 같은 느낌이 든 적이 있나요?" "자신의 신체 밖에 서 있거나 자신을 쳐다보고 있는 것 같은 느낌이 든 적이 있나요?" "시간 가는 것을 잊거나, 이 기간 동안 자신이 했던 것에 대해 확실치 않은 느낌이 드나요?" (제7장 '해리장애' 참조)

신체적 관심사. "당신은 대부분의 사람들보다 더 자신의 건강에 관해 걱정하고 있나요?" "당신은 같은 연배의 대부분의 사람들보다 더 자주 통증과 함께 아픈가요?"(제7장 '신체증상 및 관련 장애' 참조)

급식 및 섭식. "당신은 자신의 외모에 대해 어떻게 생각하나요?" "건강 또는 체중이 부정적으로 영향을 받게 될 정도로 특정 음식들을 제한 또는 회피한 적이 있나요?"(제7장 '급식 및 섭식 장애' 참조)

수면. "당신의 수면이 자주 부적절하거나 질이 낮은가요?" "그렇지 않으면, 자주 과도한 졸림을 경험하나요?" "당신 또는 누군가가 당신의 수면 중에 특이한 행동을 발견한 적이 있나요?" "당신 또는 누군가가 당신이 수면 중에 호흡을 중지하거나 산소 섭취를 위해 숨을 몰아 쉬는 장면을 본 적이 있나요?"(제7장 '수면-각성장애' 참조)

물질 및 기타 중독. "얼마나 자주 술을 마시나요?" "평균적으로 적어도 한 잔을 마실 때, 얼마나 많이 마시나요?" "음주 결과로 어떤 문제가 생겼던 적이 있나요?" "음주를 중단할 때, 금단 증상을 겪나요?" 불법약물과 처방약물에 대해 반복하라. 다음의 질문으로 시작하라. "약물을 실험적으로 복용한 적이 있나요?" 약물에 관한 질문을 한 후, 다음의 질문을 하라. "당신은 당신의 삶을 저해하는 방식으로 내기, 노름 또는 도박을 하고 있나요?" (제7장 '물질관련 및 중독 장애' 참조)

성격. "사람들이 자신들의 삶을 되돌아볼 때, 이들은 흔히 이들이 어렸을 때 시작해서 그 후 여러 개인적 · 사회적 상황에서 계속해서 발생해 온 패턴(사고, 기분, 행동)을 확인할 수 있습니다. 당신 자신의 삶에 관해 생각해 볼 때, 친구나 가족, 직장에서 또는 다른 장면에서 현저한 문제를 초래한 어떤 패턴이 있나요?" (제7장 '성격장애' 참조)

□ 18-23 / 30분(1-6분)

의학력

"당신은 만성 의학적 문제가 있나요?" "이러한 질병이 당신에게 정서적으로 영향을 주어 왔나요?" "수술을 받은 적이 있나요?" "발작 또는 머리를 세게 부딪쳐서 의식을 잃는 경험을 해본 적이 있나요?" "의학적 질병으로 치료약물을 복용하고 있나요?" "정기적으로 보충제, 비타민, 일반의약품 또는 약초 보충제를 복용하고 있나요?"

알레르기. "당신은 어떤 치료약물에 알레르기가 있나요? 당신의 알레르기 증상에 대해 말씀해 주실 수 있나요?"

가족력. "친척들 중에 주의력결핍 과잉행동장애, 불안, 우울증, 양극성장애, 정신병, 음주 또는 약물 문제, 자살시도, 신경쇠약, 또는 정신의학적 입원 같은 정신 또는 행동 건강 문제가 있었던 사람이 있나요?"

발달력. "당신은 당신의 어머니가 임신 또는 출산 중 어떤 어려움이 있었는지 알고 있나요?" "당신은 어린아이로서 어땠었나요?"

사회력. "당신은 아동기 초기에 어떤 행동 또는 학습 문제가 있었나요?" "학교는 얼마나 떨어져 있었나요?" "군 복무를 한 적이 있나요?" "만일 그렇다면, 얼마 동안, 그리고 제대할 때의 계급은 무엇이었나요?" "당신은 당신 자신을 어떻게 지원해 왔나요?" "현재는?" "종교적 신앙이 당신의 가정교육의 일부였나요?" "현재는?" "체포된 적이 있나요?" "투옥된 적은?" "수감된 적은?" "무엇을 하고 싶으세요?" "당신은 온라인에서 시간을 어떻게 보내시나요?" "당신 자신에 대해 어떤 점을 좋아하세요?" "당신의 친구들은 당신의 어떤 점을 좋아하나요?"

"당신은 비밀도 털어놓을 수 있는 절친한 친구가 있나요?" "당신은 성적으로 적극적인가요?" "당신은 성에 대해 평소보다 덜 관심을 갖게 되거나 성적 수행에 어려움을 겪어 왔나요?" (제7장 '성기능부전' 참조) "당신은 당신의 할당된 성별에 대해 실제로 불편감이 있나요?" (제7장 '성별 불쾌감' 참조) "당신은 당신의 현재 관계에서 안전한 느낌이 드나요?" "당신은 현재 기혼 상태 또는 결혼한 적이 있나요?" "자녀가 있나요?" "손자나 손녀는요?"

☐ 24–28 / 30분(1–5분)

정신상태검사

면담에서 이 시점이 되면, 당신은 이미 관찰 또는 관련된 정신상태검사 데이터의 대부분을 수집한 상태여야 한다. 다음의 구성요소가 포함된 정신상태검사의 보다 세부적인 버전은 제10장 '정신상태검사: 정신의학 용어해설'을 참조하라.

- 외모
- 행동
- 말
- 정서
- 사고과정
- 사고내용

- 인지 및 지적 자원
- 병식/판단력

간편 정신상태검사

간편 정신상태검사Mini-Mental Status Examination(MMSE; Folstein et al. 1975)은 나이든 성인들에게 흔히 사용되는 기본 인지능력평가다. 이 검사는 표준화된 질문들로 구성되어 있고, 수치로 된 점수를 산출한다. 이 검사에는 다음과 같은 유용한 질문들이 있다("당신은 집중력 또는 기억에 문제가 있었던 적이 있나요?" "당신이 이러한 유형의 어려움을 겪고 있을 범위를 이해할 수 있도록 도와주실 수 있나요?"). MMSE에는 다음의 문항들이 포함되어 있다(① 이름, ② 날짜와 시간, ③ 장소, ④ 즉시 회상, ⑤ 주의력[100으로부터 7씩 거꾸로 숫자세기, 'world' 철자 역순으로 읽기], ⑥ 지연회상, ⑦ 일반정보[대통령, 주지사, 5대 도시], ⑧ 발췌문, ⑨ 속담, ⑩ 명칭 대기, ⑪ 반복, ⑫ 3단계 지시, ⑬ 읽기, ⑭ 똑같이 그리기, ⑮ 쓰기). 24점(30점 만점) 미만의 점수는 인지 손상의 3개 수준(① 경도mild [19~23점], ② 중등도moderate[10~18점], ③ 고도severe [9점 이하])에 해당됨을 의미한다. (제7장 '신경인지장애' 참조)

☐ 29-30 / 30분(1-3분)

후속질문을 하고 당신의 체크리스트를 신속하게 검토함으로써 중요한 주제를 모두 다루었는지 확인하라. 환자에게 시간을 내준 것에 대해 감사를 표하고, 적절한 경우, 진단과 치료에 대한 논의를 시작하라.

다음의 질문을 고려하라("제가 드린 질문이 당신의 주요 관심사를 다뤘나요?" "혹시 제가 빠뜨리거나 당신이 현재 겪고 있는 문제를 더 잘 이해하기 위해 정말 알고 있어야 할 사항이 있나요?").

제2편

나이든 성인에 대한 DSM-5 사용

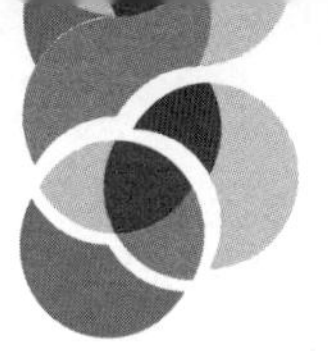

제7장 DSM-5 나이든 성인 진단 면담

제6장 '나이든 성인 30분 면담'에서 우리는 나이든 성인들이 흔히 겪는 정신장애의 DSM-5(American Psychiatric Association 2013)의 각 범주에 대한 선별을 위한 질문이 포함된 진단 면담을 살펴보았다. 노인이 이러한 선별질문에 대해 긍정적으로 대답하는 경우, 질문은 정신의학적 진단 면담으로 이어지는 경로가 되어야 한다. 노련한 면담자는 노인과 함께 이 경로를 능숙하게 여행하며, 가능한 경우, 이 길을 따라 구체적이고 정확한 진단에 당도한다.

이 장은 DSM-5의 장애 범주를 차례대로 따르고 있어서, 조현병 스펙트럼 및 기타 정신병적 장애로 시작한다. 제시된 DSM-5의 각 범주에 대해 각 절은 제6장에서 제시한 모델 면담에 있는 1가지 이상의 선별질문으로 시작한 다음, 후속질문이 제시된다. 만일 후속질문에 손상 측정치 또는 시간 측정치가 포함되어 있다면, 이러한 측정치들은 후속 진단기준의 필수적인 부분이다. 진단기준에서 추가 증상 질문에 앞서 후속질문을 함으로써, 우리는 면담을 보다 효율적이고 명확하게 하는 한편, 정신장애의 완전한 진단은 그 이후로 유보한다.

선별질문과 후속질문 다음에 진단기준이 제시된다. 진단기준이 면담자에 의해 도출되는 경우, 우리는 관련 증상에 대한 탐색질문을 " "로 묶어서 제공하고 있다. 우리는 이러한 질문에 대한 긍정적인 답변은 그 증상에 대한 기준을 충족시키는 것이 되도록 구조화했다. 진단기준이 도출되기보다 관찰되는 경우(예, 와해된 말, 정신운동 지연, 또는 자율신경계 항진), 이들은 로마체로 표기되어 면담자의 지침으로 목록화된다. 특정 진단에 도달하는 데 필요한 최소 증상 수에는 밑줄이 그어져 있다. 우리는 관련 증상 도출에 사용될 수 있는 모든 가능한 질문을 수록해 놓지는 않았지만, 수록되어 있는 질문들은 구체적으로 DSM-5에 따를 수 있도록 고안되어 있다. 진단과정을 가능한 한 분명히 하기 위해 우리는 '제외Exclusion(s)'라는 제목하에 DSM-5 진단의 부정적인 기준을 포함시켜 놓았다. 예를 들면, DSM-5에서는 만일 음식 불안정 또는 문화적 실행(예, 금식)에 의해 더 잘 설명되지 않는다면, 현저한 체중감소에 이르기까지 개인의 음식회피는 회피적/제한적 음식섭취장애의 기준에 충족되지 않는다고 규정해 놓고 있다. 이러한 배제 기준은 보통 당신에게 구체적인 질문을 하도록 요구하는 대신, 당신이 도출하는 과거력에 의존하도록 하고 있다. 가장 흔한 아형, 명시자 그리고 심각도 측정치는 '변경인자modifiers'라는 제목하에 수록되어 있다. 그러나 완전한 일련의 변경인자는 DSM-5에만 있다.

간결성을 위해 이 가이드에는 가장 흔한 DSM-5 장애에 대한 진단 질문이 포함되어 있다. 이러한 아이디어는 관련 진단을 탐색하기에 앞서, 각 절의 가장 흔한 장애의 진단기준 학습에 초점을 맞추기 위함, 즉 DSM-5의 곁길보다 중심가를 알기 위함이다.

이 책에서 곁길[side streets]은 대안[alternatives](즉, DSM-5에서는 사용되지 않는 용어)으로 꼬리표가 붙여져 있다. 이러한 대안에는 동일한 DSM-5 진단부류로부터의 관련 진단들만이 포함되어 있다. 예를 들면, 조현양상장애는 조현병의 대안으로 수록되어 있다. 왜냐하면 이 2가지 장애는 DSM-5의 같은 장에 수록되어 있기 때문이다. 반면, 조현병에 대한 DSM-5 감별진단에 수록된 주요우울장애, 강박장애, 그리고 몇몇 다른 진단들은 DSM-5에서 기타 진단부류에 속하기 때문에 이 장에 수록된 조현병의 대안에 들어있지 않다. 대안으로 수록된 각 진단의 경우, 핵심 기준이 포함되어 있어서, 면담자는 DSM-5에서 해당되는 쪽수를 찾아서 진단기준과 연관된 상세한 자료를 참조한다.

우리는 반복되는 DSM-5 기준, 특히 다른 의학적 상태 또는 물질로 유발된 정신장애와 연관된 다양한 정신장애 기준들은 장애의 증상이 다른 의학적 상태 또는 물질 사용의 직접적인 효과로 폭넓게 발현된다는 점에서 생략했다.

이 개관에서 언급한 것처럼, 이 책은 DSM-5의 대용품이 아니다. 이는 DSM-5의 작동 가능한 버전으로 활용되는 실용적인 진단 도구다. 즉, 각각의 곁길에 대한 세부적인 묘사라기보다는 위성항법장치로 보여 주는 도시의 도로에 대한 요약된 버전과 같다. 만일 세부 사항이 필요하다면, 추가 정보로 안내하는 진단 뒤에 나오는 문자와 일련의 숫자를 사용하라. 예를 들면, 도박장애 다음에 이러한 기호 [F63.0, 639–643]를 보게 될 것이다. 첫 번째 기호는 도박장애에 해당하는 ICD–10–CM 부호이고, 두 번째 것은 이 장애에 대한 DSM–5 본문의 쪽수다. 이러한 부호와 쪽수는 임상가들의 부호 기입과 신속한 추가 정보 위치파악을 돕기 위해 제공된다.

안타깝게도, 이러한 표기방식은 때로 다음의 표기처럼 모호하다([G47.4xx, 404–410]). 앞서 언급하였듯이, 첫 번째로 표기된 것은 기면증narcolepsy에 해당하는 ICD–10–CM 부호이고, 두 번째 것은 이 장애에 대한 DSM–5 본문의 쪽수다. 그러나 'xx' 사용은 구체적인 ICD–10 CM 부호를 찾으려면 추가 정보를 필요로 함을 가리킨다. 이 경우, 추가 정보는 개인의 수면 장해가 탈력발작cataplexy, 하이포크레틴 결핍hypocretin deficiency, 유전 증후군genetic syndrome, 또는 다른 의학적 상태에 따른 것인지의 여부다. 우리는 반복되는 목록들을 줄이고 초점을 효율적이고 정확한 진단에 맞추기 위해 이러한 방식으로 진단을 체계화했다.

ICD–10–CM 부호들은 복잡하다. 모든 부호를 열거하는 것은 이 책의 분량을 배로 늘어나게 하고, 임상적 유용성을 감소시킬 것이다. 모든 부호를 열거하는 것은 또한 초점을 정확한 부호화로 옮겨 가게 할 것이다. 우리의 목표는 당신이 다른 사람들에 대한 이해의 일부로 정확한 진단을 내리는 것을 돕는 것이다.

이 전략이 암시하고 있듯이, 우리는 간결성과 세부사항 사이에 균형을 유지하고자 한다. 각 진단에 대한 표기방식이 항상 DSM-5 쪽수와 함께 ICD-10-CM의 일반적인 형태를 취하고 있어서, 당신이 필요로 하는 추가 정보를 신속하게 찾을 수 있을 것이다. 이 책은 DSM-5의 풍부한 세부사항을 다루고 있지는 않지만, 시의적절한 방식으로 당신의 진단 목적지로 안내해 줄 것이다.

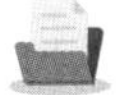

조현병 스펙트럼 및 기타 정신병적 장애

Schizophrenia Spectrum and Other Psychotic Disorders

DSM-5, pp. 93-130

- ☐ 선별질문: "환영을 보거나 다른 사람들이 보지 못한 다른 것을 본 적이 있나요?" "다른 사람들이 듣지 못한 소음, 소리, 또는 목소리를 들은 적이 있나요?" "마치 사람들이 미행하거나 어떤 방식으로 해치려고 한다는 느낌이 든 적이 있나요?" "당신에게 특별한 힘이 있다는 느낌이 들거나 라디오나 TV에서 당신만을 위한 것 같은 특별한 메시지를 받아 본 적이 있나요?"
- ☐ 만일 '예'라고 답하면, 다음의 질문을 한다. "이러한 경험이 당신의 행동에 변화를 주거나 어떤 일을 하도록 말을 하나요?" "이러한 경험이 친구나 가족, 직장에서 또는 다른 장면에서 심각한 문제를 초래한 적이 있나요?"

- 만일 '예'라고 답하면, 조현병 기준으로 이동한다.

1. 조현병 / Schizophrenia [F20.9, 106-113]
   a. 포함: 적어도 6개월 동안 전구 또는 잔류 증상이 포함된 지속적인 장해 징후가 나타나야 한다. 이 기간의 적어도 1개월 동안 다음 증상 중 적어도 2가지가 나타나야 하고, 이러한 증상 중 적어도 1가지는 반드시 망상, 환각 또는 와해된 말이어야 한다.
      i. 망상delusions: "누군가가 당신에게 해를 입히거나, 당신을 해치려고 하나요?" "책을 읽거나, TV를 시청하거나, 또는 컴퓨터 작업을 하고 있을 때, 당신만을 위한 메시지를 발견한 적이 있나요?" "당신에게 특별한 힘이나 능력이 있나요?"
      ii. 환각hallucinations: "깨어 있을 때, 다른 사람들이 들을 수 없는 당신 자신의 생각과는 다른 목소리가 들린 적이 있나요?" "깨어 있을 때, 다른 사람들이 볼 수 없는 것을 본 적이 있나요?"
      iii. 와해된 말(예, 빈번한 이탈 또는 지리멸렬)
      iv. 극도로 와해된 또는 긴장성 행동
      v. 음성 증상(예, 정서적 표현 감소 또는 무욕증)
   b. 제외: 만일 장해가 물질(예, 남용약물, 치료약물) 또는 다른 의학적 상태에 기인된 것이라면, 이 진단을 사용하지 않는다.
   c. 변경인자

i. 명시자
- 첫 삽화, 현재 급성 삽화 상태
- 첫 삽화, 현재 부분 관해 상태
- 첫 삽화, 현재 완전 관해 상태
- 다중 삽화, 현재 급성 삽화 상태
- 다중 삽화, 현재 부분 관해 상태
- 다중 삽화, 현재 완전 관해 상태
- 지속적인 상태
- 명시되지 않는 경우

ii. 추가 명시자
- 긴장증 동반[F06.1, 127−129]: 다음 중 적어도 3가지가 나타나야 함: 혼미stupor, 강경증catalepsy, 납굴증waxy flexibility, 함구증mutism, 거부증negativism, 자세유지증posturing, 매너리즘mannerism, 상동증stereotypies, 초조agitation, 찡그림grimacing, 반향언어증echolalia, 반향동작증echopraxia.

iii. 심각도
- 심각도는 정신병의 일차 증상에 대한 양적 평가, 즉 5점 척도로 현재 심각한 정도에 대한 평가에 의해 정해진다 (DSM−5 pp. 817−819, '정신병 증상 심각도에 대한 임상가 평정 차원' 참조).

d. 대안

i. 만일 개인이 성인기 초기 이래로 가까운 관계를 위한 제한

된 능력과 함께, 기이한 행동, 지각, 사고를 지니고 있다면, 조현형 성격장애schizotypical personality disorder[F21, 715–719]을 고려한다. 만일 장해가 조현병, 정신병적 양상 동반 우울증 또는 조증 삽화 또는 자폐스펙트럼장애의 맥락에 한해서 발생한다면, 이 진단을 사용하지 않는다.

ii. 만일 개인이(괴이한 또는 비괴이한) 망상만을 경험하고, 조현병 기준에는 완전히 충족되지 않으며, 망상의 아형 이상으로 뚜렷하게 손상되지 않은 기능을 지니고 있다면, 망상장애delusional disorder[F22, 97–100]를 고려한다. 이 기준에는 다수의 명시자가 포함되어 있다. 만일 망상이 물질 또는 다른 의학적 상태로 인한 것이면, 이 진단을 사용하지 않는다. 또한 망상이 다른 정신장애에 의해 더 잘 설명된다면, 이 진단을 사용해서는 안 된다.

iii. 만일 개인이 하루에서 1개월 미만 동안 조현병 증상을 경험했다면, 단기 정신병적 장애brief psychotic disorder [F23, 100–103]를 고려한다. 이러한 사람은 보통 급성 발병 증상이 있고, 음성 증상과 기능손상이 거의 없으며, 항상 궁극적으로 이전의 기능 수준으로 회복된다.

iv. 만일 개인이 1개월에서 6개월 미만 동안 조현병 증상을 경험했다면, 조현양상장애schizophreniform disorder [F20.81, 103–106]를 고려한다. 이 기준에는 긴장증에 대한 명시자뿐 아니라, '좋은 예후 양상 있음with good prognostic features'과 '좋은 예후 양상 없음[without good prognostic features] 명시자가 포함되어 있다.

v. 만일 조현병 기준에 충족되는 개인이 조현병 기준을 충족시켰던 때의 적어도 절반 동안 주요 기분 장해—주요우울 삽화 또는 조증 삽화 둘 중 하나—역시 경험하고 있다면, 조현정동장애[schizoaffective disorder] [F25.x, 113–117]를 고려한다. 개인은 또한 일생 동안 주요 기분 삽화가 없는 상태에서 2주 이상의 망상 또는 환각을 반드시 경험했어야 한다.

vi. 만일 물질 또는 치료약물이 직접적으로 정신병적 삽화를 초래한다면, 물질/치료약물로 유발된 정신병적 장애[substance/medication-induced psychotic disorder][F1x.x, 118–123]를 고려한다.

vii. 만일 다른 의학적 상태가 직접적으로 정신병적 삽화를 초래한다면, 다른 의학적 상태로 인한 정신병적 장애[psychotic disorder due to another medical condition][F06.x, 123–126]를 고려한다.

viii. 만일 개인이 다른 정신병적 장애의 기준을 완전히 충족시키지 않는 상태에서 임상적으로 현저한 고통 또는 기능손상을 초래하는 정신병적 증상을 경험한다면, 명시되지 않는 조현병 스펙트럼 및 기타 정신병적 장애[unspecified schizophrenia spectrum and other psychotic disorder][F29, 130]를 고려한다. 만일 개인이 이 기준에 충족되지 않는 구체적인 이유를 소통하기를 원한다면, 달리 명시된 조현병 스펙트럼 및 기타 정신병적 장애other specified schizophrenia spectrum and other psychotic disorder[F28, 130]를 고려한다. 이러한 예로는 망상장애가 있는 개인의 동반자에게서 다른 정신병적 증상과 망상 증상이 없는 상태에서의 지속적 환청이 있다.

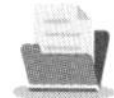

양극성 및 관련 장애
Bipolar and Related Disorders

DSM-5, pp. 131-162

☐ 선별질문: "여러 날 동안 기분이 극도로 행복했고, 평소보다 더 자신감이 넘쳤고, 훨씬 더 기력이 넘쳤던 적이 있었나요?"

☐ 만일 '예'라고 답하면, 다음의 질문을 한다: "그러한 시기 동안, 매일 또는 하루의 대부분 동안 이러한 느낌이 들었나요?" "그러한 감정을 유발한 어떤 일이 있었나요?" "그러한 시기가 적어도 일주일 동안 지속되거나 결국 병원에 입원하게 되었나요?" "이러한 기간이 친구나 가족, 학교에서 또는 다른 장면에서 심각한 문제를 초래한 적이 있었나요?"

- 만일 증상이 일주일 동안 지속되었거나 입원으로 이어졌다면, 제I형 양극성장애 기준으로 이동한다.
- 만일 그렇지 않았다면, 제II형 양극성장애 기준으로 이동한다.

1. 제I형 양극성장애 / Bipolar I Disorder [F31.x, 132-141]

제I형 양극성장애 진단의 경우, 적어도 1가지 조증 삽화 기준을 충족시킬 필요가 있다. 조증 삽화는 경조증 삽화 또는 주요우울 삽화 이전 또는 이후에 발생했어도 상관없다.

a. 포함: 조증 삽화(적어도 일주일 동안 지속되고, 하루의 대부분 발현되는 분명한 기간 동안 비정상적 · 지속적으로 고양된 또는 과민성 기분 및 목표지향적 활동 증가 또는 기력으로 정의됨)는 다음 증상 중 적어도 <u>3가지</u>로 나타나야 한다.

i. 팽창된 자존감 또는 과대성grandiosity: "이 기간 동안 전에는 달리 할 수 없었던 특별한 것을 성취할 수 있을 것 같은 자신감이 느껴졌나요?"

ii. 수면욕구 감소: "이 기간 동안, 원기 회복에 필요한 수면량에 어떤 변화가 생겼음을 인식했나요?" "3시간 미만의 수면 후에도 피로가 풀리는 느낌이 들었나요?"

iii. 평소보다 말이 많아짐: "이 기간 동안, 누군가가 당신에게 당신이 평소보다 더 말이 많아졌다거나 말을 끊기 어렵다는 말을 했나요?"

iv. 사고비약flight of ideas: "이 기간 동안, 당신의 사고가 질주하듯 빨랐나요?" "따라잡을 수 없을 정도로 너무 많은 생각이 들었나요?"

v. 주의산만성: "이 기간 동안, 평소보다 더 많은 문제에 초점을 맞추고 있었나요?" "자신이 쉽게 산만해지는 것이 느껴

졌나요?"

vi. 목표지향적 활동 증가: "이 기간 동안, 시간을 어떻게 보냈나요?" "평소보다 훨씬 더 활동적이라는 느낌이 들었나요?"

vii. 고통스러운 결과를 초래할 가능성이 높은 활동에의 지나친 몰두: "이 기간 동안, 당신에게는 특이했던 활동에 참여했었나요?" "당신으로서는 특이한 방식으로 돈을 소비하거나, 물질을 사용하거나, 성적 활동에 참여했었나요?" "이러한 활동이 다른 사람에게 문제를 초래했나요?"

b. 제외

i. 조증 또는 주요우울 삽화 발생이 조현정동장애, 조현병, 조현양상장애, 망상장애, 또는 달리 명시된 또는 명시되지 않는 조현병 스펙트럼 및 기타 정신병적 장애에 의해 더 잘 설명되지 않아야 한다.

ii. 삽화가 물질 또는 다른 의학적 상태의 생리적 효과로 인한 것이 아니어야 한다. 그러나 항우울제 치료 동안 나타나고, <u>또한</u> 이 치료의 생리적 효과 이후까지 지속되는 조증 삽화는 제I형 양극성장애 기준에 충족된다.

c. 변경인자

i. 현재(또는 가장 최근의) 삽화

- 조증^{manic}[F31.x, 134–135]
- 경조증^{hypomanic}[F31.x, 134–135]
- 우울^{depressed}[F31.x, 134–135]

- 명시되지 않는(삽화의 증상이 기준에 충족되지만, 지속기간은 그렇지 않은 경우에 사용)

ii. 명시자

- 불안증anxious ditress 동반
- 혼재성 양상 동반: 주요우울 삽화 증상이 적어도 3가지가 동시에 나타나는 경우에 사용
- 급속 순환성 동반
- 멜랑콜리아 양상 동반
- 비전형적 양상 동반
- 기분일치성 정신병적 양상 동반
- 기분불일치성 정신병적 양상 동반
- 긴장증catatonia 동반
- 주산기 발병peripartum onset 동반
- 계절성 패턴 동반

iii. 경과 및 심각도

- 현재 또는 가장 최근의 삽화 조증, 경조증, 우울, 명시되지 않는
- 경도, 중등도, 고도
- 정신병적 양상 동반
- 부분 관해 상태, 완전 관해 상태
- 명시되지 않는

d. 대안

i. 만일 물질이 직접적으로 삽화(우울증 치료를 위해 처방된 물질 포함)를 초래한다면, 물질/치료약물로 유발된 양극성 및 관련 장애substance/medication-induced bipolar and related disorder[F1x.xx, 151–154]를 고려한다.

ii. 만일 다른 의학적 상태가 삽화를 초래한다면, 다른 의학적 상태로 인한 양극성 및 관련 장애bipolar and related disorder due to another medical condition[F06.3x, 154–156]를 고려한다.

2. 제II형 양극성장애 / Bipolar II Disorder [F31.81, 141-148]

제II형 양극성장애로 진단하려면, 적어도 1가지 경조증 삽화 기준을 충족할 필요가 있다. 경조증 삽화는 주요우울 삽화 이전 또는 이후에 발생했어도 상관없다.

a. 포함: 경조증 삽화hypomanic episode(적어도 4일간, 하루의 대부분 시간의 분명한 기간 동안 발현되는 비정상적 · 지속적으로 고양된 또는 과민성 기분 및 목표지향적 활동 증가 또는 기력으로 정의됨)가 다음 증상 중 적어도 <u>3가지</u>가 나타나야 한다.

i. 팽창된 자존감 또는 과대성: "이 기간 동안 전에는 달리 할 수 없었던 특별한 것을 성취할 수 있을 것 같은 자신감이 느껴졌나요?"

ii. 수면욕구 감소: "이 기간 동안, 원기 회복에 필요한 수면량에 어떤 변화가 생겼음을 인식했나요?" "3시간 미만의 수면 후에도 피로가 풀리는 느낌이 들었나요?"

iii. 평소보다 말이 많아짐: "이 기간 동안, 누군가가 당신에게 당신이 평소보다 더 말이 많아졌다거나 말을 끊기 어렵다는 말을 했나요?"
iv. 사고비약: "이 기간 동안, 당신의 사고가 질주하듯 빨랐나요?" "따라잡을 수 없을 정도로 너무 많은 생각이 들었나요?"
v. 주의산만성: "이 기간 동안, 평소보다 더 많은 문제에 초점을 맞추고 있었나요?" "자신이 쉽게 산만해지는 것이 느껴졌나요?"
vi. 목표지향적 활동 증가: "이 기간 동안, 시간을 어떻게 보냈나요?" "평소보다 훨씬 더 활동적이라는 느낌이 들었나요?"
vii. 고통스러운 결과를 초래할 가능성이 높은 활동에의 지나친 몰두: "이 기간 동안, 당신에게는 특이했던 활동에 참여했었나요?" "당신으로서는 특이한 방식으로 돈을 소비하거나, 물질을 사용하거나, 성적 활동에 참여했었나요?" "이러한 활동이 다른 사람에게 문제를 초래했나요?"

b. 제외
i. 만일 조증 삽화가 있었던 적이 있거나 삽화가 물질/치료약물의 생리적 효과에 기인된 것이라면, 이 진단을 사용하지 않는다.
ii. 만일 경조증 삽화가 조현정동장애, 조현병, 조현양상장애, 망상장애, 또는 달리 명시된 또는 명시되지 않는 조현병 스펙트럼 및 기타 정신병적 장애로 더 잘 설명된다면, 이 진단을 사용하지 않는다.

iii. 만일 경조증 삽화가 사회적 또는 직업적 기능 손상을 초래하거나, 입원이 필요할 정도로 심각하다면, 이 진단을 사용하지 않는다.

c. 변경인자

i. 현재 또는 가장 최근의 삽화를 명시할 것

- 경조증
- 우울

ii. 명시자

- 불안증 동반
- 혼재성 양상 동반: 주요우울 삽화 증상 중 적어도 3가지가 동시에 발현되는 경우에 사용
- 급속 순환성 동반
- 기분일치성 정신병적 양상 동반
- 기분불일치성 정신병적 양상 동반
- 긴장증 동반
- 주산기 발병 동반
- 계절성 패턴 동반

iii. 경과

- 부분 관해 상태
- 완전 관해 상태

iv. 심각도

- 경도
- 중등도
- 고도

d. 대안

i. 만일 개인이 경조증 또는 주요우울 삽화 수준 이상을 초과한 적이 없는 1년 이상의 다수의 경조증 및 우울 증상을 보고한다면, 순환성장애cyclothymic disorder [F34.0, 148–150]를 고려한다. 동일한 1년 기간 동안, 경조증과 우울증 기간이 적어도 그 기간의 절반 동안 나타났어야 하고, 개인은 한 번에 2개월 이상의 기간 동안 그 증상이 없었어야 한다. 만일 증상이 물질 또는 다른 의학적 상태의 생리적 효과로 인한 것이라면, 이 진단을 사용하지 않는다.

ii. 만일 개인이 양극성장애 기준에 완전히 충족되지 않는 임상적으로 현저한 고통 또는 기능손상을 초래하는 양극성장애 특유의 증상을 경험하고 있다면, 명시되지 않는 양극성 및 관련 장애unspecified bipolar and related disorder[F31.9, 157]를 고려한다. 개인의 증상이 기준에 충족되지 않는 구체적인 이유(예, 짧은 지속기간의 경조증, 짧은 지속기간의 순환증, 그리고 이전의 주요우울 삽화 없음)를 의사소통하려면, 달리 명시된 양극성 및 관련 장애other specified bipolar and related disorder[F31.89, 157]를 고려한다.

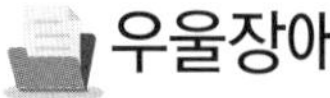

우울장애
Depressive Disorders

DSM-5, pp. 163-197

☐ 선별질문: "슬픔, 의기소침, 기분이 가라앉음, 우울 또는 과민성을 느껴왔나요?" "만일 '예'라고 답하면, "이러한 감정이 일을 어렵게 만들거나, 집중곤란 또는 수면곤란을 초래하고 있나요?"

☐ 만일 '예'라고 답하면, 다음의 질문을 한다: "이러한 기간이 적어도 2주간 지속되었나요?" "이러한 기간이 친구나 가족, 직장에서 또는 다른 장면에서 심각한 문제를 초래한 적이 있었나요?"

☐ 만일 '예'라고 답하면, 주요우울장애 기준으로 이동한다.

1. 주요우울장애 / Major Depressive Disorder [F3x.xx, 169-177]
   a. 포함: 동일한 2주 삽화 기간 동안 우울 기분 또는 흥미나 즐거움 상실(무쾌감증[anhedonia]) 둘 중 하나가 반드시 포함된 상태에서 다음 증상 중 적어도 5가지가 나타나야 한다.
      i. 하루의 대부분 우울 기분이 듦(이미 평가됨)
      ii. 활동에 대한 흥미 또는 즐거움의 뚜렷한 감소(이미 평가됨)
      iii. 현저한 체중 감소 또는 증가: "이 기간 동안, 식욕에 변화가 있었나요?" "체중에 변화가 있었나요?"
      iv. 불면증[insomnia] 또는 과다수면증[hypersomnia]: "이 기간 동안, 얼마나 많이, 얼마나 잘 잠을 자고 있나요?"

v. 정신운동 초조psychomotor agitation 또는 지체retardation: "이 기간 동안, 다른 사람이 당신에게 당신의 동작이 평소보다 동작이 더 빨라지거나 느려졌다고 말했나요?"

vi. 피로 또는 기력 상실: "이 기간 동안, 당신의 기력수준은 어땠나요?" "다른 사람이 당신에게 당신이 평소보다 지친 것 같다거나 기력이 덜한 것 같다고 말했나요?"

vii. 무가치감 또는 과도한 죄책감: "이 기간 동안, 현재 또는 과거의 사건이나 관계에 대해 막심한 후회 또는 죄책감을 느꼈나요?"

viii. 집중력 저하: "이 기간 동안, 보통 때처럼 결정을 내리거나 집중을 할 수 있었나요?"

ix. 반복적인 죽음 또는 자살 사고: "이 기간 동안, 보통 때보다 더 죽음에 대해 생각했나요?" "자해 또는 자살에 관해 생각해 본 적이 있나요?"

b. 제외

i. 만일 개인이 조증 삽화 또는 경조증 삽화가 있던 적이 있거나, 주요우울 삽화가 물질 또는 다른 의학적 상태에 기인된 것이라면, 이 진단을 사용하지 않는다.

ii. 만일 주요우울 삽화가 조현정동장애, 조현병, 조현양상장애, 망상장애, 또는 달리 명시된 또는 명시되지 않는 조현병 스펙트럼 및 기타 정신병적 장애에 의해 더 잘 설명된다면, 이 진단을 사용하지 않는다.

c. 변경인자

i. 명시자

- 불안증 동반
- 혼재성 양상 동반: 적어도 3가지 주요우울 삽화 증상이 동시에 나타나는 경우에 사용
- 멜랑콜리아 양상 동반
- 비전형적 양상 동반
- 기분일치성 정신병적 양상 동반
- 기분불일치성 정신병적 양상 동반
- 긴장증 동반
- 주산기 발병 동반
- 계절성 패턴 동반

ii. 경과 및 심각도

- 단일 삽화
- 반복적 삽화
- 경도 [F3x.0, 170]
- 중등도 [F3x.1, 170]
- 고도 [F3x.2, 170]
- 정신병적 양상 동반 [F3x.3, 170]
- 부분 관해 상태 [F3x.4x, 170]
- 완전 관해 상태 [F3x.xx, 170]
- 명시되지 않는 [F3x.9, 170]

d. 대안

i. 만일 개인이 적어도 2가지 주요우울 삽화 증상과 함께, 임상적으로 현저한 고통 또는 손상을 초래하는 적어도 1년간의 우울증 또는 무쾌감증을 경험하고 있다고 보고한다면, 지속성 우울장애(기분저하증)persistent depressive disorder (dysthymia)[F34.1, 177–180]를 고려한다. 만일 개인이 연속해서 2개월 동안 우울 증상 없는 상태를 유지하고 있다면, 이 진단을 사용하지 않는다. 만일 개인이 양극성장애 또는 순환성장애 기준에 충족되지 않는 증상을 나타낸 적이 있다면, 이 진단을 사용하지 않는다. 만일 이 장해가 정신병적 장애에 의해 더 잘 설명되거나, 물질 또는 다른 의학적 상태의 생리적 효과로 인한 것이라면, 이 진단을 사용하지 않는다.

ii. 만일 이 삽화가 직접적으로 물질(우울증 치료를 위해 처방된 물질 포함)에 의해 초래된 것이라면, 물질/치료약물로 유발된 우울장애substance/medication-induced depressive disorder[F1x.x4, 184–189]를 고려한다.

iii. 만일 다른 의학적 상태가 이 삽화를 초래한다면, 다른 의학적 상태로 인한 우울장애depressive disorder due to another medical condition[F06.3x, 189–192]를 고려한다.

iv. 만일 개인이 우울장애 기준에 완전히 충족되지 않는 상태에서 임상적으로 현저한 고통 또는 기능손상을 초래하는 우울증 삽화를 경험하고 있다면, 명시되지 않는 우울장애 unspecified depressive disorder[F32.9, 193]를 고려한다. 개인의 증상이 이 기준에 충족되지 않는 구체적인 이유를 소통하려면, 달리 명시된 우울장애 other specified depressive disorder[F32.8, 192–193]를 고려한다. 이에 대한 예에는 재발성 단기 우울증과 불충분한 증상이 있는 우울증 삽화가 포함된다.

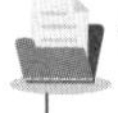

불안장애
Anxiety Disorders

DSM-5, pp. 199-247

- ☐ 선별질문: "지난 수개월 동안, 삶에 있어서 다수의 일에 대해 자주 걱정을 해 왔나요?" "걱정을 통제 또는 중단하기 어렵나요?" "아무런 이유 없이 갑자기 두렵거나 긴장되거나, 불안해진 적이 있었나요?"
- ☐ 만일 '예'라고 답하면, 다음의 질문을 한다: "심한 불안감 또는 눈물을 흘리게 하는 특정 물체, 장소 또는 사회적 상황이 있나요?"

  - 만일 특정공포증이 드러난다면, 특정공포증 진단기준으로 이동한다.
  - 만일 '아니요'라고 답하면, 우선 공황장애 기준으로 이동한다. 그

련 다음, 범불안장애 기준으로 이동한다.

1. 특정공포증 / Specific Phobia [F40.2xx, 208-214]
    a. 포함: 적어도 6개월간 개인이 다음 중 3가지 증상이 특징인 뚜렷한 공포 또는 불안 경험이 필수로 요구된다.
        i. 특정 공포^fear: "특정 대상 또는 상황(예, 비행, 고소, 또는 노출 즉시 공포 또는 불안을 유발하는 것)에 대한 공포가 있나요?" "그것이 무엇인가요?"
        ii. 노출에 의해 유발되는 공포 또는 불안: "[이러한 대상 또는 상황과] 대면하는 경우, 울음을 터뜨리거나 즉각적인 공포감 또는 불안을 경험하나요?"
        iii. 회피: "[이러한 대상 또는 상황의] 회피를 위한 조치를 취하고 있나요?" "그것이 무엇인가요?" "[이러한 대상 또는 상황과] 대면해야 하는 경우, 강렬한 공포 또는 불안을 경험하게 되나요?"
    b. 제외: 공포, 불안, 그리고 회피는 강박사고와 관련된 대상 또는 상황에 국한된 것, 외상성 사건을 떠올리는 것, 가정 또는 애착 인물로부터의 분리, 또는 사회적 상황이 아니어야 한다.
    c. 변경인자
        i. 명시자
            - 동물형
            - 자연환경형

- 혈액-주사-부상형
- 상황형
- 기타형

d. 대안

i. 만일 나이든 성인이 가정 또는 주요 애착인물로부터 분리되는 경우, 발달적으로 부적절하고 과도한 고통을 보고하거나 주요 애착인물이 해를 입거나 죽게 될 것에 대한 지속적 걱정을 표출함으로써, 저항 또는 가정이나 주요 애착인물로부터의 분리 거부를 초래한다면, 분리불안장애separation anxiety disorder[F93.0, 201-206]를 고려한다. 진단기준 충족에 필요한 증상의 최소 지속기간은 성인의 경우에는 6개월이다.

ii. 만일 개인이 적어도 6개월 동안 특정 상황(예, 대중교통, 열린 공간, 가게 또는 영화관, 줄서기 또는 군중 속에서 또는 집 밖에 홀로 있기)에 대한 뚜렷하고 도가 지나칠 정도의 공포 또는 불안을 보고하거나, 이러한 공포가 개인으로 하여금 이러한 상황들에 대한 적극적 회피를 초래하고 있다면, 광장공포증agoraphobia[F40.00, 231-236]을 고려한다.

iii. 만일 개인이 적어도 6개월 동안 개인에 대해 다른 사람들이 관찰 또는 면밀히 살필 수 있는 사회적 상황에 대해 이러한 사회적 상황의 실제 위협에 비해 정도가 지나칠 정도의 뚜렷한 공포 또는 불안을 경험하고 있고, 이러한 사회적 상황들이 공포 또는 불안을 야기하며, 이러한 상황들을 회피 또는 인내하고 있다고 보고한다면, 사회불안장애(사회공포증)social anxiety disorder (social phobia)[F40.10, 214–220]을 고려한다.

2. 공황장애 / Panic Disorder [F41.0, 220-227]
   a. 포함: 반복적인 공황발작이 다음 증상 중 적어도 4가지로 나타나야 한다.
      i. 심계항진palpitations, 가슴 두근거림 또는 심박수 증가: "이러한 갑작스러운 극심한 공포 또는 불편감에 휩싸이는 경험을 할 때, 심장이 마구 뛰거나 가슴이 두근거리나요?"
      ii. 발한: "이러한 일이 일어나는 동안, 평소보다 더 땀이 나나요?"
      iii. 떨림 또는 후들거림: "이러한 일이 일어나는 동안, 몸이 떨리거나 후들거리는 느낌이 드나요?"
      iv. 숨이 가쁘거나 답답한 느낌: "이러한 일이 일어나는 동안, 숨이 막히거나 호흡을 가다듬을 수 없다는 느낌이 드나요?"
      v. 질식할 것 같은 느낌: "이러한 일이 일어나는 동안, 마치 숨이 막히는 것 같거나, 목구멍이 막힌 것 같은 느낌이 드나요?"
      vi. 가슴 통증 또는 불편: "이러한 일이 일어나는 동안, 가슴

부위에 극심한 통증 또는 불편감이 드나요?"

vii. 메스꺼움 또는 복부 불편감: "이러한 일이 일어나는 동안, 속이 불편하거나 토할 것 같은 느낌이 드나요?"

viii. 현기증, 불안정감, 멍한 느낌 또는 졸도할 것 같은 느낌: "이러한 일이 일어나는 동안, 어지럽거나, 멍한 느낌이 들거나, 기절할 것 같은 느낌이 드나요?"

ix. 오한chills 또는 열감heat sensations: "이러한 일이 일어나는 동안, 추워서 몸이 떨리거나 더운 느낌이 드나요?"

x. 감각이상paresthesias: "이러한 일이 일어나는 동안, 감각이 없거나 따끔거리는 느낌이 드나요?"

xi. 비현실감derealization 또는 이인증depersonalization: "이러한 일이 일어나는 동안, 마치 익숙한 사람들 또는 장소가 실제가 아닌 것 같거나, 당신 자신이 당신의 몸으로부터 분리되어 당신의 몸 밖에 서서 당신 자신을 쳐다보고 있는 것 같은 느낌이 드나요?"

xii. 통제력 상실 또는 '미쳐 가고 있음'에 대한 공포: "이러한 일이 일어나는 동안, 통제력 상실 또는 심지어 '미쳐 가고 있음'에 대해 공포를 느끼고 있나요?"

xiii. 죽을 것 같은 공포: "이러한 일이 일어나는 동안, 죽을 것 같은 공포를 느끼나요?"

b. 포함: 적어도 1가지 공황발작이 발현되고 나서, 다음 증상 중 적어도 1가지가 1개월 이상 나타나야 한다.

i. 결과에 대한 지속적 걱정: "추가적인 공황발작에 대해 지속적으로 염려 또는 걱정을 하나요?" "이러한 발작이 당신에게 심장발작, 통제력 상실 또는 '미쳐 가고 있음'을 의미하는 것으로 지속적으로 염려 또는 걱정을 하고 있나요?"

ii. 발작 회피를 위한 부적응적 변화: "당신의 행동에 현저한 변화(예, 발작을 피하기 위해 익숙하지 않은 상황 또는 운동 회피)가 있어 왔나요?"

c. 제외: 만일 이러한 장해가 다른 정신장애에 의해 더 잘 설명되거나, 물질/치료약물 또는 다른 의학적 상태에 기인된 것이라면, 이 진단을 사용하지 않는다.

d. 대안: 만일 개인이 앞에서 기술된 것처럼 공황발작이 있었음을 보고하지만, 그 결과에 대한 지속적인 걱정을 경험하지 않을 뿐 아니라, 발작 회피를 위해 부적응적 변화도 없다면, 공황발작 명시자panic attack specifier(DSM-5, pp. 227-231) 사용을 고려한다. 공황발작 명시자는 다른 불안장애뿐 아니라 우울증, 외상성 장애 그리고 물질 사용 장애와 함께 사용될 수 있다.

3. 범불안장애 / Generalized Anxiety Disorder [F41.1, 236-240]

a. 포함: 다음 증상 중 적어도 3가지와 연관된 다수의 사건 또는 활동(예, 과업수행)에 관해 적어도 6개월 동안 있는 날이 없는 날보다 더 많이 발생하는 통제하기 어려움 과도함 불안과 걱정이 필수로 요구된다.

i. 안절부절못함restlessness: "불안 또는 걱정하게 만드는 사건 또는 활동을 생각하면, 안절부절못하게 되거나, 낭떠러지 끝에 서 있는 느낌이 들거나 '긴장이 되나요?'"

ii. 쉽게 피곤해짐: "자주 피곤하거나 쉽게 피곤해지나요?"

iii. 집중곤란: 불안 또는 걱정이 될 때, 흔히 집중하기 어렵거나 머릿속이 하얗게 되나요?

iv. 과민성irritability: "불안 또는 걱정이 될 때, 흔히 과민해지거나 짜증이 나나요?"

v. 근육긴장: "불안 또는 걱정이 될 때, 흔히 근육이 경직되거나 긴장되나요?"

vi. 수면 장해sleep disturbance: "수면 개시 또는 유지에 어려움이 있거나 밤새 뒤척이거나 수면이 불만족스럽나요?"

b. 제외: 만일 불안과 걱정이 다른 정신장애에 의해 더 잘 설명되거나, 물질/치료약물 또는 다른 의학적 상태의 생리적 효과에 기인된 것이라면, 이 진단을 사용하지 않는다.

c. 대안

i. 만일 이러한 삽화가 직접적으로 물질(정신장애 치료를 위해 처방된 치료약물 포함)에 의해 초래된 것이라면, 물질/치료약물로 유발된 불안장애substance/medication- induced anxiety disorder[F1x.x8x, 240−244]를 고려한다.

ii. 만일 다른 의학적 상태가 직접적으로 불안과 걱정을 초래한다면, 다른 의학적 상태로 인한 불안장애anxiety disorder due to another medical condition[F06.4, 244–247]를 고려한다.

iii. 만일 개인이 다른 불안장애 기준에 완전히 충족되지 않는 임상적으로 현저한 고통 또는 기능손상을 초래하는 불안장애 특유의 증상을 경험하고 있다면, 명시되지 않는 불안장애unspecified anxiety disorder [F41.9, 247]를 고려한다. 만일 개인의 증상이 특정 불안장애 기준에 충족되지 않는 구체적인 이유를 소통하고 싶다면, 달리 명시된 불안장애other specified anxiety disorder[F41.8, 247]를 고려한다. 이러한 예에는 있는 날보다 없는 날이 더 많지 않게 발생하는 일반화된 불안과 **아타케 데 네르비오스***ataque de nervios*(신경에의 공격)가 포함된다.

강박 및 관련 장애
Obsessive-Compulsive and Related Disorders

DSM-5, pp. 249-281

□ 선별질문: "마음속에 고착되어 반복적으로 떨쳐 버릴 수 없는 원치 않는 사고, 충동 또는 심상을 경험한 적이 있나요?" "안심하기 위해 계속 반복적으로 확인, 청소 또는 정돈해야 할 것 같은 느낌이 드는 것이 있나요?"

□ 만일 '예'라고 답하면, 다음의 질문을 한다: "이러한 경험 또는 행

동이 친구나 가족, 학교에서 또는 다른 장면에서 심각한 문제를 초래한 적이 있나요?"

- 만일 '예'라고 답하면, 강박장애 기준으로 이동한다.
- 만일 '아니요'라고 답하면, 강박장애 다음에 나오는 신체초점 반복행동 선별질문으로 이동한다.

1. 강박장애 / Obsessive-Compulsive Disorder [F42, 251-257]
   a. 포함: 강박사고, 강박행동, 또는 둘 다가 다음 증상으로 나타나야 한다.
      i. 강박사고obsessive thoughts: "이러한 원치 않는 심상, 사고 또는 충동을 경험할 때, 이러한 것들이 당신을 불안 또는 고통스럽게 하나요?" "이러한 종류의 사고를 무시 또는 억누르기 위해 애써야 하나요?"
      ii. 강박행동compulsive behaviors: "어떤 사람들은 반복적으로 어떤 종류의 조치(예, 손 씻기 또는 잠금 확인)를 취하거나, 정신적 행위(예, 숫자 세기, 기도, 또는 속으로 단어 반복하기)으로 침습적 사고를 반전시키려고 합니다. 당신은 이와 같은 행위를 하고 있나요?" "이러한 행위를 하는 것이 고통을 감소시키거나, 어떤 일이 발생하는 것을 막아 주나요?"
   b. 포함: 강박사고 또는 강박행동은 시간 소모적(예, 하루에 한 시간 이상 소모됨) 또는 임상적으로 현저한 고통 또는 손상을 초

래한다.

c. 제외

i. 만일 강박사고 또는 강박행동이 다른 정신장애에 의해 더 잘 설명된다면, 이 진단을 사용하지 않는다.

ii. 만일 강박 증상이 물질의 생리적 효과에 기인된 것이라면, 이 진단을 사용하지 않는다.

iii. 만일 개인이 자신의 침습적 심상, 사고 또는 충동이 즐겁다고 보고한다면, 강박장애 기준에 충족되지 않는다.

d. 변경인자

i. 명시자

- 병식[insight]
  - 좋은 또는 양호한 병식 있음[with good or fair insight]: 개인이 자신의 믿음이 확실히 또는 거의 확실히 사실이 아님을 인식하는 경우에 사용함
  - 좋지 않은 병식 있음[with poor insight]: 개인이 자신의 믿음이 거의 확실히 사실이라고 생각하는 경우에 사용함
  - 병식 없음/망상적 믿음 있음[with absent insight/delusional beliefs]: 개인이 자신의 믿음이 사실이라고 완전히 확신하는 경우에 사용함

ii. 틱 관련: 개인이 현재 또는 평생 만성 틱장애 기준에 충족되는 경우에 사용한다.

e. 대안

i. 만일 개인이 자신의 신체상 중심의 침습적 심상, 사고, 또는 충동을 보고한다면, 신체이형장애 body dysmorphic disorder [F45.22, 257–262]를 고려한다. 이 기준에는 섭식장애가 있는 개인에게서 나타나는 체중 또는 체지방에 관한 염려 이상의 신체적 외모에 있어서의 지각된 결함에 대한 집착, 외모에 관한 염려에 대한 반응으로 나타나는 반복행동 또는 정신적 행위, 그리고 이러한 집착으로 인한 임상적으로 현저한 고통 또는 손상이 포함된다.

ii. 만일 개인이 가치와 상관없이 소유물을 버리는 데 있어서 지속적 어려움을 보고한다면, 수집장애 hoarding disorder [F42, 262–267]를 고려한다. 이러한 기준에는 물품 보유에 대한 강한 충동, 물품 폐기와 연관된 고통, 그리고 가정 또는 작업공간을 더 이상 의도된 기능을 위해 사용할 수 없을 만큼 잡동사니로 가득 찰 정도로 다수의 소지품 축적이 포함된다.

iii. 만일 물질(우울증 치료를 위해 처방된 물질)이 직접적으로 이 상태를 초래한다면, 물질/치료약물로 유발된 강박 및 관련 장애 substance/medication-induced obsessive-compulsive disorder [F1x.x88, 274–277]를 고려한다.

iv. 만일 다른 의학적 상태가 직접적으로 이 삽화를 초래한다면, 다른 의학적 상태로 인한 강박 및 관련 장애 obsessive-compulsive disorder due to another medical condition [F06.8, 277–280]를

고려한다.

v. 만일 개인이 보다 실제 세계의 관심에 중점을 둔 침습적 심상, 사고 또는 충동을 보고한다면, 불안장애anxiety disorder를 고려한다.

vi. 만일 개인이 기타 강박 및 관련 장애 기준에 완전히 충족되지 않는 임상적으로 현저한 고통 또는 기능손상을 초래하는 강박 및 관련 장애 특유의 증상을 경험하고 있다면, 명시되지 않는 강박 및 관련 장애unspecified obsessive-compulsive disorder[F42, 281]를 고려한다. 만일 개인의 증상이 특정 강박 및 관련 장애 기준에 충족되지 않는 구체적인 이유를 소통하고 싶다면, 달리 명시된 강박 및 관련 장애other specified obsessive-compulsive disorder[F42, 280−281]를 고려한다. 이러한 예에는 신체초점 반복행동 장애, 강박적 질투, 그리고 코로*koro*(음경 또는 외음과 유두가 신체 속으로 사라지게 될 것이라는 불안)가 포함된다.

2. 신체초점 반복행동 / Body-Focused Repetitive Behaviors

a. 포함: DSM−5에는 동일하게 구조화된 기준을 갖춘 2가지 상태, 즉 발모광(털뽑기장애)trichotillomania (hair-pulling disorder) [F63.3, 267−270]과 피부뜯기장애excoriation (skin-picking) disorder [L98.1, 270−273]가 수록되어 있다. 각 진단은 다음 증상 중 모두 3가지와 이러한 증상에 의한 고통 또는 손상이 필수로 나타나야 한다.

i. 행동: "자주 자신의 모발 또는 피부를 뜯어서 모발상실 또는 피부병변을 초래해 왔나요?"

ii. 변화를 위한 반복적 시도: "이러한 행동을 감소 또는 중단하기 위한 시도를 반복적으로 해 왔나요?"

iii. 손상: "이러한 행동이 자신으로 하여금 수치심이 들게 하거나 통제 불능이라는 느낌을 초래하고 있나요?" "이러한 행동으로 인해 학교 또는 사회적 장면을 피하고 있나요?"

b. 대안: 만일 이러한 행동이 다른 의학적 상태 또는 정신장애와 연관이 있거나 물질 사용의 결과라면, 이러한 행동은 진단적으로 이러한 상태와 함께 설명되어야 하고, 발모광 또는 피부뜯기장애로 진단해서는 안 된다.

외상 및 스트레스 관련 장애

Trauma- and Stressor-Related Disorders

DSM-5, pp. 283-310

□ 선별질문: "당신에게 일어났던 일 중에 가장 최악의 것은 무엇인가요?" "당신은 원치 않는데 누군가가 당신을 만진 적이 있나요?" "심각하게 부상을 당하거나 생명에 위협을 받는 사건을 경험 또는 목격하거나 심각하게 부상을 입거나 위험에 빠질 거라는 생각을 해 본 적이 있나요?"

□ 만일 '예'라고 답하면, 다음의 질문을 한다: "이러한 사건들에 대해 생각을 떠올리거나 재경험하고 있나요?" "이러한 경험에 관한 생각이 친구나 가족, 학교에서 또는 다른 장면에서 심각한 문제를 초래한 적이 있나요?"

- 만일 '예'라고 답하면, 외상후 스트레스장애 기준으로 이동한다.

1. 외상후 스트레스장애 / Posttraumatic Stress Disorder [F43.10, 289-300]
   a. 포함: 실제 또는 위협적인 죽음, 심각한 부상 또는 성폭력에의 노출이 필수로 요구된다. 이러한 노출은 직접적 또는 목격될 수 있다. 노출은 또한 가까운 친구나 가족구성원에 의해 경험되는 폭력적 또는 우연한 외상을 알게 되는 것일 수 있다. 끝으로, 노출은 외상성 사건의 혐오적인 세부사항에의 반복적인 극도의 노출일 수 있다. 추가로, 개인은 외상성 경험 후 적어도 1개월간 다음 침습 증상 중 적어도 1가지를 경험해야 한다.
      i. 기억: "그러한 경험을 한 후, 그 일에 대해 생각하고 싶지 않을 때 그 경험에 대한 침습적 기억을 경험한 적이 있었나요?"
      ii. 꿈: "그러한 경험과 관련된 반복적인, 고통스러운 꿈을 꾸어 왔나요?"
      iii. 플래시백[flashbacks]: "그러한 경험이 있은 후, 마치 플래시백에서처럼 그 일이 다시 일어나는 것 같은 느낌이 들었던 적이 있나요?"

iv. 노출 고통: "그러한 경험을 떠올리는 사람들, 장소, 그리고 대상이 주위에 있을 때, 극심하고 장기적인 고통이 느껴지나요?"

v. 생리적 반응: "그러한 경험을 떠올리는 사람들, 장소 그리고 대상이 주위에 있을 때, 고통스러운 신체적 반응이 나타나나요?"

b. 포함: 추가로, 개인은 반드시 외상성 경험 후 다음의 회피 증상 중 적어도 1가지를 경험해야 한다.

i. 내적 상기물internal reminders: "이러한 경험에 대한 기억을 떠올리는 사고, 감정 또는 신체적 감각을 회피하기 위해 애쓰고 있나요?"

ii. 외적 상기물external reminders: "이러한 경험에 대한 기억을 떠올리는 사람들, 장소 그리고 대상을 회피하기 위해 애쓰고 있나요?"

c. 포함: 추가로, 개인은 반드시 다음의 음성 증상 중 적어도 2가지를 경험해야 한다.

i. 손상된 기억: "이러한 경험의 중요한 부분을 기억하는 데 문제가 있나요?"

ii. 부정적 자기상: "자기 자신, 다른 사람들 또는 이 세상에 대한 부정적인 생각을 자주 하나요?"

iii. 비난: "자기 자신 또는 다른 사람들이 책임이 없음을 알고 있음에도 그러한 경험에 대해 당신 자신 또는 다른 사람들을 자주 비난하고 있나요?"

iv. 부정적 정서상태: "대부분의 시간 동안 기분이 가라앉거나, 화가 나거나, 수치심이 들거나, 공포심이 드나요?"

v. 참여 감소: "참여하곤 했던 활동에 대해 흥미가 훨씬 덜 느껴지나요?"

vi. 애착상실detachment: "이러한 경험으로 인해 삶에서 사람들로부터 분리 또는 소외된 느낌이 드나요?"

vii. 긍정적 정서경험 불능: "행복하다거나 사랑받고 있다거나 만족하다는 것을 느끼지 못하나요? 멍한 느낌이 들거나 마치 사랑할 수 없는 느낌이 드나요?"

d. 포함: 추가로, 개인은 반드시 다음의 각성 행동 중 적어도 2가지를 경험해야 한다.

i. 과민성 또는 공격성: "자주 짜증이 나거나 공격적인 행동을 보이나요?"

ii. 무모함recklessness: "자주 무모하거나 자기파괴적인 행동을 하나요?"

iii. 과각성hypervigilance: "항상 벼랑 끝에 서있는 느낌이 들거나 신경이 날카로운 상태인가요?"

iv. 과장된 놀람: "쉽게 놀라나요?"

v. 집중력 손상: "자주 과업 또는 문제에 대한 집중에 어려움이 있나요?"

vi. 수면 장해: “자주 수면 개시 또는 유지에 어려움이 있거나 휴식을 취한 느낌이 들지 않는 상태에서 잠을 깨나요?”

e. 제외: 만일 이 삽화가 직접적으로 물질 사용 또는 다른 의학적 상태에 의해 초래된 것이라면, 이 진단을 사용하지 않는다.

f. 변경인자

i. 아형

- 해리 증상 동반: 이인증depersonalization
- 해리 증상 동반: 비현실감derealization

ii. 명시자

- 지연 표출with delayed expression: 개인이 외상성 경험 후 적어도 6개월 이내에 모든 진단기준을 나타내지 않는 경우에 사용된다.

g. 대안

i. 만일 삽화가 1개월 미만 동안 지속되고, 이러한 경험이 지난 1개월 이내에 발생했으며, 개인이 앞서 기술된 외상후 증상 중 적어도 9가지를 경험하고 있다면, 급성 스트레스 장애acute stress disorder[F43.0, 300–307]를 고려한다.

ii. 만일 삽화가 이러한 경험 후 3개월 이내에 시작되었고, 개인이 외상후 스트레스장애의 증상 · 행동 기준에 충족되지 않는다면, 적응장애adjustment disorder [F43.2x, 307–310]를 고려한다. 이러한 기준에는 급성 스트레스 요인(외상성 또는 비외상성)에 비해 지나친 정도의 현저한 고통과 기능손상이 포함된다.

iii. 만일 개인이 명명된 장애 중 하나의 기준에 완전히 충족되지 않는 임상적으로 현저한 고통 또는 기능손상을 초래하는 외상 및 스트레스 관련 장애 특유의 증상을 경험하고 있다면, 명시되지 않는 외상 및 스트레스 관련 장애unspecified trauma-and stressor-related disorder[F43.9, 310]를 고려한다. 만일 개인의 증상이 특정 장애의 기준에 충족되지 않는 구체적인 이유를 소통하고 싶다면, 달리 명시된 외상 및 스트레스 관련 장애other specified trauma-and stressor-related disorder [F43.8, 310]를 고려한다. 이러한 예에는 스트레스 요인 발생 후 3개월 이상 증상이 지연 발병되는 적응유사 장애가 포함된다.

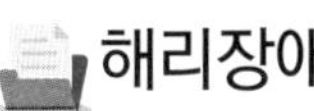

해리장애
Dissociative Disorders

DSM-5, pp. 311-329

□ 선별질문: "누구나 때로 기억에 문제를 겪기 마련이지만, 시간, 자신에 관한 중요한 세부사항을 잊어버리거나, 기억이 나지 않는 일에 참여했던 적이 있나요?" "마치 익숙했던 사람들 또는 장소가 실제가 아니거나 당신 자신이 자신의 몸과 분리되어 몸 밖에 서서 당

신 자신을 바라보고 있는 것 같은 느낌이 든 적이 있나요?"

□ 만일 '예'라고 답하면, 다음의 질문을 한다: "이러한 경험이 친구나 가족, 학교에서, 또는 다른 장면에서 심각한 문제를 초래한 적이 있었나요?"

- 만일 기억상실이 두드러진다면, 해리성 기억상실 기준으로 이동한다.
- 만일 이인증 또는 비현실감이 두드러진다면, 이인성/비현실감 장애 기준으로 이동한다.

1. 해리성 기억상실 / Dissociative Amnesia [F44.0, 319-324]
   a. 포함: 평상시의 망각 이상의 중요한 자전적 정보의 회상 불능이 매우 자주 다음 증상 중 적어도 1가지로 나타나야 한다.
      i. 국소적[localized] 또는 선택적[selective] 기억상실: "정말 중요한 사건 특히 스트레스성 또는 심지어 외상성 사건을 회상할 수 없나요?"
      ii. 전반적[generalized] 기억상실: "당신의 생애력에 있어서 정말 중요한 순간들 또는 자신의 정체성에 관한 세부사항을 회상할 수 없나요?"
   b. 제외
      i. 만일 이러한 장해가 해리성 정체성장애, 외상후 스트레스장애, 급성 스트레스장애 또는 신체증상장애에 의해 더 잘

설명된다면, 이 진단을 사용하지 않는다.

ii. 만일 이러한 장해가 물질이나 신경학적 또는 다른 의학적 상태의 생리적 효과로 인한 것이라면, 이 진단을 사용하지 않는다.

c. 변경인자

i. 명시자

- 해리성 둔주dissocitive fugue 동반[F44.1, 319]: 개인이 목적성 있는 여행 또는 갈피를 못 잡는 방랑을 하면서도 이에 대한 기억상실이 있는 경우에 사용한다.

d. 대안: 만일 개인이 임상적으로 현저한 고통과 기능손상을 초래하는 2가지 이상의 분명한 성격 상태 또는 빙의 경험이 특징인 정체성 붕괴를 보고한다면, 해리성 정체성장애dissociative identity disorder[F44.81, 312–319]를 고려한다. 이러한 기준에는 평상시의 망각과 불일치하는 반복적인 회상 공백과 폭넓게 수용되는 문화적 또는 종교적 실행의 정상적인 부분이 아니고, 물질이나 다른 의학적 상태의 생리적 효과에 기인되는 것이 아닌 해리 경험이 포함되어 있다.

2. 이인성/비현실감 장애 / Depersonalization/Derealization Disorder [F48.1, 324-328]

a. 포함: 다음의 발현 중 적어도 1가지가 필수로 요구된다.

i. 이인증depersonalization: "자주 비현실감 또는 분리감 경험—마

치 당신의 마음, 생각, 감정, 감각, 신체 또는 자신의 전체의 외부 관찰자처럼—을 하나요?"

ii. 비현실감derealization: "자주 주위환경에 대해 비현실감 또는 분리감 경험을 자주 하나요? 예를 들면, 사람들 또는 장소가 비현실적이거나, 꿈과 같거나, 안개가 끼었다거나, 생명이 없다거나, 시각적으로 왜곡된 것 같은 경험을 자주 하나요?"

b. 포함: 온전한 현실검증력이 필수로 요구된다. "이러한 경험을 하는 동안, 실제 사건—당신의 외부에서 일어나는 일—과 경험을 분별할 수 있나요?"

c. 제외

i. 만일 이러한 장해가 물질이나 신경학적 또는 다른 의학적 상태의 생리적 효과로 인한 것이라면, 이 진단을 사용하지 않는다.

ii. 만일 이인증 또는 비현실감이 다른 정신장애의 증상 또는 경과 중에 한해서 발생한다면, 이 진단을 사용하지 않는다.

d. 대안: 만일 개인이 가장 두드러진 증상이 기억상실이지만, 특정 장애의 기준에는 충족되지 않는 장애를 경험하고 있다면, 명시되지 않는 해리장애unspeicied dissociative disorder[F44.9, 329]를 고려한다. 만일 개인이 특정 장애의 기준에 충족되지 않는 구체적인 이유를 소통하고 싶다면, 달리 명시된 해리장애other specified dissociative disorder [F44.89, 328−329]를 고려한다. 이러한 예에는 ① 만성 재발성 혼재된 해리 증상 증후군, ② 장기간 극심한 강압적 강요하에 있었던 개인들의 정체성 장해, ③ 스트레스 상황에 대한 급성 반응, 그리고 ④ 해리성 황홀경dissociative trance이 포함된다.

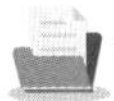

신체증상 및 관련 장애
Somatic Symptom and Related Disorders

DSM-5, pp. 331-351

☐ 선별질문: "대부분의 사람들보다 더 자신의 건강에 대해 걱정하고 있나요?" "동년배 대부분의 사람들보다 더 자주 아프거나 통증이 있나요?"

☐ 만일 '예'라고 답하면, 다음의 질문을 한다: "이러한 경험이 현저하게 일상생활에 영향을 주고 있나요?"

☐ 만일 '예'라고 답하면, 다음의 질문을 한다: "현재 경험하고 있는 증상에 대한 걱정 또는 자신의 건강과 아플 가능성에 대한 걱정 중 어떤 것이 더 좋지 않은 상태인가요?"

- 만일 증상에 대한 걱정이 두드러진다면, 신체증상장애 기준으로 이동한다.

- 만일 아프거나 병에 걸리는 것에 대한 걱정이 두드러진다면, 질병불안장애 기준으로 이동한다.

1. 신체증상장애 / Somatic Symptom Disorder [F45.1, 333-337]
   a. 포함: 고통을 겪고 있는 신체 증상이 적어도 1가지가 필수로 요구된다. "불안감 또는 고통을 초래하는 증상을 경험하고 있나요?" "이러한 증상이 현저하게 자신의 일상생활을 저해하고 있나요?"
   b. 포함: 적어도 6개월간 다음의 사고, 감정 또는 행동 중 적어도 1가지가 필수로 요구된다.
      i. 정도 이상의 사고[disportionate thoughts]: "건강에 대한 염려가 얼마나 심각하고, 이에 대해 자주 생각하나요?"
      ii. 지속적으로 높은 수준의 불안: "자신의 건강에 대해 높은 수준의 불안 또는 걱정을 하고 있나요?"
      iii. 과도한 투자: "자신이 원하는 것보다 더 많은 시간과 에너지를 건강 염려에 투자하고 있나요?"
   c. 변경인자
      i. 명시자
         - 통증 우세형[with predominant pain]
         - 지속형[persistent]
      ii. 심각도
         - 경도: 앞의 (b)에 명시된 추가 증상 중, 1가지가 충족되

는 경우

- 중등도: 앞의 (b)에 명시된 추가 증상 중, 2가지 이상이 충족되는 경우
- 고도: 앞의 (b)에 명시된 추가 증상 중, 2가지 이상이 충족되고, 다수의 신체 호소내용(또는 매우 심각한 신체 증상 1가지)이 있는 경우

d. 대안

i. 만일 개인이 특정 증상이 초래하는 고통보다는 신체 기능의 상실에 초점을 맞추고 있다면, 전환장애(기능성 신경학적 증상장애)conversion disorder (functional neurological symptom disorder)[F44.x, 341−345]를 고려한다. 이 장애의 기준에는 ① 수의적 운동 또는 감각 기능에 영향을 미치는 증상 또는 결함, ② 이러한 증상 또는 결함이 인식된 의학적 또는 신경학적 질병과 일치하지 않는다는 임상적 증거, 그리고 ③ 사회적 또는 직업적 기능의 현저한 손상이 포함된다.

ii. 만일 개인이 문서에 기록된 의학적 상태가 있지만, 행동적 또는 심리적 요인들이 회복 지연, 치료 순종 감소, 현저한 건강 위험 증가, 또는 기저의 병태생리에 영향을 미침으로써 의학적 상태의 경과에 부정적으로 영향을 미친다면, 기타 의학적 상태에 영향을 주는 심리적 요인psychological factors affecting other medical conditions[F54, 345−348]을 고려한다.

iii. 만일 개인이 신체적 또는 심리적 징후나 증상을 허위로 조

작하거나, 부상 또는 질병 암시를 통해 다른 사람들에게 거짓으로 자신이 아픈, 손상된 또는 부상을 입은 것으로 보이려고 한다면, 스스로에게 부여된 인위성장애factitious disorder imposed on self[F68.10, 348–351]를 고려한다. 만일 개인이 꾀병에서처럼 명백한 외적 보상을 위해 이러한 행동을 나타낸다면, 이 진단을 사용하지 않는다. 만일 개인의 증상이 다른 정신장애(예, 정신병적 장애)에 의해 더 잘 설명된다면, 이 진단을 사용하지 않는다.

iv. 만일 개인이 신체적 또는 심리적 징후나 증상을 허위로 조작하거나 부상 또는 질병 암시를 통해 다른 사람들에게 거짓으로 누군가가 아픈, 손상된, 또는 부상을 입은 것으로 보이려고 한다면, 타인에게 부여된 인위성장애factitious disorder imposed on another[F68.10, 348–351]를 고려한다. 이 진단은 피해자보다는 가해자에게 할당된다. 만일 가해자가 꾀병malingering에서처럼 명백한 외적 보상을 위해 이러한 행동을 나타낸다면, 이 진단을 사용하지 않는다. 만일 가해자의 행동이 다른 정신장애(예, 정신병적 장애)에 의해 더 잘 설명된다면, 이 진단을 사용하지 않는다.

2. 질병불안장애 / Illness Anxiety Disorder [F45.21, 338–341]

a. 포함: 적어도 6개월 동안 다음 증상 모두와 신체 증상이 없어야 한다.

i. 집착: "자신이 심각한 질병에 걸렸거나 걸릴 거라는 생각을 멈출 수 없는 상태인가요?"

ii. 불안: "자신이 심각한 질병에 걸렸거나 걸릴 거라는 높은 수준의 불안 또는 걱정을 하고 있나요?"

iii. 연관된 행동: "이러한 걱정이 당신의 행동에 영향을 주어 왔나요?" "일부 사람들은 자주 자신의 신체에서 질병 징후를 확인하거나, 항시 질병에 관한 글을 읽거나, 질병을 막기 위해 사람들, 장소 또는 물건을 피합니다. 당신은 이러한 행동 또는 이와 유사한 행동을 하고 있나요?"

b. 제외: 만일 개인의 증상이 다른 정신장애에 의해 더 잘 설명된다면, 이 진단을 사용하지 않는다.

c. 변경인자

i. 아형

- 진료추구형care-seeking type
- 진료회피형care-avoidant type

d. 대안: 만일 개인이 특정 장애의 기준에 완전히 충족되지 않는 임상적으로 현저한 고통 또는 손상을 초래하는 신체 증상 및 관련 장애 특유의 증상이 있는 것으로 확실시 된다면, 명시되지 않는 신체 증상 및 관련 장애unspecified somatic symptom and related disorder[F45.9, 351]를 고려한다. 만일 개인의 증상이 특정 장애의 기준에 충족되지 않는 구체적인 이유를 소통하고 싶다면, 달리 명시된 신체 증상 및 관련 장애other specified somatic symptom and related disorder[F45.8, 351]를 고려한다. 이러한 예에는 단기 신체증상장애, 단기 질병불안장애, 그리고 과도한 건강관련 행동이 동반되지 않는 질병불안장애가 포함된다.

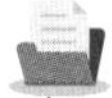

급식 및 섭식 장애
Feeding and Eating Disorders

DSM-5, pp. 353-382

☐ 선별질문: "자신의 외모에 대해 어떻게 생각하나요?" 특정 음식을 지나치게 제한 또는 회피함으로써 건강 또는 체중에 부정적으로 영향을 준 적이 있나요?"

☐ 만일 '예'라고 답하면, 다음의 질문을 한다: "자신을 고려할 때, 자신의 신체 중에서 체형 또는 체중이 자신에게 가장 중요한가요?"

- 만일 '예'라고 답하면, 신경성 식욕부진증 기준으로 이동한다.
- 만일 '아니요'라고 답하면, 회피적/제한적 음식섭취장애 기준으로 이동한다.

1. 신경성 식욕부진증 / Anorexia Nervosa [F50.0x, 364-371]
   a. 포함: 다음 양상 중 3가지 모두가 나타나야 한다.
      i. 연령, 발달궤도, 신체건강, 그리고 성에 비해 현저한 저체

중으로 이어지는 에너지 제한: "저체중 성취를 위해 음식을 제한해 오고 있나요?" "가장 적게 나갔던 체중은 얼마인가요?" "현재 체중은 얼마인가요?"

ii. 체중 증가에 대한 공포 또는 체중 증가를 저해하는 행동: "체중 증가 또는 비만에 대한 극심한 공포가 있나요?" "저체중 상태였던 적이 있나요?" "이러한 상태가 여전히 체중 증가를 저해했나요?"

iii. 자기 지각된 체중 또는 체형에 있어서의 장해: "자신의 신체 중 체중과 체형에 대해 어떤 경험을 하고 있나요?" "현저한 저체중이 당신의 신체건강에 영향을 줄 거라고 생각하나요?"

b. 변경인자

i. 아형

- 제한형restricting type[F50.01, 364]: 개인이 지난 3개월 동안 반복적 폭식 또는 제거 삽화를 보고하지 않는 경우에 사용한다.
- 폭식/제거형binge-eating/purging type[F50.02, 364]: 개인이 지난 3개월 동안 반복적 폭식 또는 제거 삽화를 보고하는 경우에 사용한다.

ii. 명시자

- 부분 관해 상태
- 완전 관해 상태

iii. 심각도

- 경도: 신체질량지수(BMI)≥17kg/m²
- 중등도: BMI 16~16.99kg/m²
- 고도: BMI 15~15.99kg/m²
- 극도: BMI <15kg/m²

c. 대안: 만일 개인이 반복적 폭식, 체중 증가를 막기 위한 반복적인 부적절한 보상행동(예, 하제 또는 기타 치료약물 오용, 자기유발 구토, 과도한 운동), 그리고 자신의 신체 중 체형 또는 체중에 의해 과도하게 영향을 받은 자기상을 보고한다면, 신경성 폭식증bulimia nervosa[F50.2, 371-377]을 고려한다. 이 진단에는 3개월 동안 평균적으로 적어도 주당 1회 발생하는 폭식과 보상행동이 필수로 요구된다. 만일 폭식과 보상행동이 신경성 식욕부진증 삽화 동안에 한해서 발생한다면, 이 진단이 내려져서는 안 된다.

2. 회피적/제한적 음식섭취장애 / Avoidant/Restrictive Food Intake Disorder [F50.8, 358-364]

a. 포함: 다음의 후유증 중 적어도 1가지와 연관된 적절한 영양 및/또는 에너지 요구에 대한 지속적 실패로 나타나는 섭식 또는 급식에 있어서의 현저한 장해가 필수로 요구된다.

i. 현저한 체중감소: "특정 음식을 회피하거나 현저한 체중감소를 경험할 정도로 음식 섭취를 제한하고 있나요?"

ii. 현저한 영양결핍: "자신의 건강에 부정적인 영향(예, 현저한 영양 결핍 경험)을 줄 정도로 음식 회피 또는 제한하고 있나요?"

iii. 위장관 급식 또는 경구용 보충제 의존: "영양 유지를 위해 관 급식 또는 경구용 보충제에 의존해야 할 정도로 음식을 회피 또는 제한해 왔나요?"

iv. 심리사회적 기능에 현저한 저해: "다른 사람들과 함께 먹거나 음식이 마련된 사회적 활동에 참여할 수 있나요?" "음식 회피 또는 제한이 평소의 사회적 활동 참여 능력을 손상시키거나 관계 형성 또는 유지를 어렵게 해 왔나요?"

b. 제외

i. 만일 섭식 장해가 이용 가능한 음식 결여, 연관된 문화적으로 제재를 받는 실행, 또는 신체상 장해와 관련된 섭식 실행에 의해 더 잘 설명된다면, 이 진단을 사용하지 않는다.

ii. 만일 섭식 장해가 다른 의학적 상태로 인한 것이거나, 다른 정신장애에 의해 더 잘 설명된다면, 이 진단을 사용하지 않는다.

c. 대안

i. 만일 개인이 적어도 1개월 동안 지속적으로 비음식 물질을 섭취하고 있다면, 이식증[pica][F98.3, 354-356]을 고려한

다. 비영양성, 비음식 물질 섭취는 반드시 그의 발달단계에 부적절해야 하고, 문화적으로 지지되거나 사회적으로 정상적인 실행의 일부가 아니어야 한다.

ii. 만일 개인이 적어도 1개월 동안 반복적으로 음식을 역류시킨다면, 되새김장애[rumination disorder][F98.21, 356–358]를 고려한다. 만일 역류가 연관된 위장관 또는 기타 의학적 상태의 결과로서 발생하거나, 신경성 식욕부진증, 신경성 폭식증, 폭식장애 또는 회피적/제한적 음식섭취장애의 경과 중에 한해서 발생한다면, 이 진단을 사용하지 않는다.

iii. 만일 개인이 섭식과 급식에 있어서 비전형적, 혼재된, 또는 아역치 장해가 있거나, 보다 구체적인 진단을 내리기에 충분한 정보가 부족하다면, 명시되지 않는 급식 또는 섭식장애[unspecified feeding and eating disorder][F50.9, 381–382]를 고려한다. DSM-5에서는 공식적으로 포함되지 않은 구체적인 증후군(예, 제거 장애)에 대해서도 이 범주의 사용이 허용되고 있다. 만일 개인의 증상이 특정 장애의 기준에 충족되지 않는 구체적인 이유를 소통하고 싶다면, 달리 명시된 급식 또는 섭식장애[other specified feeding and eating disorder][F50.8, 381]를 고려한다. 이러한 예에는 비전형적인 신경성 식욕부진증, 폭식장애, 그리고 제거장애[purging disorder]가 포함된다.

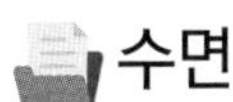

수면-각성장애
Sleep-Wake Disorders

DSM-5, pp. 391-459

□ 선별질문: "자신의 수면의 양 또는 질이 자주 부적절한가요?" "그렇지 않으면, 자주 과도한 졸림을 경험하고 있나요?" "수면 중에 당신 자신 또는 누군가가 당신이 어떤 특이한 행동을 하고 있음을 인식해 왔나요?" "수면 중에 당신 자신 또는 누군가가 당신이 호흡을 중단 또는 숨을 헐떡인다는 사실을 인식해 왔나요?"

- 만일 수면의 양과 질에 대한 불만족이 두드러진다면, 불면장애 기준으로 이동한다.
- 만일 과도한 수면이 두드러진다면, 과다수면장애 기준으로 이동한다.
- 만일 억누를 수 없는 수면욕구 또는 깜빡 잠이 듦이 두드러진다면, 기면증 기준으로 이동한다.
- 만일 수면 호흡 문제가 두드러진다면, 폐쇄성 수면무호흡 저호흡 기준으로 이동한다.
- 만일 특이한 수면 행동(사건수면)이 두드러진다면, 하지불안증후군 기준으로 이동한다.

1. 불면장애 / Insomnia Disorder [G47.00, 392-399]
   a. 포함: 적어도 3개월 동안 주당 적어도 3일 밤, 수면의 양 또는 질에 대한 불만족이 다음 증상 중 적어도 1가지로 나타나야 한다.
      i. 수면개시 곤란: "자주 잠들기 어려운가요?"
      ii. 수면유지 곤란: "일단 잠든 후, 원치 않을 때 자주 잠이 깨나요? 이렇게 잠이 깨면 다시 잠들기 어려운가요?"
      iii. 이른 아침 각성: "자주 의도한 것보다 더 이른 시간에 잠이 깨서 다시 잠들 수 없나요?"
   b. 제외
      i. 만일 개인이 수면을 위한 적절한 기회가 주어지지 않는다면, 이 진단을 사용하지 않는다.
      ii. 만일 물질의 생리적 효과가 개인의 불면을 초래한다면, 이 진단을 사용하지 않는다.
      iii. 만일 개인의 불면증이 다른 수면-각성장애, 다른 정신장애 또는 다른 의학적 상태에 의해 더 잘 설명된다면, 이 진단을 사용하지 않는다.
   c. 변경인자
      i. 명시자
         - 관련된 비수면장애동반, 물질 사용 장애 포함
         - 기타 의학적 상태 동반
         - 다른 수면장애 동반

ii. 경과

- 삽화성: 증상이 1개월 이상 3개월 미만 동안 지속되는 경우
- 지속성: 증상이 3개월 이상 지속되는 경우
- 재발성: 삽화가 1년 이내에 적어도 2회 발생하는 경우

d. 대안

i. 만일 개인이 과도한 졸림, 불면, 또는 이 2가지 모두로 이어지는 지속적 또는 재발성 수면방해 패턴을 경험하고, 이러한 수면 방해가 주로 24시간 주기 체계의 변경, 또는 내인성 일주기리듬과 개인의 신체적 환경이나 사회적 또는 전문가 일정에 의해 필수로 요구되는 수면-각성 일정 사이의 불일치로 인한 것이라면, 일주기리듬 수면-각성장애 circadian rhythm sleep-wake disorder[G47.2x, 424-433]를 고려한다. 이러한 수면 장해는 반드시 임상적으로 현저한 고통 또는 기능손상을 초래해야 한다. 아형에는 뒤처진 수면위상형 delayed sleep phase type, 앞당겨진 수면위상형 advanced sleep phase type, 그리고 불규칙한 수면-각성형 irregular sleep-wake type이 포함된다.

ii. 만일 물질 사용, 중독 또는 금단이 현저한 고통 또는 손상을 초래하는 불면과 병인학적으로 관련되어 있다면, 물질/치료약물로 유발된 수면장애, 불면형 substance/medication-induced sleep disorder[F1x.x92, 451-458]을 고려한다. 만일 불

면이 섬망, 비물질로 유발된 수면장애, 또는 보통 중독 또는 금단 증후군과 연관된 수면 증상에 의해 더 잘 설명된다면, 이 진단을 사용하지 않는다.

iii. 만일 개인이 장애 기준에 충족되지 않는 임상적으로 현저한 고통 또는 손상을 초래하는 불면장애 특유의 증상을 경험하고 있다면, 명시되지 않는 불면장애unspecified insomnia disorder[G47.00, 458]를 고려한다. 만일 기준에 완전히 충족되지 않는 구체적인 이유를 소통하고 싶다면, 달리 명시된 불면장애other specified insomnia disorder[G47.09, 458]를 고려한다. 이러한 예에는 단기 불면장애와 비회복성 수면에 국한된 불면증이 포함된다.

2. 과다수면장애 / Hypersomnolence Disorder [G47.10, 399-404]

a. 포함: 적어도 7시간 동안 지속되는 주요 수면 기간에도 불구하고, 주당 적어도 3회의 현저한 고통 또는 기능손상을 초래하는 과도한 졸림이 필수로 요구된다. 과다수면증hypersomnolence은 다음 증상 중 적어도 1가지로 나타난다.

i. 재발성 수면기간: "동일한 날 이내에 여러 개의 수면 기간이 있는 날이 자주 있나요?"

ii. 장기 비회복성 수면 삽화: "적어도 9시간 동안 잠을 잘 때, 여전히 피로가 회복되거나 재충전된 느낌이 들지 않는 상태로 잠을 깨나요?"

iii. 수면 무력증sleep inertia: "자주 완전 각성에 어려움이 있나요?" "각성 후, 흔히 몸을 가눌 수 없는 느낌이 들거나, 이 증상이 없다면 단순할 수 있는 과업 또는 활동 참여에 어려움을 겪고 있나요?"

b. 제외: 만일 과다수면증이 다른 수면장애의 경과 동안에 한해서 발생하거나, 다른 수면장애에 의해 더 잘 설명되거나, 물질의 생리적 효과에 기인되는 것이라면, 이 진단을 사용하지 않는다.

c. 변경인자

i. 명시자

- 정신장애 동반(물질 사용 장애 포함)
- 의학적 상태 동반
- 다른 수면장애 동반

ii. 경과

- 급성acute: 지속기간이 1개월 미만인 경우
- 아급성subacute: 지속기간이 1~3개월인 경우
- 지속성persistent: 지속기간이 3개월 이상인 경우

iii. 심각도

- 경도: 주당 1~2일간 주간 각성 유지가 곤란한 경우
- 중등도: 주당 3~4일간 주간 각성 유지가 곤란한 경우
- 고도: 주당 5~7일간 주간 각성 유지가 곤란한 경우

d. 대안: 만일 물질 사용, 중독 또는 금단이 병인학적으로 주간 졸

림과 관련이 있다면, 물질/치료약물로 유발된 수면장애, 주간 졸림형substance/medication-induced sleep disorder, daytime sleepiness type[F1x.x92, 451-458]을 고려한다. 만일 이러한 장해가 섬망, 비물질로 유발된 수면장애, 또는 보통 중독이나 금단 증후군과 연관된 수면 증상에 의해 더 잘 설명된다면, 이 진단을 사용하지 않는다.

3. 기면증 / Narcolepsy [G47.4xx, 404-410]
   a. 포함: 억누를 수 없는 수면 욕구, 깜빡 잠이 드는 증상이 지난 3개월 동안 주당 적어도 3회 다음 중 적어도 1가지로 나타나야 한다.
      i. 탈력발작cataplexy 삽화: 1개월 동안 적어도 몇 차례, 찡그림, 입을 크게 벌리고 혀를 내밀거나, 몸 전체에 근육긴장이 풀리는 갑작스러운 모든 경험을 하고 있나요?"
      ii. 하이포크레틴 결핍hypocretin deficiency: 뇌척수액cerebrospinal fluid(CSF) 하이포크레틴-1 면역반응치로 측정된다.
      iii. 야간수면 수면다원검사polysomnography는15분 이하의 급속안구운동rapid eye movement(REM) 수면 잠복기를, 다수의 수면 잠복기검사sleep latency test는 8분 이하의 평균수면 잠복기와 2가지 이상의 수면개시 REM 기간을 보여 준다.
   b. 변경인자
      i. 명시자

- 탈력발작cataplexy이 없지만 하이포크레틴 결핍이 있는 기면증narcolepsy: 낮은 뇌척수액(CSF) 하이포크레틴-1 수치와 수면다원검사/수면 잠복기 반복 검사상 양성이지만 탈력발작이 없는 경우
- 탈력발작이 있지만 하이포크레틴 결핍이 없는 기면증: 탈력발작과 수면다원검사/수면 잠복기 반복검사 양성을 충족하지만, 뇌척수액(CSF) 하이포크레틴-1 수치는 정상인 경우
- 상염색체 우성 소뇌실조autosomal dominant cerebellar ataxia, 난청 그리고 기면증: 이 아형은 엑손exon 21 DNA(사이토신cytosine-5)-메틸트랜스퍼라제-1 돌연변이에 의해 유발되고 후발성(30~40세) 기면증(뇌척수액[CSF] 하이포크레틴-1 수치는 낮거나 중간 정도), 난청, 소뇌실조, 그리고 결국 치매로 이어지는 특징이 있다.
- 상염색체 우성 기면증, 비만, 그리고 제2형 당뇨병: 기면증, 비만, 그리고 제2형 당뇨병과 낮은 뇌척수액(CSF) 하이포크레틴-1이 특징이며, 수초 희소돌기아교세포 당단백질 유전자myelin oligodendrocyte glycoprotein gene의 돌연변이와 연관이 있다.
- 다른 의학적 상태로 인한 이차성 기면증: 이 아형은 하이포크레틴 뉴런의 감염(예, 휘플병Whipple's disease, 사르코이드증sarcoidosis), 외상성, 또는 종양성 파괴를 유발하는 의학

적 상태에 이차적으로 발생한 기면증이다

ii. 심각도

- 경도: 드문 탈력발작(주당 1회 미만), 1일 1~2회의 낮잠이 요구되고 야간수면에 덜 방해를 받는 경우
- 중등도: 매일 또는 며칠마다의 탈력발작, 야간수면 방해, 그리고 매일 수차례의 낮잠이 요구되는 경우
- 고도: 매일 여러 차례 발생하는 약물-저항성 탈력발작, 거의 지속적인 졸림, 그리고 야간수면 방해(즉, 운동, 불면증, 생생한 꿈)

4. 폐쇄성 수면무호흡 저호흡 / Obstructive Sleep Apnea Hypopnea [G47.33, 410-416]

a. 포함: 수면 중 반복적인 상기도 폐색 삽화가 필수로 요구된다. 수면다원검사에서 수면시간당 적어도 5회의 폐쇄성 무호흡obstructive apnea 또는 저호흡hypopnea이 있다는 증거와 다음 증상 중 1가지가 반드시 나타나야 한다.

i. 야간 호흡 장해: "당신은 흔히 수면 중 코골이, 거친 콧숨, 헐떡임 또는 호흡 정지로 인해 흔히 부모, 형제자매, 또는 다른 사람들을 방해하나요?"

ii. 다른 의학적 상태에 기인되지 않거나 정신의학적 이환율에 의해 설명되지 않는 주간 졸림, 피로 또는 비회복성 수면율: "수면을 취할 기회가 있을 때, 다음 날 여전히 소

진, 졸림 또는 피로한 느낌이 드는 상태에서 잠에서 깨나요?"

b. 포함: 그렇지 않으면, 이 진단은 동반 증상과 관계없이 수면 시간당 수면다원검사에서 확인된 15회 이상의 폐쇄성 무호흡 또는 저호흡이 있는 경우에 내려진다.

c. 변경인자

   i. 심각도

      - 경도: 무호흡 저호흡 지수가 15 미만인 경우
      - 중등도: 무호흡 저호흡 지수가 15~30인 경우
      - 고도: 무호흡 저호흡 지수가 30 이상인 경우

d. 대안

   i. 만일 개인이 수면다원검사 동안 수면 시간당 5회 이상의 중추성 무호흡이 있고, 이러한 장해가 다른 현재 수면장애에 의해 더 잘 설명되지 않는다면, 중추성 수면무호흡[central sleep apnea][G47.31, 416–420]을 고려한다.

   ii. 만일 개인이 동맥 산소 포화도와 연관이 있는 얕은 호흡 삽화 및/또는 수면다원검사가 진행되는 동안 이산화탄소 수준 상승, 그리고 이러한 장해가 다른 현재 수면장애에 의해 더 잘 설명되지 않는다면, 수면관련 환기저하[sleep-related hypoventilation][G47.3x, 420–424]를 고려한다. 이 장애는 매우 흔히 의학적 또는 신경학적 장애, 비만, 치료약물 사용 또는 물질 사용 장애와 연관이 있다.

5. 하지불안증후군 / Restless Legs Syndrome [G25.81, 447-451]
   a. 포함: 다리에 불편하고 불쾌한 감각을 동반하거나 이에 대한 반응으로 나타나는 다리를 움직이고 싶은 충동이 적어도 3개월 동안 주당 적어도 3회, 다음의 증상 모두가 필수로 나타나야 한다.
      i. 다리를 움직이고 싶은 충동: "수면 중, 흔히 다리에 불편감 또는 불쾌한 감각을 경험하나요?" "흔히 활동을 하지 않을 때, 다리를 움직이고 싶은 충동을 경험하나요?"
      ii. 움직임으로 해소됨: "이러한 증상이 다리를 움직임으로써 부분적 또는 완전히 해소되나요?"
      iii. 야간 악화: "하루 중 언제 가장 다리를 움직이고 싶은 충동이 드나요?" "이러한 증상은 하루 중 어떤 일을 했든 간에 저녁 또는 밤에 더 악화되나요?"
   b. 제외
      i. 만일 개인의 하지불안증이 다른 정신장애, 다른 의학적 상태 또는 행동적 상태에 의해 더 잘 설명된다면, 이 진단을 사용하지 않는다.
      ii. 만일 물질의 생리적 효과가 아이의 하지불안증을 초래한다면, 이 진단을 사용하지 않는다.
   c. 대안
      i. 만일 개인이 보통 주요 수면 삽화의 1/3 시점에 갑작스럽고 공포에 질린 각성(야경증[sleep terror])을 경험하거나 침대에

서 일어나 걸어 다니는(수면보행증[sleepwalking]), 재발성 불완전한 수면 각성 삽화를 경험한다면, 비급속안구운동수면 각성장애[non-rapid eye movement sleep arousal disorders][F51.x, 434–439]를 고려한다. 삽화를 경험할 때, 개인은 꿈의 이미지를 거의 또는 전혀 경험하지 못한다. 개인은 이러한 삽화를 기억하지 못하고, 다른 사람들의 노력에 대해 비교적 반응하지 않는다.

ii. 만일 개인이 반복적으로 극도로 불쾌하고 기억이 잘 되는 꿈을 경험하고, 이러한 불쾌한 꿈에서 깨어나자마자 급속히 의식과 지남력을 회복한다면, 악몽장애[nightmare disorder] [F51.5, 439–444]를 고려한다. 꿈 장해, 또는 악몽으로부터의 각성에 의해 유발되는 수면 장해는 임상적으로 현저한 고통 또는 기능손상을 초래한다. 만일 불쾌한 꿈이 다른 정신장애 동안에 한해서 또는 물질이나 다른 의학적 상태의 생리적 효과로서 발생한다면, 이 진단을 사용하지 않는다.

iii. 만일 개인이 반복적으로 발성 및 자신 또는 침대 동반자에게 부상을 입히는 결과를 초래하는 복잡한 운동 행동과 연관된 수면으로부터의 각성 삽화를 경험하고 있다면, 급속안구운동수면 행동장애[rapid eye movement sleep behavior disorder] [G47.52, 444–447]를 고려한다. 이러한 행동들은 REM 수면 동안과 전형적으로 수면개시 후 90분 이상 지난 뒤에 발생한다. 잠이 깨자마자, 개인은 완전한 각성, 의식 그리고 지남력을 회복한다. 이 진단에는 REM 수면 장해가 있다는 수면다원검사의 증거 또는 이미 내려진 시누클레인병리 진단의 맥락에서 REM 수면 행동장애를 암시하는 과거력 중 1가지가 필수로 요구된다.

iv. 만일 물질 사용, 중독 또는 금단이 병인학적으로 주간 졸림과 관련이 있다면, 물질/치료약물로 유발된 수면장애, 사건수면형substance/medication-induced sleep disorder, parasomnia type [F1x.x82, 451–458]을 고려한다. 만일 이러한 장해가 섬망, 비물질로 유발된 수면장애, 또는 보통 중독 또는 금단 증후군과 연관이 있는 수면 증상에 의해 더 잘 설명된다면, 이 진단을 사용하지 않는다.

v. 만일 개인이 특정 장애의 기준에 충족되지 않는 임상적으로 현저한 고통 또는 손상을 초래하는 하지불안증 또는 다른 수면 장해 특유의 증상을 경험하고 있다면, 명시되지 않는 불면장애unspecified insomnia disorder[G47.00, 458]를 고려한다. 만일 기준에 완전히 충족되지 않는 구체적인 이유를 소통하고 싶다면, 달리 명시된 불면장애other specified insomnia disorder[G47.09, 458]를 고려한다.

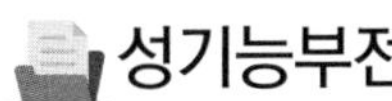

성기능부전
Sexual Dysfunctions

DSM-5, pp. 461-492

☐ 선별질문: "평소보다 성에 대해 덜 흥미를 느끼거나 성적 수행에 어려움을 겪어 오고 있나요?"

☐ 만일 '예'라고 답하면, 다음의 질문을 한다: "이러한 경험이 적어도 6개월 동안 경험해 왔고, 현저한 고통 또는 손상을 초래해 왔나요?"

- 만일 성에 대한 흥미 감소가 두드러진다면, 여성은 여성 성적 관심/흥분 장애 기준으로, 남성은 남성성욕감퇴장애 기준으로 이동한다.
- 만일 성적 수행에 있어서의 어려움이 두드러진다면, 여성은 여성극치감장애 기준으로, 남성은 발기장애 기준으로 이동한다.

1. 발기장애 / Erectile Disorder [F52.21, 465-468)
   a. 포함: 적어도 6개월 동안 거의 모든 또는 모든 성적 활동에서 다음 증상 중 적어도 1가지가 나타나야 한다.
      i. 발기 곤란: "성적 활동 중에 발기에 현저한 어려움이 있어 왔나요?"
      ii. 발기 유지 곤란: "성적 활동이 완결될 때까지 발기 유지에 현저한 어려움이 있나요?"

iii. 성적 활동을 저해하는 발기 강도 감소: "성적 활동을 저해할 정도로 발기 강도의 감소를 경험해 왔나요?"

b. 제외: 만일 남성의 성기능부전이 비성적non-sexual 정신장애, 고도 관계 고통 또는 다른 현저한 스트레스 요인에 의해 더 잘 설명되거나, 물질/치료약물 또는 다른 의학적 상태의 효과에 기인된 것이라면, 이 진단을 사용하지 않는다.

c. 변경인자

i. 아형

- 전반형generalized: 특정 자극, 상황 또는 동반자 유형에 국한되지 않는 경우
- 상황형situational: 특정 자극, 상황 또는 동반자 유형에 한해서 발생하는 경우

ii. 명시자

- 평생형lifelong: 장해가 개인이 성적으로 활성화된 이래로 발현되어 온 경우
- 후천형acquired: 장해가 비교적 정상적인 성적 기능 기간 이후에 시작된 경우

iii. 심각도

- 경도: 증상에 대한 경미한 고통의 증거가 있는 경우
- 중등도: 증상에 대한 중간 정도의 고통 증거가 있는 경우

- 고도: 증상에 대한 심각한 또는 극도의 고통 증거가 있는 경우

d. 대안

i. 만일 남성이 적어도 지난 6개월 동안 거의 모든 또는 모든 동반자와의 성적 경험이 이루어지는 동안 사정이 되지 않았거나, 현저한 사정지연을 경험했다면, 사정지연^delayed ejaculation^[F52.32, 462–465]을 고려한다. 만일 증상이 비성적 정신장애 또는 고도의 관계 고통에 의해 더 잘 설명된다면, 이 진단을 사용하지 않는다.

ii. 만일 남성이 적어도 지난 6개월 동안 거의 모든 또는 모든 동반자와 경험하는 동안 질 삽입 후 원하지 않은 상태에서 약 1분 이내에 사정했다고 보고한다면, 조기사정^premature (early) ejaculation^[F52.4, 484–487]을 고려한다.

2. 여성극치감장애 / Female Orgasmic Disorder [F52.31, 468–472]

a. 포함: 적어도 6개월 동안 모든 또는 거의 모든 성적 경험이 이루어지는 동안 다음 증상 중 적어도 1가지가 나타나야 한다.

i. 극치감^orgasms^ 지연, 부재 또는 결여: "평소보다 극치감 도달에 훨씬 오랜 시간이 걸리거나 극치감을 거의 또는 전혀 경험하지 못하나요?"

ii. 극치감 강도 감소: "당신의 극치감 강도가 현저하게 감소해 왔나요?"

b. 제외: 만일 여성의 성기능부전이 비성적 정신장애, 고도의 관계 고통 또는 다른 현저한 스트레스 요인에 의해 더 잘 설명되거나, 물질/치료약물 또는 다른 의학적 상태의 효과에 기인된 것이라면, 이 진단을 사용하지 않는다.

c. 변경인자

   i. 아형

      - 전반형: 특정 자극, 상황 또는 동반자 유형에 국한되지 않는 경우
      - 상황형: 특정 자극, 상황 또는 동반자 유형에 한해서 발생하는 경우

   ii. 명시자

      - 평생형: 장해가 개인이 성적으로 활성화된 이래도 발현되어 온 경우
      - 후천형: 장해가 비교적 정상적인 성적 기능 기간 이후에 시작된 경우
      - 어떤 상황에서도 극치감을 전혀 경험해 본 적이 없음

   iii. 심각도

      - 경도: 증상에 대한 경미한 고통의 증거가 있는 경우
      - 중등도: 증상에 대한 중간 정도의 고통 증거가 있는 경우
      - 고도: 증상에 대한 심각한 또는 극도의 고통 증거가 있는 경우

d. 대안: 만일 여성이 적어도 6개월 동안 ① 질을 통한 성교의 현저한 어려움, ② 질을 통한 성교가 이루어지는 동안 현저한 외음부질vulvovaginal 또는 골반 통증, ③ 질 삽입의 예기, 진행 중 또는 결과로서 외음부질 또는 골반 통증에 대한 현저한 공포나 불안, 또는 ④ 질 삽입을 시도하는 동안 골반저pelvic floor 근육의 현저한 긴장 또는 수축을 보고한다면, 성기-골반통증/삽입장애genito-pelvic pain/penetration disorder[F52.6, 476-481]를 고려한다.

3. 여성 성적 관심/흥분 장애 / Female Sexual Interest/Arousal Disorder [F52.22, 472-476]
   a. 포함: 적어도 6개월 동안 성적 흥미 또는 각성의 결여 또는 감소가 다음 증상 중 적어도 3가지로 나타나야 한다.
      i. 성적 흥미 결여/감소: "성적 활동에 대한 흥미의 강도 또는 빈도가 결여 또는 현저하게 감소되어 왔나요?"
      ii. 성적 사고 결여/감소: "성적 사고 또는 환상의 강도 또는 빈도가 결여 또는 현저하게 감소되어 왔나요?"
      iii. 성적 활동 시작 결여/감소: "성적 활동을 시작하거나 동반자의 시작에 대한 반응의 강도 또는 빈도가 결여 또는 현저하게 감소되어 왔나요?"
      iv. 성적 흥분/즐거움 결여/감소: "성적 대면에 참여할 때, 거의 모든 시간에 당신의 성적 흥분 또는 즐거움이 결여 또는 현저하게 감소되어 왔나요?"

v. 성적 반응 결여/감소: "성애적 신호에 대한 성적 흥미의 강도 또는 빈도가 결여 또는 현저하게 감소되어 왔나요?"
vi. 성적 감각 결여/감소: "성적 대면에 참여할 때, 거의 모든 시간에 성기 또는 비성기 감각의 강도 또는 빈도가 결여 또는 현저하게 감소되어 왔나요?"

b. 제외: 만일 여성의 성기능부전이 비성적 정신장애, 고도의 관계 고통 또는 다른 현저한 스트레스 요인에 의해 더 잘 설명되거나, 물질/치료약물 또는 다른 의학적 상태의 효과에 기인된 것이라면, 이 진단을 사용하지 않는다.

c. 변경인자

i. 아형
- 전반형: 특정 자극, 상황 또는 동반자 유형에 국한되지 않는 경우
- 상황형: 특정 자극, 상황 또는 동반자 유형에 한해서 발생하는 경우

ii. 명시자
- 평생형: 장해가 개인이 성적으로 활성화된 이래도 발현되어 온 경우
- 후천형: 장해가 비교적 정상적인 성적 기능 기간 이후에 시작된 경우

iii. 심각도
- 경도: 증상에 대한 경미한 고통의 증거가 있는 경우

- 중등도: 증상에 대한 중간 정도의 고통 증거가 있는 경우
- 고도: 증상에 대한 심각한 또는 극도의 고통 증거가 있는 경우

d. 대안

i. 만일 여성이 물질 또는 치료약물의 사용 또는 중단과 직접적으로 연관된 성적 기능에 임상적으로 현저한 장해가 있다면, 물질/치료약물로 유발된 성기능부전substance/medication-induced sexual dysfunction[F1x.x81, 487–491]을 고려한다.

ii. 만일 여성이 성기능부전이 있지만 증상이 다른 성기능부전 진단의 역치에 충족되지 않거나, 병인이 불특정적이거나, 현재 성기능부전으로 진단하기에는 정보가 불충분하다면, 명시되지 않는 성기능부전unspecified sexual dysfunction [F52.9, 491]을 고려한다. 만일 여성의 증상이 기준에 완전히 충족되지 않는 구체적인 이유를 소통하고 싶다면, 달리 명시된 성기능부전other specified sexual dysfunction[F52.8, 491]을 고려한다.

4. 남성성욕감퇴장애 / Male Hypoactive Sexual Desire Disorder [F52.0, 481–484]

a. 포함: 적어도 6개월 동안 성적 활동에 대한 성적 사고 또는 환상과 욕구의 지속적 또는 반복적 결핍(또는 결여)가 나타나야 한다. "성적 사고, 욕구 또는 환상의 강도 또는 빈도가 결여 또

는 현저하게 감소되어 왔나요?"

b. 제외: 만일 남성의 성기능부전이 비성적 정신장애, 고도의 관계 고통 또는 다른 현저한 스트레스 요인에 의해 더 잘 설명되거나, 물질/치료약물 또는 다른 의학적 상태의 효과에 기인된 것이라면, 이 진단을 사용하지 않는다.

c. 변경인자

i. 아형

- 전반형: 특정 자극, 상황 또는 동반자 유형에 국한되지 않는 경우
- 상황형: 특정 자극, 상황 또는 동반자 유형에 한해서 발생하는 경우

ii. 명시자

- 평생형: 장해가 개인이 성적으로 활성화된 이래도 발현되어 온 경우
- 후천형: 장해가 비교적 정상적인 성적 기능 기간 이후에 시작된 경우

iii. 심각도

- 경도: 증상에 대한 경미한 고통의 증거가 있는 경우
- 중등도: 증상에 대한 중간 정도의 고통 증거가 있는 경우
- 고도: 증상에 대한 심각한 또는 극도의 고통 증거가 있는 경우

d. 대안

i. 만일 남성이 물질 또는 치료약물의 사용 또는 중단과 직접적으로 연관되는 성적 기능에 있어서 임상적으로 현저한 장해가 있다면, 물질/치료약물로 유발된 성기능부전substance/medication-induced sexual dysfunction[F1x.x81, 487–491)을 고려한다.

ii. 만일 남성이 성기능부전이 있지만, 증상이 다른 성기능부전 진단의 역치에 충족되지 않거나, 병인이 불특정적이거나, 현재 성기능부전으로 진단할 정도로 정보가 충분하지 않다면, 명시되지 않는 성기능부전unspecified sexual dysfunction[F52.9, 492]을 고려한다. 만일 증상이 기준에 완전히 충족되지 않는 구체적인 이유를 소통하고 싶다면, 달리 명시된 성기능부전other specified sexual dysfunction[F52.8, 491]을 고려한다.

성별 불쾌감
Gender Dysphoria

DSM-5, pp. 493-503

☐ 선별질문: "할당된 성별에 대해 정말 불편한가요?"

☐ 만일 '예'라고 답하면, 다음의 질문을 한다: "이러한 불편감이 적어도 6개월간 지속되었고, 할당된 성별이 당신의 성별 정체성과 일치하지 않는다는 느낌으로까지 이어졌나요?" "이러한 불편감이 친

구나 가족, 직장에서 또는 다른 장면에서 심각한 문제를 초래하고 있나요?"

1. 성인 성별 불쾌감 / Gender Dysphoria in Adults [F64.1, 494-502]
   a. 포함: 적어도 6개월 동안 다음 증상 중 적어도 2가지가 필수로 나타나야 한다.
      i. 불일치[incongruence]: "자신의 일차 또는 이차 성징이 자신의 성별 정체성과 일치하지 않는다는 강렬한 느낌을 경험해 왔나요?"
      ii. 성전환 욕구: "일차 또는 이차 성징이 자신의 성별 정체성과 일치하지 않는다는 이유로 자신의 일차 또는 이차 성징을 바꾸고 싶은 강렬한 욕구를 경험해 왔나요?"
      iii. 다른 성별의 성징을 갖추고 싶은 욕구: "자신의 성별 경험과 일치하는 일차 또는 이차 성징에 대한 강한 욕구를 경험해 왔나요?"
      iv. 다른 성별이 되고 싶은 욕구: "당신에게 주어진 성별보다 다른 성별이 되고 싶어 하는 강한 욕구를 경험해 오고 있나요?"
      v. 다른 성별로 대우받고 싶은 욕구: "당신에게 주어진 성별과 다른 성별로 대우받고 싶은 강한 욕구를 경험해 왔나요?"
      vi. 다른 성별이라는 느낌이 있다는 확신: "자신의 전형적인 감정과 반응이 자신의 할당된 성별과 다른 성별의 것이라는 강한 확신을 경험해 왔나요?"

b. 변경인자

  i. 명시자

   - 성발달장애a disorder of sex development 동반
   - 전환 후 상태posttransition: 개인은 갈망했던 성별로 상시적으로 생활하도록 변환되었고(성별 변화의 적법성이 있든지 없든지), 적어도 1가지 교차성별cross-sex 의학적 절차 또는 치료적 조치를 받아 온(또는 받을 준비를 하고 있는) 경우

c. 대안: 만일 개인이 성별 불쾌감 기준에 완전히 충족되지 않는 임상적으로 현저한 고통 또는 손상을 초래하는 성별 불쾌감 특유의 증상을 경험하고 있다면, 명시되지 않는 성별 불쾌감unspecified gender dysphoria[F64.9, 503]을 고려한다. 만일 개인의 증상이 기준에 완전히 충족되지 않는 구체적인 이유를 소통하고 싶다면, 달리 명시된 성별 불쾌감other specified gender dysphoria[F64.8, 502-503]을 고려한다.

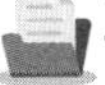

파괴적, 충동조절 및 품행 장애
Disruptive, Impulse-Control, and Conduct Disorder

DSM-5, pp. 505-526

☐ 선별질문: "흔히 너무 짜증이 나서 다른 사람들, 동물, 또는 재산에

피해를 입히려는 위협을 하게 되나요?" "의도적으로 사람이나 동물을 해치거나, 재산을 파괴하거나, 다른 사람들을 속이거나, 물건을 훔친 적이 있나요?"

☐ 만일 '예'라고 답하면, 다음의 질문을 한다: "이러한 행동이 친구나 가족, 직장, 권위 있는 인물들 또는 다른 장면에서 현저한 문제를 초래한 적이 있었나요?"

- 만일 반복적인 행동 폭발이 두드러지면, 간헐적 폭발장애 기준으로 이동한다.

1. 간헐적 폭발장애 / Intermittent Explosive Disorder [F63.81, 511-514]
   a. 포함: 개인이 공격적 충동을 통제하지 못함으로 인한 재발성 행동 폭발이 다음 중 <u>1가지</u>로 나타난다.
      i. 언어적 또는 신체적 공격: "지난 3개월 동안, 다른 사람들, 동물 또는 재산에 대해 언어적 또는 신체적으로 공격적이었던 충동적인 폭발을 나타냈나요?" "이러한 폭발은 평균적으로 적어도 주당 2회 발생해 왔나요?"
      ii. 손상 또는 재산 파괴 및/또는 신체적 공격을 포함한 3회의 행동 폭발: "지난 12개월 동안, 3회 이상 다른 사람들을 공격하거나 재산을 파괴했나요?"
   b. 포함: 또한 다음 중 <u>3가지</u> 모두가 필수로 요구된다.
      i. 공격성의 크기가 촉발 또는 심리사회적 스트레스 요인에

비해 정도가 과도함: "만일 이러한 폭발에 대해 되돌아본다면, 이러한 것들과 연관된 어떤 사건 또는 스트레스 요인을 확인할 수 있나요?" "자신의 반응이 이러한 사건 또는 스트레스 요인보다 훨씬 더 공격적이거나 또는 심했나요?"

ii. 반복적인 행동폭발이 사전 계획된 것이 아니고 구체적인 대상에 대한 것도 아님: "이러한 행동폭발을 나타냈을 때, 분노감을 느끼고 있거나 충동적인 느낌이 들 때였나요?" "이러한 행동 폭발은 명확한 목표(예, 금전 취득, 상대방 위협)가 없이 발생했나요?"

iii. 행동폭발이 뚜렷한 개인적 고통 초래, 직업적 또는 대인관계 기능 손상, 또는 재정적 또는 법적 결과와 연관됨: "이러한 행동폭발은 자신에 대한 느낌과 친구, 가족 그리고 자신의 삶에서 다른 사람들과의 관계에 어떤 영향을 주었나요?" "자신의 행동폭발로 인해 재정적 또는 법적 결과로 고통을 겪은 적이 있나요?"

c. 제외

i. 만일 이러한 재발성 공격적 폭발이 다른 정신장애에 의해 완전히 설명되거나, 다른 의학적 상태 또는 물질/치료약물의 생리적 효과에 기인된 것이라면, 이 진단을 사용하지 않는다.

ii. 만일 공격적 행동이 적응장애의 맥락에 한해서 발생한다면, 이 진단을 사용하지 않는다.

d. 대안

i. 만일 개인이 적어도 두 차례 고의적 및 목적성 있는 방화를 보고한다면, 방화광pyromania[F63.1, 522-523]을 고려한다. 이 진단에는 방화 전의 긴장감 또는 정동 각성, 불에 매료됨, 그리고 불을 지르거나 불이 난 것을 목격할 때의 희열 또는 안도감이 필수로 요구된다. 만일 방화가 금전적 이득, 범죄활동 은폐, 분노 표출 또는 환각에 대한 반응으로 이루어진다면, 이 진단을 사용하지 않는다. 만일 방화가 지적장애, 품행장애, 조증, 또는 반사회성 성격장애에 의해 더 잘 설명된다면, 이 진단을 사용하지 않는다.

ii. 만일 개인이 반복적으로 자신의 개인적인 사용 또는 물건의 금전적 가치를 필요로 하지 않는 물건을 훔치고자 하는 충동 억제를 하지 못한다면, 도벽광kleptomania[F63.2, 524-525]을 고려한다. 이 진단에는 물건을 훔치기 전의 긴장감 또는 정동 각성과 물건을 훔칠 때의 희열 또는 안도감이 필수로 요구된다. 만일 절도가 분노나 복수의 일환 또는 환각에 대한 반응으로 이루어진다면, 이 진단을 사용하지 않는다. 만일 절도가 품행장애, 조증 또는 반사회성 성격장애에 의해 더 잘 설명된다면, 이 진단을 사용하지 않는다.

iii. 만일 반복적 규칙 위반이 두드러진다면, 품행장애conduct

disorder[F91.x, 515–521]를 고려한다. 품행장애에는 다른 사람들의 기본 권리 또는 주요 연령에 적절한 사회규범 또는 규칙 위반의 반복적 · 지속적 행동패턴이 필수로 요구된다. 이 장애는 전형적으로 아동기 또는 청소년기에 발병한다.

iv. 만일 개인이 반항적 및 보복성 행동과 함께 적어도 6개월 동안 지속적인 분노 및 과민성 기분 패턴을 보인다면, 적대적 반항장애oppositional defiant disorder [F91.3, 506–510]를 고려한다. 이 장애는 전형적으로 아동기 또는 청소년기에 발병한다.

v. 만일 개인이 앞서 언급된 진단의 기준에 완전히 충족되지 않는 임상적으로 현저한 고통 또는 손상을 초래하는 파괴적, 충동조절 및 품행 장애 특유의 증상이 있다면, 명시되지 않는 파괴적, 충동조절 및 품행 장애unspecified disruptive, impulse-control, and conduct disorder[F91.9, 526]를 고려한다. 만일 개인이 기준에 완전히 충족되지 않는 구체적인 이유를 소통하고 싶다면, 달리 명시된 파괴적, 충동조절 및 품행 장애other specified disruptive, impulse-control, and conduct disorder[F91.8, 526]를 고려한다.

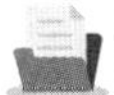

물질관련 및 중독 장애
Substance-Related and Addictive Disorders

DSM-5, pp. 527-643

☐ 선별질문: "음주는 얼마나 자주 하시나요?" "음주하는 날이면, 평균적으로 얼마나 많이 마시나요? 음주 때문에 문제가 된 적이 있나요?" 음주를 하지 않으면, 금단 증상이 있나요?"

- 불법약물과 처방약물에 대해서도 반복한다. "약물을 실험적으로 해 본 적이 있나요?"라는 질문으로 시작한다.
- 약물에 관한 질문을 한 후, "생활에 방해가 될 정도로 베팅, 내기 또는 도박을 하고 있나요?"라고 묻는다.

☐ 만일 "예"라고 대답하면, 다음의 질문을 한다: "이러한 경험이 친구나 가족, 직장 또는 다른 장면에서 현저한 문제를 초래한 적이 있나요?"

- 만일 물질 사용 문제를 보고하면, 각 특정 물질의 물질 사용 장애substance use disorder 기준으로 이동한다.
- 만일 물질 중독이 있으면, 각 특정 물질의 물질 중독substance intoxication 기준으로 이동한다.
- 만일 물질 금단 문제를 보고하면, 각 특정 물질의 물질 금단

substance withdrawal 기준으로 이동한다.

1. 알코올사용장애 / Alcohol Use Disorder [F10.x0, 537-544]
   a. 포함: 임상적으로 현저한 손상 또는 고통으로 이어지는 문제 있는 알코올 사용 패턴이 지난 12개월 동안 다음 중 적어도 2가지로 나타나야 한다.
      i. 의도했던 것보다 더 많은 양 또는 더 오랫동안 알코올을 사용함: "알코올 사용 시, 계획했던 것보다 더 많이, 더 오랫동안 마시나요?"
      ii. 알코올 사용 감소를 위한 지속적 욕구 또는 노력 실패: "알코올 사용량을 감소 또는 중단하고 싶나요? 음주량 감소 또는 단주를 시도했다가 실패한 적이 있나요?"
      iii. 많은 시간 소모: "알코올 취득, 섭취, 또는 알코올 사용으로부터 회복하는 데 많은 시간을 소모하고 있나요?"
      iv. 갈망cravings: "알코올 섭취에 대한 강한 갈망 또는 욕구를 경험하고 있나요?"
      v. 주요 역할 의무 이행 실패: "알코올 사용으로 인해 반복적으로 직장 또는 가정에서의 주요 의무를 이행하지 못하고 있나요?"
      vi. 대인관계 또는 사회적 문제가 있음을 알고 있음에도 지속적인 사용: "알코올 사용이 대인관계 또는 사회적 문제를 야기 또는 악화시키는 것으로 의심 또는 심지어 알고 있음에도 계속해서 알코올을 사용하고 있나요?"

vii. 알코올을 위해 활동 포기: "알코올 사용으로 인해 포기 또는 감소된 중요한 사회적, 직업적 또는 여가 활동이 있나요?"

viii. 위험한 상황에서의 사용: "알코올 사용이 신체적으로 위험할 수 있는 상황(예, 자동차 운전 또는 기계 조작)에서 반복적으로 알코올을 사용하고 있나요?"

ix. 신체적 또는 심리적 문제 자각에도 불구하고 지속적 사용: "알코올 사용이 마음과 신체 문제를 초래 또는 악화시키는 것으로 의심 또는 심지어 알고 있음에도 계속해서 알코올을 사용하고 있나요?"

x. 내성, 다음 중 1가지로 나타난다.

- 알코올 사용량의 뚜렷한 증가 필요: "알코올 사용으로 취하거나 기대되는 효과를 얻기 위해서는 평소보다 훨씬 더 많은 양의 알코올이 필요한가요?"
- 알코올 사용 효과의 뚜렷한 감소: "평소와 동일한 양의 알코올을 마신다면, 평소보다 효과가 훨씬 덜한가요?"

xi. 금단, 다음 중 1가지로 나타난다.

- 특유의 알코올 금단 증후군: "단주하는 경우, 금단증상을 겪게 되나요?"
- 금단 증상 해소 또는 회피를 위한 동일한 또는 밀접한 관련 물질 사용: "알코올 금단 방지를 위해 음주 또는

다른 물질을 사용한 적이 있나요?"

b. 변경인자

i. 명시자

- 조기 관해 상태
- 지속적 관해 상태
- 통제된 환경에 있음

ii. 심각도

- 경도 [F10.10, 538]: 2~3가지 증상이 나타나는 경우
- 중등도 [F10.20, 538]: 4~5가지 증상이 나타나는 경우
- 고도 [F10.20, 538]: 6가지 이상의 증상이 나타나는 경우

c. 대안: 만일 개인이 알코올사용장애, 알코올 중독, 알코올 금단, 알코올 중독 섬망, 알코올 금단 섬망, 알코올로 유발된 신경인지장애, 알코올로 유발된 정신병적 장애, 알코올로 유발된 양극성장애, 알코올로 유발된 우울장애, 알코올로 유발된 불안장애, 알코올로 유발된 성기능부전, 또는 알코올로 유발된 수면장애로 분류될 수 없는 알코올 사용과 연관된 문제를 겪는다면, 명시되지 않는 알코올 관련 장애unspecified alcohol-related disorder[F10.99, 551]를 고려한다.

2. 알코올 중독 / Alcohol Intoxication [F10.x29, 544-547]

a. 포함: 알코올 사용 직후, 다음의 징후 또는 증상 중 적어도 1가지가 필수로 요구된다.

i. 불분명한 말
ii. 운동실조incoodination
iii. 불안정한 보행unsteady gait
iv. 안구진탕nystagmus
v. 집중력 또는 기억력 손상
vi. 혼미stupor 또는 혼수coma

b. 포함: 임상적으로 현저한 문제가 되는 행동적 또는 심리적 변화가 필수로 요구된다("이러한 음주 삽화를 시작한 이래, 행동, 기분 또는 판단력에 있어서 어떤 현저한 변화가 관찰된 적이 있나요? 만일 취한 상태가 아니라면 하지 않았을 문제 있는 활동에 참여하거나 문제 있는 생각을 해 본 적이 있나요?").

c. 제외: 만일 증상이 다른 의학적 상태에 기인되거나 다른 의학적 상태(예, 다른 물질 중독)에 의해 더 잘 설명되지 않는다면, 이 진단을 사용하지 않는다.

3. 알코올 금단 / Alcohol Withdrawal [F10.23x, 547-549]

a. 포함: 과도하고 장기적인 알코올 사용을 중단(또는 감소)한 지 몇 시간에서 며칠 이내에 발달되는 다음 증상 중 적어도 2가지가 필수로 요구된다.

i. 자율신경계 항진
ii. 손 떨림 증가
iii. 불면: "지난 이틀 동안, 수면 개시 또는 유지에 어려움이 있었나요?"

iv. 메스꺼움 또는 구토: "지난 이틀 동안, 속이 아프거나, 메스껍거나, 토한 적이 있었나요?"

v. 일시적인 환시, 환촉, 환청 또는 착각: "지난 이틀 동안, 마음이 혼동을 일으키는 것에 대해 걱정했던 경험(예, 다른 사람들이 할 수 없는 시각, 청각 또는 촉각)한 적이 있었나요?"

vi. 정신운동 초조

vii. 불안: "지난 이틀 동안, 평소보다 더 걱정 또는 불안했나요?"

viii. 대발작generalized tonic-clonic seizures

b. 제외: 만일 증상이 다른 의학적 상태에 의한 것이거나 다른 정신장애(예, 다른 물질 중독 또는 금단)로 더 잘 설명된다면, 이 진단을 사용하지 않는다.

c. 변경인자

i. 명시자

- 지각 장해perceptual disturbances 동반[F10.232, 547]

4. 카페인 중독 / Caffeine Intoxication [F15.929, 551-554]

a. 포함: 보통 250mg(예, 내린 커피 2~3잔) 이상의 카페인을 섭취하는 동안 또는 직후 임상적으로 현저한 문제 있는 행동적 또는 심리적 변화가 다음의 징후 또는 증상 중 적어도 5가지로 나타나야 한다.

i. 안절부절못함restlessness: "지난 몇 시간 동안, 평소보다 차분한 상태를 유지할 수 없었나요?"
ii. 신경과민nervousness: "지난 몇 시간 동안, 평소보다 더 초조하거나 긴장감을 느꼈나요?"
iii. 홍분: "지난 몇 시간 동안, 평소보다 더 흥분감을 느꼈나요?"
iv. 불면: "지난 몇 시간 동안, 수면을 취하고자 했을 때, 평소보다 수면 개시 또는 유지가 더 어려웠나요?"
v. 안면홍조flushed face
vi. 이뇨diuresis: "지난 몇 시간 동안, 평소보다 더 자주 또는 더 많은 양의 소변을 보았나요?"
vii. 위장관 장해gastrointestinal disturbance: "지난 몇 시간 동안, 위장 불편감, 메스꺼움, 구토 또는 설사를 경험한 적이 있나요?"
viii. 근육 연축muscle twitching: "지난 몇 시간 동안, 평소보다 더 근육경련이 있었나요?"
ix. 사고·언어의 두서없는 흐름: "지난 몇 시간 동안, 당신 또는 다른 사람이 당신의 사고 또는 말이 비정상적으로 장황하거나 혼란스러웠음을 인식했던 적이 있나요?"
x. 빈맥tachycardia 또는 심부정맥cardiac arrhythmia
xi. 지칠 줄 모르는 기간: "지난 몇 시간 동안, 소모시키지 못할 정도의 엄청난 기력을 가지고 있는 것 같은 느낌이 들었던 적이 있나요?"
xii. 정신운동 초조

b. 제외: 만일 증상이 다른 의학적 상태에 의한 것이거나 다른 정신장애(다른 물질 중독 포함)에 의해 더 잘 설명된다면, 이 진단을 사용하지 않는다.

c. 대안: 만일 개인이 카페인 중독, 카페인 금단, 카페인으로 유발된 불안장애, 또는 카페인으로 유발된 수면장애로 분류될 수 없는 카페인 사용과 연관된 문제를 경험한다면, 명시되지 않는 카페인 관련 장애unspecified caffeine-related disorder[F15.99, 557]를 고려한다.

5. 카페인 금단 / Caffeine Withdrawal [F15.93, 554-557]

a. 포함: 장기적으로 매일 카페인을 사용하다가 중단(또는 감소) 후 24시간 이내에 발달되는 다음의 징후 또는 증상 중 적어도 3가지가 필수로 나타나야 한다.

i. 두통: "지난 하루 동안, 두통이 있었나요?"

ii. 현저한 피로 또는 졸음: "지난 하루 동안, 극도로 피곤하거나 졸렸나요?"

iii. 불쾌 기분, 우울 기분 또는 과민성: "지난 하루 동안, 평소보다 더 기분이 가라앉거나 우울하거나 더 과민해진 적이 있나요?"

iv. 집중곤란: "지난 하루 동안, 과업 또는 활동에 대한 초점 유지에 어려움이 있었나요?"

v. 독감 유사 증상: "지난 하루 동안, 독감 유사 증상(예, 메스

꺼움, 구토 또는 근육통이나 결림)을 경험한 적이 있나요?"

b. 제외: 만일 증상이 다른 의학적 상태에 의한 것이거나 다른 정신장애(예, 다른 물질 중독 또는 금단)로 더 잘 설명된다면, 이 진단을 사용하지 않는다.

6. 대마사용장애 / Cannabis Use Disorder [F12.x0, 558-565]

a. 포함: 임상적으로 현저한 손상 또는 고통으로 이어지는 문제 있는 대마사용 패턴이 12개월 기간에 다음 중 적어도 2가지가 나타나야 한다.

i. 의도했던 것보다 더 많은 양 또는 더 오랫동안 대마를 소비함: "대마사용 시, 계획했던 것보다 더 많은 양 또는 더 오랫동안 대마를 사용하나요?"

ii. 대마사용 감소를 위한 지속적 욕구 또는 노력 실패: "대마사용을 감소 또는 중단하고 싶나요?" "대마사용 감소 또는 중단을 시도했다가 실패한 적이 있나요?"

iii. 많은 시간 소모: "대마 취득, 사용, 또는 대마사용으로부터 회복하는 데 많은 시간을 소모하나요?"

iv. 갈망: "대마사용에 대한 강한 욕구 또는 충동을 경험하고 있나요?"

v. 주요 역할 의무 이행 실패: "대마사용으로 인해 반복적으로 직장 또는 가정에서의 주요 의무를 이행하지 못하고 있나요?"

vi. 대인관계 또는 사회적 문제가 있음을 알고 있음에도 지속적인 사용: "대마사용이 대인관계 또는 사회적 문제를 야기 또는 악화시키는 것으로 의심 또는 심지어 알고 있음에도 계속해서 대마를 사용하고 있나요?"

vii. 대마를 위한 활동 포기: "대마사용으로 인해 포기 또는 감소된 중요한 사회적, 직업적 또는 여가 활동이 있나요?"

viii. 위험한 상황에서의 사용: "대마사용이 신체적으로 위험할 수 있는 상황(예, 자동차 운전 또는 기계 조작)에서 반복적으로 대마를 사용하고 있나요?"

ix. 신체적 또는 심리적 문제 자각에도 불구하고 지속적 사용: "대마사용이 마음과 신체 문제를 초래 또는 악화시키는 것으로 의심 또는 심지어 알고 있음에도 계속해서 대마를 사용하고 있나요?"

x. 내성, 다음 중 <u>1가지</u>로 나타난다.

- 대마사용량의 뚜렷한 증가 필요: "대마사용으로 취하거나 기대되는 효과를 얻기 위해 평소보다 훨씬 더 많은 양의 대마를 흡연 또는 섭취할 필요가 있나요?"
- 대마사용 효과의 뚜렷한 감소: "평소와 동일한 양의 대마를 사용한다면, 평소보다 효과가 훨씬 덜한가요?"

xi. 금단, 다음 중 <u>1가지</u>로 나타난다.

- 특유의 대마 금단 증후군: "대마사용 중단 시, 금단 증상을 겪게 되나요?"

- 금단 증상 해소 또는 회피를 위한 동일한 또는 밀접한 관련 물질 사용: “대마 금단 방지를 위해 대마 또는 다른 물질을 사용한 적이 있나요?”

b. 변경인자

i. 명시자

- 조기 관해 상태
- 지속적 관해 상태
- 통제된 환경에 있음

ii. 심각도

- 경도 [F12.10, 559]: 2~3가지 증상이 나타나는 경우
- 중등도 [F12.20, 559]: 4~5가지 증상이 나타나는 경우
- 고도 [F12.20, 559]: 6가지 이상의 증상이 나타나는 경우

c. 대안: 만일 개인이 대마사용장애, 대마 중독, 대마 금단, 대마 중독 섬망, 대마 금단 섬망, 대마로 유발된 신경인지장애, 대마로 유발된 정신병적 장애, 대마로 유발된 양극성장애, 대마로 유발된 우울장애, 대마로 유발된 불안장애, 대마로 유발된 성기능부전, 또는 대마로 유발된 수면장애로 분류될 수 없는 대마사용과 연관된 문제를 경험한다면, 명시되지 않는 대마 관련 장애[unspecified cannabis-related disorder][F12.99, 569]를 고려한다.

7. 대마 중독 / Cannabis Intoxication [F12.x2x, 565–566]

a. 포함: 대마사용 직후 다음의 징후 또는 증상 중 적어도 2가지

가 나타나야 한다.

i. 결막 충혈conjunctival injection

ii. 식욕 증가: "지난 몇 시간 동안, 평소보다 훨씬 더 시장기를 느꼈나요?"

iii. 입 마름dry mouth: "지난 몇 시간 동안, 입이 말랐다는 사실을 인식했나요?"

iv. 빈맥tachycardia

b. 포함: 임상적으로 현저한 문제 있는 행동적 또는 심리적 변화가 나타나야 한다: "대마사용 삽화가 시작된 이래, 당신의 기분, 판단력, 타인과의 상호작용 능력 또는 시간 감각에 있어서 현저한 변화가 관찰된 적이 있나요?" "대마 없이는 일어나지 않았을 문제 있는 활동에 참여 또는 생각이 든 적이 있나요?"

c. 제외: 만일 증상이 다른 의학적 상태에 의한 것이거나, 다른 정신장애(다른 물질 중독 포함)에 의해 더 잘 설명된다면, 이 진단을 사용하지 않는다.

d. 변경인자

i. 지각 장해 동반[F12.x22, 565]

8. 대마 금단 / Cannabis Withdrawal [F12.288, 567-568]

a. 포함: 대마를 과도하게 장기적으로 사용하다가 중단(또는 감소) 후 1주 이내에 다음 증상 중 적어도 <u>3가지</u>가 나타나야 한다.

i. 과민성, 분노 또는 공격성: "지난 1주 정도 동안, 더욱 과민

해지거나 화가 나서 누군가에게 대들거나 덤벼들 준비가 되었던 적이 있나요?"

ii. 신경과민 또는 불안: "지난 1주 정도 동안, 평소보다 더 걱정 또는 불안했나요?"

iii. 수면곤란: "지난 1주 정도 동안, 수면을 방해하거나 평소보다 수면 개시 또는 유지를 더 어렵게 하는 꿈을 꾼 적이 있나요?"

iv. 식욕저하 또는 체중감소: "지난 1주 정도 동안, 시장기를 덜 느끼거나 체중이 감소한 적이 있었나요?"

v. 안절부절못함: "지난 1주 정도 동안, 평소보다 차분한 상태를 유지할 수 없었나요?"

vi. 우울 기분: "지난 1주 정도 동안, 평소보다 더 기분이 가라앉거나 우울했나요?"

vii. 신체증상: "지난 1주 정도 동안, 어떤 특이한 신체적 불편감(예, 복통, 떨림, 발한, 열, 오한 또는 두통)을 느꼈나요?"

b. 제외: 만일 증상이 다른 의학적 상태에 의한 것이거나, 다른 정신장애(예, 다른 물질 중독 또는 금단)로 더 잘 설명된다면, 이 진단을 사용하지 않는다.

9. 펜시클리딘 또는 기타 환각제사용장애 / Phencyclidine or Other Hallucinogen Use Disorder [F16.x0 569-577]

a. 포함: 임상적으로 현저한 손상 또는 고통으로 이어지는 문제

있는 펜시클리딘 또는 기타 환각제 사용으로 12개월 동안 다음 증상 중 적어도 2가지로 나타나야 한다.

i. 펜시클리딘 또는 기타 환각제를 의도한 것보다 더 많은 양 또는 더 오랫동안 사용함: "환각제 사용 시, 계획한 것보다 더 많이 또는 더 오랫동안 사용하나요?"

ii. 환각제 사용 감소를 위한 지속적 욕구 또는 노력 실패: "환각제 사용을 감소 또는 중단하고 싶나요?" "환각제 사용을 감소 또는 중단 시도를 했다가 실패한 적이 있나요?"

iii. 많은 시간 소모: "환각제 취득, 사용, 또는 환각제 사용으로부터 회복하는 데 많은 시간을 소모하나요?"

iv. 갈망: "환각제 사용에 대한 강한 갈망 또는 욕구를 경험하고 있나요?"

v. 주요 역할 의무 이행 실패: "환각제 사용으로 인해 반복적으로 직장 또는 가정에서의 주요 의무를 이행하지 못하고 있나요?"

vi. 대인관계 또는 사회적 문제가 있음을 알고 있음에도 지속적인 사용: "환각제 사용이 대인관계 또는 사회적 문제를 야기 또는 악화시키는 것으로 의심 또는 심지어 알고 있음에도 계속해서 환각제를 사용하고 있나요?"

vii. 환각제로 인한 활동 포기: "환각제 사용으로 인해 포기 또는 감소된 중요한 사회적, 직업적 또는 여가 활동이 있나요?"

viii. 위험한 상황에서의 사용: "환각제 사용이 신체적으로 위험할 수 있는 상황(예, 자동차 운전 또는 기계 조작)에서 반복적으로 환각제를 사용하고 있나요?"

ix. 신체적 또는 심리적 문제 자각에도 불구하고 지속적 사용: "환각제 사용이 마음과 신체에 문제를 초래 또는 악화시킨다고 의심 또는 심지어 알고 있음에도 계속해서, 환각제를 사용하고 있나요?"

x. 내성, 다음 중 1가지로 나타난다.

- 환각제 사용량의 뚜렷한 증가 필요: "환각제 사용으로 기대되는 효과를 얻기 위해서는 평소보다 훨씬 더 많은 양의 환각제가 필요한가요?"
- 환각제 사용 효과의 뚜렷한 감소: "평소와 동일한 양의 환각제를 사용한다면, 평소보다 효과가 훨씬 덜한가요?"

b. 변경인자

i. 명시자

- 조기 관해 상태
- 지속적 관해 상태
- 통제된 환경에 있음

ii. 심각도(펜시클리딘/기타 환각제)

- 경도 [F16.10, 570/574]: 2~3가지 증상이 나타나는 경우
- 중등도 [F16.20, 570/574]: 4~5가지 증상이 나타나는 경우

- 고도 [F16.20, 570/574]: 6가지 이상의 증상이 나타나는 경우

c. 대안: 만일 개인이 펜시클리딘 또는 기타 환각제사용장애, 펜시클리딘 또는 기타 환각제 중독, 펜시클리딘 또는 기타 환각제 금단, 펜시클리딘 또는 기타 환각제 중독 섬망, 펜시클리딘 또는 기타 환각제 금단 섬망, 펜시클리딘 또는 기타 환각제로 유발된 신경인지장애, 펜시클리딘 또는 기타 환각제로 유발된 정신병적 장애, 펜시클리딘 또는 기타 환각제로 유발된 양극성 장애, 펜시클리딘 또는 기타 환각제로 유발된 우울장애, 펜시클리딘 또는 기타 환각제로 유발된 불안장애, 펜시클리딘 또는 기타 환각제로 유발된 성기능부전, 또는 펜시클리딘 또는 기타 환각제로 유발된 수면장애로 분류될 수 없는 펜시클리딘 또는 다른 환각제 사용과 연관된 문제를 경험한다면, 명시되지 않는 펜시클리딘 또는 기타 환각제 관련장애[unspecified phenciclidine or other hallucinogen-related disorder][F16.99, 583]를 고려한다.

10. 펜시클리딘 또는 기타 환각제 중독 / Phenciclidine or Other Hallucinogen Intoxication [F16.x29, 578-581]

a. 포함: 펜시클리딘 또는 기타 환각제 사용 직후, 다음 징후 또는 증상 중 적어도 2가지가 나타나야 한다.

펜시클리딘

i. 수직적 또는 수평적 안구진탕[nystagmus]

ii. 고혈압 또는 빈맥

iii. 감각이상numbness 또는 통증에 대한 반응 감소

iv. 운동실조ataxia

v. 구음곤란Dysarthria

vi. 근육 경직muscle regidity

vii. 발작seizures 또는 혼수coma

viii. 청각과민Hyperacusis

기타 환각제

i. 동공확장

ii. 빈맥

iii. 발한: "환각제를 사용한 이래, 땀 분비량에 있어서 변화가 있나요?"

iv. 심계항진palpitations: "환각제를 사용한 이래, 평소보다 심장 박동이 더 빨라지거나, 강해지거나, 불규칙해졌나요?"

v. 흐린 시력: "환각제를 사용한 이래, 시각이 흐려졌나요?"

vi. 떨림

vii. 운동실조incoordination: "환각제를 사용한 이래, 걷거나 다른 동작을 할 때 협응이 어려워졌나요?"

b. 포함: 임상적으로 현저한 문제 있는 행동적 또는 심리적 변화가 나타나야 한다. "환각제 사용 삽화가 시작된 이래, 기분, 판단력, 타인과의 상호작용 능력 또는 시간 감각에 있어서 어떤

현저한 변화가 관찰되었나요?" "환각제 없이는 일어나지 않았을 문제 있는 활동에 참여 또는 문제 있는 생각을 한 적이 있나요?"

c. 제외: 만일 증상이 다른 의학적 상태에 의한 것이거나 다른 정신장애(다른 물질 중독 포함)에 의해 더 잘 설명된다면, 이 진단을 사용하지 않는다.

11. 흡입제사용장애 / Inhalant Use Disorder [F18.x0, 584-589]

a. 포함: 임상적으로 현저한 손상 또는 고통으로 이어지는 문제 있는 흡입제 사용 패턴이 12개월 동안 다음 중 적어도 2가지로 나타나야 한다.

i. 의도한 것보다 더 많은 양 또는 더 오랫동안 흡입제를 사용함: "흡입제 사용 시, 계획한 것보다 더 많은 양 또는 더 오랫동안 흡입제를 사용하나요?"

ii. 흡입제 사용 감소를 위한 지속적 욕구 또는 노력 실패: "흡입제 사용을 감소 또는 중단하고 싶나요?" 흡입제 사용을 감소 또는 중단을 시도했다가 실패한 적이 있나요?"

iii. 많은 시간 소모: "흡입제 취득, 사용, 또는 흡입제 사용으로부터 회복하는 데 많은 시간을 소모하고 있나요?"

iv. 갈망: "흡입제 사용에 대한 강한 갈망 또는 욕구를 경험하고 있나요?"

v. 주요 역할 의무 이행 실패: "흡입제 사용으로 인해 반복적

으로 직장 또는 가정에서의 주요 의무를 이행하지 못하고 있나요?"

vi. 대인관계 또는 사회적 문제가 있음을 알고 있음에도 지속적인 사용: "흡입제 사용이 대인관계 또는 사회적 문제를 야기 또는 악화시키는 것으로 의심 또는 심지어 알고 있음에도 흡입제를 사용하고 있나요?"

vii. 흡입제를 위한 활동 포기: "흡입제 사용으로 인해 포기 또는 감소된 중요한 사회적, 직업적 또는 여가 활동이 있나요?"

viii. 위험한 상황에서의 사용: "흡입제 사용이 신체적으로 위험할 수 있는 상황(예, 자동차 운전 또는 기계 조작)에서 반복적으로 흡입제를 사용하고 있나요?"

ix. 신체적 또는 심리적 문제 자각에도 불구하고 지속적 사용: "흡입제 사용이 마음과 신체 문제를 초래 또는 악화시키는 것으로 의심 또는 심지어 알고 있음에도 계속해서 흡입제를 사용하고 있나요?"

x. 내성, 다음 중 1가지로 나타난다.

- 흡입제 사용량의 뚜렷한 증가 필요: "흡입제 사용으로 취하거나 기대되는 효과를 얻기 위해서는 평소보다 훨씬 더 많은 양의 흡입제를 사용할 필요가 있나요?"
- 흡입제 사용 효과의 뚜렷한 감소: "만일 평소와 동일한 양의 흡입제를 사용한다면, 평소보다 효과가 훨씬 덜한

가요?"

b. 변경인자

 i. 명시자

  - 조기 관해 상태in early remission
  - 지속적 관해 상태in sustained remission
  - 통제된 환경에 있음in a controlled environment

 ii. 심각도

  - 경도 [F18.10, 585]: 2~3가지 증상이 나타나는 경우
  - 중등도 [F18.20, 585]: 4~5가지 증상이 나타나는 경우
  - 고도 [F18.20, 585]: 6가지 이상의 증상이 나타나는 경우

c. 대안: 만일 개인이 흡입제사용장애, 흡입제 중독, 흡입제 금단, 흡입제 중독 섬망, 흡입제 금단 섬망, 흡입제로 유발된 신경인지장애, 흡입제로 유발된 정신병적 장애, 흡입제로 유발된 양극성장애, 흡입제로 유발된 우울장애, 흡입제로 유발된 불안장애, 흡입제로 유발된 성기능부전, 또는 흡입제로 유발된 수면장애로 분류될 수 없는 흡입제 사용과 연관된 문제를 경험한다면, 명시되지 않는 흡입제 관련 장애unspecified inhalant-related disorder [F18.99, 540]를 고려한다.

12. 흡입제 중독 / Inhalant Intoxication [F18.x29, 589-591]

a. 포함: 의도되었든, 의도되지 않았든 단기간 고용량의 흡입제 노출 후, 다음 징후 또는 증상 중 적어도 2가지가 나타나야 한다.

i. 현기증: "흡입제를 사용한 이래, 비틀거리거나 쓰러질 것 같은 느낌이 든 적이 있나요?"
ii. 안구진탕[nystagmus]
iii. 운동실조[incoordination]: "흡입제를 사용한 이래, 보행 또는 기타 동작의 협응 곤란을 겪은 적이 있나요?"
iv. 불분명한 말
v. 불안정한 보행
vi. 무기력[lethargy]: "흡입제를 사용한 이래, 매우 졸리거나 현저한 기력 결여를 느낀 적이 있나요?"
vii. 반사 감소
viii. 정신운동 지연
ix. 떨림
x. 전반적인 근육약화
xi. 흐린 시력 또는 복시[diplopia]: "흡입제를 사용한 이래, 시력이 흐려지거나 사물이 2개로 보인 적이 있나요?"
xii. 혼미 또는 혼수
xiii. 다행감: "흡입제를 사용한 이래, 정신적 또는 신체적으로 고양되거나 강렬하게 흥분 또는 행복감이 고조된 적이 있나요?"

b. 포함: 임상적으로 현저한 문제 있는 행동적 또는 심리적 변화가 나타나야 한다. "흡입제 사용 삽화가 시작된 이래, 기분, 판단력, 타인들과의 상호작용 능력 또는 시간 감각에 어떤 현저

한 변화가 관찰된 적이 있나요?" "흡입제 사용을 하지 않았다면 발생하지 않았을 문제 있는 활동에 참여하거나 문제 있는 생각을 한 적이 있나요?

c. 제외: 증상이 다른 의학적 상태에 의한 것이거나, 다른 정신장애(다른 물질 중독 포함)에 의해 더 잘 설명된다면, 이 진단을 사용하지 않는다.

13. 아편계사용장애 / Opioid Use Disorder [F11.x0, 592-597]

a. 포함: 임상적으로 현저한 손상 또는 고통으로 이어지는 문제 있는 아편계 사용 패턴이 12개월 동안 다음 중 적어도 2가지로 나타나야 한다.

i. 의도했던 것보다 더 많은 양 또는 더 오랫동안 아편계를 사용함: "아편계 사용 시, 계획했던 것보다 더 많이, 더 오랫동안 사용하나요?"

ii. 아편계 사용 감소를 위한 지속적 욕구 또는 노력 실패: "아편계 사용량을 감소 또는 중단하고 싶나요?" "아편계 사용 감소 또는 중단을 시도했다가 실패한 적이 있나요?"

iii. 많은 시간 소모: "아편계 취득, 사용, 또는 아편계 사용으로부터 회복하는 데 많은 시간을 소모하고 있나요?"

iv. 갈망: "아편계 사용에 대한 강한 갈망 또는 욕구를 경험하고 있나요?"

v. 주요 역할 의무 이행 실패: "아편계 사용으로 인해 반복적

으로 직장 또는 가정에서의 주요 의무를 이행하지 못하고 있나요?"

vi. 대인관계 또는 사회적 문제가 있음을 알고 있음에도 지속적인 사용: "아편계 사용이 대인관계 또는 사회적 문제를 야기 또는 악화시키는 것으로 의심 또는 심지어 알고 있음에도 계속해서 아편계를 사용하고 있나요?"

vii. 아편계 사용을 위해 활동 포기: "아편계 사용으로 인해 포기 또는 감소된 사회적, 직업적 또는 여가 활동이 있나요?"

viii. 위험한 상황에서의 사용: "아편계 사용이 신체적으로 위험할 수 있는 상황(예, 자동차 운전 또는 기계 조작)에서 반복적으로 아편계를 사용해 오고 있나요?"

ix. 신체적 또는 심리적 문제 자각에도 불구하고 지속적 사용: "아편계 사용이 마음과 신체 문제를 초래 또는 악화시키는 것으로 의심 또는 심지어 알고 있음에도 아편계를 사용하고 있나요?"

x. 내성, 다음 중 1가지로 나타난다.

- 아편계 사용량의 뚜렷한 증가 필요: "아편계 사용으로 취하거나 기대되는 효과를 얻기 위해 평소보다 훨씬 더 많은 양의 아편계가 필요한가요?"
- 아편계 사용 효과의 뚜렷한 감소(의학적 감독하에서 투여되는 아편계 치료약물 제외): "평소와 동일한 양의 아편계

를 사용한다면, 평소보다 효과가 훨씬 덜한가요?"

xi. 금단, 다음 중 1가지로 나타난다.
   - 특유의 아편계 금단 증후군: "아편계 사용 중단 시, 금단증상을 겪게 되나요?"
   - 금단 증상 해소 또는 회피를 위한 동일한 또는 밀접한 관련 물질 사용: "아편계 금단을 막기 위해 아편계 또는 다른 물질을 사용한 적이 있나요?"

b. 변경인자
   i. 명시자
      - 조기 관해 상태
      - 지속적 관해 상태
      - 유지치료 중[on maintenance therapy]
      - 통제된 환경에 있음
   ii. 심각도
      - 경도 [F11.10, 593]: 2~3가지 증상이 나타나는 경우
      - 중등도 [F11.20, 593]: 4~5가지 증상이 나타나는 경우
      - 고도 [F11.20, 593]: 6가지 이상의 증상이 나타나는 경우

c. 대안: 만일 개인이 아편계사용장애, 아편계 중독, 아편계 금단, 아편계 중독 섬망, 아편계 금단 섬망, 아편계로 유발된 신경인지장애, 아편계로 유발된 정신병적 장애, 아편계로 유발된 양극성장애, 아편계로 유발된 우울장애, 아편계로 유발된 불안장애, 아편계로 유발된 성기능부전, 또는 아편계로 유발된

수면장애로 분류될 수 없는 아편계 사용과 연관된 문제를 경험한다면, 명시되지 않는 아편계 관련 장애unspecified opioid-related disorder[F11.99, 601]를 고려한다.

14. 아편계 중독 / Opioid Intoxication [F11.x2x, 598-599]

a. 포함: 아편계 사용 직후에 동공수축pupillary constriction과 다음 징후 또는 증상 중 적어도 1가지가 나타나야 한다.
   i. 졸음 또는 혼수
   ii. 불분명한 말
   iii. 집중력 또는 기억력 손상
b. 포함: 임상적으로 현저한 문제 있는 행동적 또는 심리적 변화가 나타나야 한다. "아편계 사용 삽화가 시작된 이래, 기분, 판단력, 타인들과의 상호작용 능력 또는 시간 감각에 있어서 어떤 현저한 변화가 관찰된 적이 있나요?" "만일 아편계 사용을 하지 않았다면 하지 않았을 문제 있는 활동에 참여하거나 문제 있는 생각을 해 본 적이 있나요?"
c. 제외: 만일 증상이 다른 의학적 상태에 의한 것이거나, 다른 정신장애(다른 물질 중독 포함)에 의해 더 잘 설명된다면, 이 진단을 사용하지 않는다.
d. 변경인자
   i. 지각 장해 동반 [F11.x22, 598]

15. 아편계 금단 / Opioid Withdrawal [F11.23, 599-601]

a. 포함: 과도하고 장기적인 아편계 사용을 중단(또는 감소) 후 수분에서 수일 이내 또는 일정 기간 동안 아편계 사용 후 아편계 길항제[antagonist] 투여 후 발달하는 다음 증상 중 적어도 3가지가 나타나야 한다.

   i. 불쾌한 기분: "지난 이틀 동안, 평소보다 더 기분이 가라앉거나 우울했던 적이 있나요?"
   ii. 메스꺼움 또는 구토: "지난 이틀 동안, 속이 아프거나, 메스껍거나, 토한 적이 있었나요?"
   iii. 근육통: "지난 이틀 동안, 근육통 또는 통증을 경험한 적이 있나요?"
   iv. 누루/눈물분비[Lacrimation] 또는 비루/콧물분비[rhinorrhea]: "지난 이틀 동안, 울고 싶지 않았을 때 눈물을 흘린 적이 있나요?" "평소보다 더 많은 콧물이 흐르거나, 코에서 투명한 액체가 분비된 적이 있나요?"
   v. 동공확장, 입모/털세움[piloerection] 또는 발한
   vi. 설사: "지난 이틀 동안, 평소보다 더 자주 변을 보거나 변이 더 무른 적이 있나요?"
   vii. 하품: "지난 이틀 동안, 평소보다 훨씬 더 자주 하품을 했나요?"
   viii. 열
   ix. 불면: "지난 이틀 동안, 수면 개시 또는 유지에 어려움이

있었나요?"

b. 제외: 만일 증상이 다른 의학적 상태에 의한 것이거나, 다른 정신장애(예, 다른 물질 중독 또는 금단)로 더 잘 설명된다면, 이 진단을 사용하지 않는다.

16. 진정제, 수면제, 또는 항불안제 사용장애 / Sedative, Hypnotic, or Anxiolytic Use Disorder [F13.x0, 602-608]

a. 포함: 임상적으로 현저한 손상 또는 고통으로 이어지는 문제 있는 진정제[sedative], 수면제[hypnotic] 또는 항불안제[anxiolytic] 사용 패턴이 12개월 동안 다음 중 적어도 2가지로 나타나야 한다.

i. 의도했던 것보다 더 많은 양 또는 더 오랫동안 진정제, 수면제, 또는 항불안제 사용: "진정제, 수면제, 또는 항불안제 사용 시, 계획했던 것보다 더 많은 양을 또는 더 오랫동안 사용하나요?"

ii. 진정제, 수면제, 또는 항불안제 사용 감소를 위한 지속적 욕구 또는 노력 실패: "진정제, 수면제, 또는 항불안제 사용을 감소 또는 중단하고 싶나요?" "이러한 물질 사용 감소 또는 중단을 시도했다가 실패한 적이 있나요?"

iii. 많은 시간 소모: "진정제, 수면제, 또는 항불안제 취득과 사용, 또는 진정제, 수면제 또는 항불안제 사용으로부터 회복하는 데 많은 시간을 보내고 있나요?"

iv. 갈망: "진정제, 수면제, 또는 항불안제 사용에 대한 강한 갈망 또는 욕구를 경험하고 있나요?"

v. 주요 역할 의무 이행 실패: "진정제, 수면제, 또는 항불안제 사용으로 인해 반복적으로 직장 또는 가정에서의 주요 의무를 이행하지 못하고 있나요?"

vi. 대인관계 또는 사회적 문제가 있음을 알고 있음에도 지속적인 사용: "진정제, 수면제, 또는 항불안제 사용이 대인관계 또는 사회적 문제를 야기 또는 악화시키는 것으로 의심 또는 심지어 알고 있음에도 계속해서 진정제, 수면제 또는 항불안제를 사용하고 있나요?"

vii. 진정제, 수면제, 또는 항불안제 사용을 위해 활동 포기: "진정제, 수면제, 또는 항불안제 사용으로 인해 포기 또는 감소된 중요한 사회적, 직업적 또는 여가 활동이 있나요?"

viii. 위험한 상황에서의 사용: "진정제, 수면제, 또는 항불안제 사용이 신체적으로 위험할 수 있는 상황(예, 자동차 운전 또는 기계 조작)에서 반복적으로 진정제, 수면제 또는 항불안제를 사용하고 있나요?"

ix. 신체적 또는 심리적 문제 자각에도 불구하고 지속적 사용: "진정제, 수면제, 또는 항불안제 사용이 마음과 신체 문제를 초래 또는 악화시키는 것으로 의심 또는 심지어 알고 있음에도 진정제, 수면제, 또는 항불안제를 사용하고 있나요?"

x. 내성, 다음 중 1가지로 나타난다.

- 진정제, 수면제, 또는 항불안제 사용량의 뚜렷한 증가 필요: "진정제, 수면제, 또는 항불안제 사용으로 취하거나 기대되는 효과를 얻기 위해 평소보다 훨씬 더 많은 양의 진정제, 수면제, 또는 항불안제가 필요한가요?"
- 진정제, 수면제, 또는 항불안제 사용 효과의 뚜렷한 감소: "평소와 동일한 양의 진정제, 수면제, 또는 항불안제를 사용한다면, 평소보다 효과가 훨씬 덜한가요?"

xi. 금단, 다음 중 1가지로 나타난다.

- 특유의 진정제, 수면제, 또는 항불안제 금단 증후군: "진정제, 수면제 또는 항불안제 사용 중단 시, 금단 증상을 겪게 되나요?"
- 금단 증상 해소 또는 회피를 위한 동일한 또는 밀접한 관련 물질 사용: "금단을 막기 위해 진정제, 수면제, 또는 항불안제 또는 다른 물질을 사용한 적이 있나요?"

b. 변경인자

i. 명시자

- 조기 관해 상태
- 지속적 관해 상태
- 통제된 환경에 있음

ii. 심각도

- 경도 [F13.10, 603]: 2~3가지 증상이 나타나는 경우
- 중등도 [F13.20, 603]: 4~5가지 증상이 나타나는 경우

• 고도 [F13.20, 603]: 6가지 이상의 증상이 나타나는 경우

c. 대안: 만일 개인이 ① 진정제, 수면제, 또는 항불안제 사용장애, ② 진정제, 수면제, 또는 항불안제 중독, ③ 진정제, 수면제, 또는 항불안제 금단, ④ 진정제, 수면제, 또는 항불안제 중독 섬망, ⑤ 진정제, 수면제, 또는 항불안제 금단 섬망, ⑥ 진정제, 수면제, 또는 항불안제로 유발된 신경인지장애, ⑦ 진정제, 수면제, 또는 항불안제로 유발된 정신병적 장애, ⑧ 진정제, 수면제, 또는 항불안제로 유발된 양극성장애, ⑨ 진정제, 수면제, 또는 항불안제로 유발된 우울장애, ⑩ 진정제, 수면제, 또는 항불안제로 유발된 불안장애, ⑪ 진정제, 수면제, 또는 항불안제로 유발된 성기능부전, 또는 ⑫ 진정제, 수면제, 또는 항불안제로 유발된 수면장애로 분류될 수 없는 진정제, 수면제, 또는 항불안제 사용과 연관된 문제를 경험한다면, 명시되지 않는 진정제, 수면제, 또는 항불안제 관련 장애unspecified sedative, hypnotic, or anxiolytic-related disorder[F13.99, 560]를 고려한다.

17. 진정제, 수면제, 또는 항불안제 중독 / Sedative, Hypnotic, or Anxiolytic Intoxication [F13.x29, 608-610]

a. 포함: 진정제, 수면제, 또는 항불안제 사용 직후 다음 징후 또는 증상 중 1가지가 나타나야 한다.

i. 불분명한 말

ii. 운동실조

iii. 불안정한 보행

iv. 안구진탕

v. 인지 손상(즉, 주의력 또는 기억)

vi. 혼미 또는 혼수

b. 포함: 임상적으로 현저한 부적응적인 행동적 또는 심리적 변화가 필수로 요구된다. "진정제, 수면제, 또는 항불안제 사용을 시작한 이래, 기분, 판단력, 타인들과의 상호작용 능력 또는 시간 감각에 현저한 변화가 관찰된 적이 있나요?" "진정제, 수면제, 또는 항불안제 사용이 없었다면 발생하지 않았을 문제 있는 활동에의 참여 또는 문제 있는 생각을 한 적이 있나요?"

c. 제외: 만일 증상이 다른 의학적 상태에 의한 것이거나, 다른 정신장애(다른 물질 중독 포함)에 의해 더 잘 설명된다면, 이 진단을 사용하지 않는다.

18. 진정제, 수면제, 또는 항불안제 금단 / Sedative, Hypnotic, or Anxiolytic Withdrawal [F13.23x, 610-612]

a. 포함: 과도하고 장기적인 진정제, 수면제, 또는 항불안제 사용(또는 감소) 후 몇 시간에서 며칠 이내에 발달되는 다음 증상 중 적어도 2가지가 나타나야 한다.

i. 자율신경계 항진

ii. 손 떨림

iii. 불면: "지난 이틀 동안, 수면 개시 및 유지가 평소보다 더 어려운 적이 있었나요?”

iv. 메스꺼움 또는 구토: “지난 이틀 동안, 속이 아프거나, 메스껍거나, 토한 적이 있었나요?”

v. 일시적인 환시, 환촉, 환청 또는 착각: “지난 이틀 동안, 마음이 혼동을 일으키는 것에 대해 걱정했던 경험(예, 다른 사람들이 할 수 없는 시각, 청각 또는 촉각)한 적이 있었나요?”

vi. 정신운동 초조

vii. 불안: “지난 이틀 동안, 평소보다 더 걱정 또는 불안했나요?”

viii. 대발작

b. 제외: 만일 증상이 다른 의학적 상태에 의한 것이거나, 다른 정신장애(예, 다른 물질 중독 또는 금단)로 더 잘 설명된다면, 이 진단을 사용하지 않는다.

c. 변경인자

i. 명시자

- 지각 장해 동반 [F13.232, 610]

19. 자극제사용장애 / Stimulant Use Disorder [F1x.x0, 613-619]

a. 포함: 임상적으로 현저한 손상 또는 고통으로 이어지는 문제 있는 자극제 사용 패턴이 12개월 동안 다음 중 적어도 2가지로 나타나야 한다.

i. 의도했던 것보다 더 많은 양 또는 더 오랫동안 자극제 사

용: "자극제 사용 시, 계획했던 것보다 더 많은 양 또는 더 오랫동안 사용하나요?"

ii. 자극제 사용 감소를 위한 지속적 욕구 또는 노력 실패: "자극제 사용량을 감소 또는 중단하고 싶나요?" "자극제 사용을 감소 또는 중단을 시도했다가 실패한 적이 있나요?"

iii. 많은 시간 소모: "자극제 취득, 자극제 사용, 또는 자극제 사용으로부터 회복하는 데 많은 시간을 소모하고 있나요?"

iv. 갈망: "자극제 사용에 대한 강한 갈망 또는 욕구를 경험하고 있나요?"

v. 주요 역할 의무 이행 실패: "자극제 사용으로 인해 반복적으로 가정 또는 직장에서의 주요 의무를 이행하지 못하고 있나요?"

vi. 대인관계 또는 사회적 문제가 있음을 알고 있음에도 지속적인 사용: "자극제 사용이 대인관계 또는 사회적 문제를 야기 또는 악화시키는 것으로 의심 또는 심지어 알고 있음에도 계속해서 자극제를 사용하고 있나요?"

vii. 자극제를 위해 활동 포기: "자극제 사용으로 인해 포기 또는 감소된 중요한 사회적, 직업적, 또는 여가 활동이 있나요?"

viii. 위험한 상황에서의 사용: "자극제의 사용이 신체적으로 위험할 수 있는 상황(예, 자동차 운전 또는 기계 조작)에서 반복적으로 자극제를 사용하고 있나요?"

ix. 신체적 또는 심리적 문제 자각에도 불구하고 지속적 사용: "자극제 사용이 마음과 신체 문제를 초래 또는 악화시키는 것으로 의심 또는 심지어 알고 있음에도 계속해서 자극제를 사용하고 있나요?"

x. 내성, 다음 중 1가지로 나타난다.

주: 이 기준은 환자가 의학적 감독하에 처방된 자극제를 복용하는 경우에는 해당되지 않음

- 자극제 사용량의 뚜렷한 증가 필요: "자극제 사용으로 취하거나 기대되는 효과를 얻기 위해서는 평소보다 훨씬 더 많은 양의 자극제가 필요한가요?"
- 자극제 사용 효과의 뚜렷한 감소: "평소와 동일한 양의 자극제를 사용한다면, 평소보다 효과가 훨씬 덜한가요?"

xi. 금단, 다음 중 1가지로 나타난다.

주: 이 기준은 환자가 의학적 감독하에 처방된 자극제를 복용하는 경우에는 해당되지 않음

- 특유의 자극제 금단 증후군: "자극제 사용 중단 시, 금단 증상을 겪게 되나요?"
- 금단 증상 해소 또는 회피를 위한 동일한 또는 밀접한 관련 물질 사용: "금단을 막기 위해 자극제 또는 다른 물질을 사용해 본 적이 있나요?"

b. 변경인자

i. 자극제를 명시할 것

- 암페타민류 물질[amphetamine-type substance]
- 코카인[cocaine]
- 달리 명시된 또는 명시되지 않는 자극제

ii. 명시자

- 조기 관해 상태
- 지속적 관해 상태
- 통제된 환경에 있음

iii. 심각도

- 경도 [F1x.10, 614]: 2~3가지 증상이 나타나는 경우
- 중등도 [F1x.20, 615]: 4~5가지 증상이 나타나는 경우
- 고도 [F1x.20, 615]: 6가지 이상의 증상이 나타나는 경우

c. 대안: 만일 개인이 자극제사용장애, 자극제 중독, 자극제 금단, 자극제 중독 섬망, 자극제 금단 섬망, 자극제로 유발된 신경인지장애, 자극제로 유발된 정신병적 장애, 자극제로 유발된 양극성장애, 자극제로 유발된 우울장애, 자극제로 유발된 불안장애, 자극제로 유발된 성기능부전, 또는 자극제로 유발된 수면장애로 분류될 수 없는 자극제 사용과 연관된 문제를 경험하고 있다면, 명시되지 않는 자극제 관련 장애[unspecfied stimulant-related disorder][F1x.99, 623]를 고려한다.

20. 자극제 중독 / Stimulant Intoxication [F1x.x2x, 620-621]

a. 포함: 자극제 사용 직후 다음 징후, 또는 증상 중 적어도 2가지가 나타나야 한다.
   i. 빈맥tachycardia 또는 서맥bradycardia
   ii. 동공확장
   iii. 혈압 상승 또는 저하
   iv. 발한 또는 오한: "지난 2시간 동안, 평소보다 더 심한 오한 또는 발한을 경험한 적이 있나요?"
   v. 메스꺼움 또는 구토: "지난 2시간 동안, 속이 아프거나, 메스껍거나, 토한 적이 있나요?"
   vi. 체중감소의 증거
   vii. 정신운동 초조
   viii. 근육약화, 호흡억제, 가슴 통증 또는 심부정맥
   ix. 혼돈, 발작, 운동이상, 근육긴장이상 또는 혼수

b. 포함: 임상적으로 현저한 문제 있는 행동적 또는 심리적 변화가 나타나야 한다. "자극제 사용 삽화가 시작된 이래, 기분, 판단력, 타인들과의 상호작용 능력 또는 시간 감각에 현저한 변화가 관찰된 적이 있나요?" "자극제 사용이 없었다면 일어나지 않았을 문제 있는 활동에의 참여 또는 문제 있는 생각을 해 본 적이 있나요?"

c. 제외: 만일 다른 의학적 상태에 기인되거나, 다른 의학적 상태(다른 물질 중독 포함)에 의해 더 잘 설명된다면, 이 진단을 사용

하지 않는다.

d. 변경인자

i. 명시자

- 중독 물질을 명시할 것: 암페타민, 코카인 또는 기타 자극제
- 지각 장해 동반 [F1x.x29, 620]

21. 자극제 금단 / Stimulant Withdrawal [F1x.23, 621-623]

a. 포함: 과도한 또는 장기적인 자극제 사용을 중단(또는 감소) 후, 몇 시간에서 며칠 이내에 발달되는 다음 증상이 나타나야 한다.

i. 불쾌한 기분: "지난 몇 시간 또는 며칠 동안, 평소보다 훨씬 더 기분이 가라앉거나 우울했나요?"

b. 포함: 또한 동시에 발달되는 다음 증상 중 적어도 2가지가 나타나야 한다.

i. 피로: "지난 몇 시간 또는 며칠 동안, 극도로 졸리거나 피곤했나요?"

ii. 생생하고 불쾌한 꿈: "지난 몇 시간 또는 며칠 동안, 특이하게 생생하고 불쾌한 꿈을 꾸었나요?"

iii. 불면 또는 과다수면증: "지난 몇 시간 또는 며칠 동안, 수면 개시 및 유지가 평소보다 더 어려웠나요?" "그렇지 않으면, 평소보다 훨씬 더 잠을 많이 잤나요?"

iv. 식욕 증가: "지난 몇 시간 또는 며칠 동안, 평소보다 훨씬 더 음식에 대한 욕구가 컸나요?"

v. 정신운동 지연 또는 초조

c. 제외: 만일 증상이 다른 의학적 상태에 의한 것이거나, 다른 정신장애(예, 다른 물질 중독 또는 금단)로 더 잘 설명된다면, 이 진단을 사용하지 않는다.

d. 변경인자

i. 명시자

- 중독 물질을 명시할 것: 암페타민, 코카인 또는 기타 자극제

22. 담배사용장애 / Tobacco Use Disorder [xxx.x, 624-628]

a. 포함: 임상적으로 현저한 손상 또는 고통으로 이어지는 문제 있는 흡연 패턴이 12개월 동안 다음 중 적어도 2가지로 나타나야 한다.

i. 의도했던 것보다 더 많은 양 또는 더 오랫동안 흡연: "흡연 시, 계획했던 것보다 더 많이 또는 더 오랫동안 사용하나요?"

ii. 흡연 감소를 위한 지속적 욕구 또는 시도 실패: "흡연을 감소 또는 중단하고 싶나요?" "흡연을 감소 또는 중단을 시도했다가 실패한 적이 있나요?"

iii. 많은 시간 소모: "담배 취득, 흡연, 또는 흡연으로부터 회

복하는 데 많은 시간을 소모하고 있나요?"

iv. 갈망: "흡연에 대한 강한 갈망 또는 욕구를 경험하고 있나요?"

v. 주요 역할 의무 이행 실패: "흡연으로 인해 반복적으로 직장 또는 가정에서의 주요 의무를 이행하지 못하고 있나요?"

vi. 대인관계 또는 사회적 문제가 있음을 알고 있음에도 지속적인 사용: "흡연이 대인관계 또는 사회적 문제를 야기 또는 악화시키는 것으로 의심 또는 심지어 알고 있음에도 계속해서 흡연하고 있나요?"

vii. 담배를 위해 활동 포기: "흡연으로 인해 포기 또는 감소된 중요한 사회적, 직업적, 또는 여가 활동이 있나요?"

viii. 위험한 상황에서의 사용: "흡연이 신체적으로 위험할 수 있는 상황(예, 침대에서의 흡연)에서 반복적으로 흡연하고 있나요?"

ix. 신체적 또는 심리적 문제 자각에도 불구하고 지속적 사용: "흡연이 마음과 신체에 문제를 야기 또는 악화시키는 것으로 의심 또는 심지어 알고 있음에도 흡연하고 있나요?"

x. 내성, 다음 중 1가지로 나타난다.

- 흡연량의 뚜렷한 증가 필요: "흡연의 기대되는 효과를 얻기 위해 평소보다 훨씬 더 많은 양의 흡연을 필요로 하나요?"
- 흡연 효과의 뚜렷한 감소: "평소와 동일한 양의 담배를

흡연한다면, 평소보다 효과가 훨씬 덜한가요?"

xi. 금단, 다음 중 1가지로 나타난다.

- 특유의 담배 금단 증후군: "흡연 중단 시, 금단 증상을 겪게 되나요?"
- 금단 증상 해소 또는 회피를 위한 동일한 물질 사용: "담배 금단 증상을 피하거나 해소하기 위해 흡연해 본 적이 있나요?"

b. 변경인자

i. 명시자

- 조기 관해 상태
- 지속적 관해 상태
- 유지치료 중
- 통제된 환경에 있음

ii. 심각도

- 경도 [Z72.0, 625]: 2~3가지 증상이 나타나는 경우
- 중등도 [F17.200, 625]: 4~5가지 증상이 나타나는 경우
- 고도 [F17.200, 625]: 6가지 이상의 증상이 나타나는 경우

c. 대안: 만일 개인이 특정 진단에 부합되지 않는 흡연과 연관이 있는 임상적으로 현저한 문제를 경험하고 있다면, 명시되지 않는 담배 관련 장애[unspecified tobacco-related disorder][F17.209, 630]를 고려한다.

23. 담배 금단 / Tobacco Wirhdrawal [F17.203, 628-630]

a. 포함: 적어도 여러 주 동안 매일 해 왔던 흡연을 중단(또는 감소) 후 24시간 이내에 발달되는 다음 징후 또는 증상 중 적어도 4가지가 나타나야 한다.

   i. 과민성, 좌절 또는 분노: "지난 24시간 동안, 평소보다 과민성, 좌절 또는 분노감을 느꼈나요?"

   ii. 불안: "지난 24시간 동안, 평소보다 더 걱정 또는 불안했나요?"

   iii. 집중곤란: "지난 24시간 동안, 과업 또는 활동에 대한 초점 유지에 어려움이 있었나요?"

   iv. 식욕 증가: "지난 24시간 동안, 평소보다 더 음식에 대한 욕구가 컸었나요?"

   v. 안절부절못함: "지난 24시간 동안, 평소보다 차분한 상태를 유지할 수 없었나요?"

   vi. 우울 기분: "지난 24시간 동안, 평소보다 더 기분이 가라앉거나 우울했나요?"

   vii. 불면: "지난 24시간 동안, 수면 개시 또는 유지에 어려움이 있었나요?"

b. 제외: 만일 증상이 다른 의학적 상태에 의한 것이거나, 다른 정신장애(예, 다른 물질 중독 또는 금단)로 더 잘 설명된다면, 이 진단을 사용하지 않는다.

24. 기타(또는 미상의) 물질 사용 장애 / Other (or Unknown) Substance Use Disorder [F19.x0, 630-634]

a. 포함: 임상적으로 현저한 손상 또는 고통으로 이어지는, 이전에 수록된 다른 물질 범주 내에 분류될 수 없었던 중독 물질의 문제 있는 사용 패턴이 12개월 동안 다음 중 적어도 2가지로 나타나야 한다.

   i. 의도했던 것보다 더 많은 양 또는 더 오랫동안 물질을 사용함: "물질 사용 시, 계획했던 것보다 더 자주 또는 더 오랫동안 사용하나요?"

   ii. 물질 사용 감소를 위한 지속적 욕구 또는 시도 실패: "물질 사용을 감소 또는 중단하고 싶나요?" "물질 사용을 감소 또는 중단을 시도했다가 실패한 적이 있나요?"

   iii. 많은 시간 소모: "물질 취득, 물질 사용, 또는 물질 사용으로부터 회복하는 데 많은 시간을 소모하고 있나요?"

   iv. 갈망: "물질 사용에 대한 강한 갈망 또는 욕구를 경험하고 있나요?"

   v. 주요 역할 의무 이행 실패: "물질 사용으로 인해 반복적으로 직장 또는 가정에서의 주요 의무를 이행하지 못하고 있나요?"

   vi. 대인관계 또는 사회적 문제가 있음을 알고 있음에도 지속적인 사용: "물질 사용이 대인관계 또는 사회적 문제를 야기 또는 악화시키는 것으로 의심, 또는 심지어 알고 있음에도 계속해서 물질을 사용하고 있나요?"

vii. 물질을 위해 활동 포기: "물질 사용으로 인해 포기 또는 감소된 중요한 사회적, 직업적, 또는 여가 활동이 있나요?"

viii. 위험한 상황에서의 사용: "물질 사용이 신체적으로 위험할 수 있는 상황(예, 자동차 운전 또는 기계 조작)에서 반복적으로 물질을 사용하고 있나요?"

ix. 신체적 또는 심리적 문제 자각에도 불구하고 지속적 사용: "물질 사용이 마음과 신체 문제를 초래 또는 악화시키는 것으로 의심 또는 심지어 알고 있음에도 계속해서 물질을 사용하고 있나요?"

x. 내성, 다음 중 1가지로 나타난다.

- 물질 사용량의 뚜렷한 증가 필요: "물질 사용으로 취하거나 기대되는 효과를 얻기 위해서는 평소보다 훨씬 더 많은 양의 물질을 필요로 하나요?"
- 물질 사용 효과의 뚜렷한 감소: "평소와 동일한 양의 물질을 사용한다면, 평소보다 효과가 훨씬 덜한가요?"

xi. 금단, 다음 중 1가지로 나타난다.

- 특유의 물질 금단 증후군: "물질 사용 중단 시, 금단 증상을 겪게 되나요?"
- 금단 증상 해소 또는 회피를 위한 동일한 또는 밀접한 관련 물질 사용: "물질 금단 방지를 위해 물질 또는 다른 물질을 사용한 적이 있나요?"

b. 변경인자

i. 명시자

- 조기 관해 상태
- 지속적 관해 상태
- 통제된 환경에 있음

ii. 심각도

- 경도 [F19.10, 631]: 2~3가지 증상이 나타나는 경우
- 중등도 [F19.20, 631]: 4~5가지 증상이 나타나는 경우
- 고도 [F19.20, 631]: 6가지 이상의 증상이 나타나는 경우

25. 기타(또는 미상의) 물질 중독 / Other (or Unknown) Substance Intoxication [F19.x29, 634-636]

a. 포함: 다른 곳에 수록되지 않은 또는 미상의 물질의 최근 섭취(또는 노출)에 기인되는 가역적 물질 특이 증후군이 발달한다.

b. 포함: 임상적으로 현저한 문제 있는 행동적 또는 심리적 변화가 나타나야 한다. "물질 사용이 시작된 이래, 기분, 판단력, 타인들과의 상호작용 능력 또는 시간 감각에 현저한 변화 관찰되었나요?" "이 물질을 사용하지 않았다면 일어나지 않았을 문제 있는 활동에의 참여 또는 문제 있는 생각을 한 적이 있나요?"

c. 제외: 만일 증상이 다른 의학적 상태에 의한 것이거나, 다른 정신장애(다른 물질 중독 포함)에 의해 더 잘 설명된다면, 이 진단을 사용하지 않는다.

26. 기타(또는 미상의) 물질 금단 / Other (or Unknown) Substance Withdrawal [F19.239, 636-638]

a. 포함: 과도하고 장기적인 물질 사용의 중단(또는 감소) 직후 물질 특이 증후군substance-specific syndrome이 발달한다.

b. 포함: 사회적, 직업적, 또는 기타 중요한 기능 영역에서 임상적으로 현저한 고통 또는 손상이 필수로 요구된다.

c. 제외: 증상이 다른 의학적 상태에 기인되거나, 다른 정신장애(다른 물질 금단 포함)에 의해 더 잘 설명된다면, 이 진단을 사용하지 않는다.

27. 도박장애 / Gambling Disorder [F63.0, 639-643]

a. 포함: 적어도 12개월 동안 지속되는 임상적으로 현저한 손상 또는 고통으로 이어지는 지속적이고 반복적인 문제 있는 도박이 다음 증상 중 적어도 4가지로 나타나야 한다.

  i. 도박에 대한 소비 증가: "도박으로부터 원하는 흥분을 얻기 위해 돈 액수가 늘어나고 있나요?"

  ii. 중단 시 과민해짐: "도박 감소 또는 중단 시도 시, 과민하거나 초조해지나요?"

  iii. 중단할 수 없음: "여러 차례 도박을 감소 또는 중단하려는 노력이 실패로 돌아갔나요?"

  iv. 집착: "도박에 집착하고 있나요?"

  v. 고통스러울 때 도박을 함: "불안해지거나, 기분이 가라앉

거나, 무기력해질 때, 도박을 하나요?"

vi. 손실액을 메우려는 시도: "돈을 잃은 후, 이를 메우기 위해 다시 도박을 하고 있나요?"

vii. 거짓말: "도박 액수를 숨기기 위해 거짓말을 하나요?"

viii. 관계 상실: "도박으로 인해 관계, 직장 또는 기회를 상실해 오고 있나요?"

ix. 돈을 빌림: "도박에 의해 초래된 절망적인 재정상태를 만회하기 위해 돈 조달을 다른 사람들에게 의존해야 하나요?"

b. 제외: 도박 행동이 조증 삽화에 의해 더 잘 설명될 수 있다면, 이 진단을 사용하지 않는다.

c. 변경인자

i. 경과

- 삽화성: 진단기준에 충족되는 것이 1회 이상이며, 도박장애 사이에 적어도 수개월 동안 증상이 감소된 시기가 있는 경우
- 지속성: 진단기준을 수년간 충족시키는 증상이 지속되는 경우
- 조기 관해 상태
- 지속적 관해 상태

ii. 심각도

- 경도: 4~5가지 증상이 나타나는 경우
- 중등도: 6~7가지 증상이 나타나는 경우
- 고도: 8~9가지 증상이 나타나는 경우

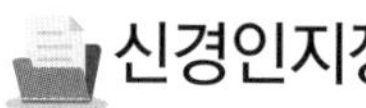

신경인지장애
Neurocognitive Disorders

DSM-5, pp. 645-702

☐ 선별질문: “집중력 또는 기억력에 문제가 있어 왔나요?” “어느 정도로 이러한 문제를 겪고 있는지 좀 더 말해 줄 수 있나요?”

☐ 만일 ‘예’라고 답하면, 다음의 질문을 한다: “이러한 경험이 친구나 가족, 직장 또는 다른 장면에서 심각한 문제를 초래한 적이 있나요?”

- 만일 개인이 와해된 상태라면, 섬망 기준으로 이동한다.
- 만일 개인이 지남력이 있지만 인지 문제를 경험하고 있다면, 다음의 질문을 한다: “이전처럼 독립적인 생활이 가능한가요? 예를 들면, 이전처럼 요리를 하고 치료약물을 꼬박꼬박 챙겨 드실 수 있나요?”
  - 만일 개인이 ‘예’라고 답하면, 경도신경인지장애 기준으로 이동한다.
  - 만일 개인 또는 보호자가 ‘아니요’라고 답하면, 주요신경인지장애 기준으로 이동한다.

1. 섬망 / Delirium [F1x.x21, 650-655]

   a. 포함: 보통 진단적 질문을 통해서보다는 검진(특히, 간편 정신상태검사mini-mental status examination[MMSE])을 통해 평가되는 다음 장해

중 3가지 모두가 나타나야 한다.

i. 주의[attention] 및 의식[awareness] 장해: 주의 이동, 집중, 유지, 전환 능력 감소로 나타남

ii. 장해: 하루 경과 동안 변동을 보이는 경향이 있는 심각도로, 짧은 기간(몇 시간에서 며칠) 동안 발달되는 기저 상태로부터의 급격한 변화로 나타남

iii. 인지 변화(예, 기억 결손, 지남력 장해, 언어 장해, 시공간 능력 또는 지각).

b. 제외

i. 만일 인지 변화가 기존의, 이미 진단이 내려졌거나, 발달 중인 신경인지장애에 의해 더 잘 설명된다면, 이 진단을 사용하지 않는다.

ii. 만일 인지 장해가 심각한 각성수준 감소(예, 혼수)의 맥락에서 발생한다면, 이 진단을 사용하지 않는다.

iii. 만일 인지 장해가 다른 의학적 상태, 물질 중독 또는 금단, 또는 독소에의 노출의 직접적인 생리적 결과 또는 다중 병인으로 인한 것이라면, 이 진단을 사용하지 않는다.

c. 변경인자

i. 아형

- 물질 중독 섬망 [F1x.x21, 651−652]: 앞의 포함 기준 i과 iii이 임상상[clinical picture]에서 두드러질 때 물질 중독 대신 사용한다.

- 물질 금단 섬망 [F1x.23x, 650]: 앞의 포함 기준 i과 iii이 임상상에서 두드러질 때 물질 금단 대신 사용한다.
- 치료약물로 유발된 섬망 [F1x.921, 650–651]: 포함 기준 i과 iii이 처방된 치료약물의 부작용으로 발생하는 경우에 사용한다.
- 다른 의학적 상태로 인한 섬망 [F05, 651]
- 다중변인으로 인한 섬망 [F05, 651]

ii. 명시자
- 경과
  - 급성: 몇 시간 또는 며칠 간 지속되는 경우
  - 지속성: 몇 주 또는 몇 개월 지속되는 경우
- 기술적 양상
  - 과활동성
  - 저활동성
  - 혼재성 활동수준

d. 대안: 만일 개인이 섬망을 경험하고 있는 이유를 결정할 수 없거나, 섬망이 아증후군성[subsyndromal]이라면, 명시되지 않는 섬망[unspecified delirium][R41.0, 656]을 고려한다. 만일 개인의 증상이 섬망 기준에 완전히 충족되지 않는 구체적인 이유를 소통하고 싶다면, 달리 명시된 섬망[other specified delirium][R41.0, 656]을 고려한다. 이에 대한 예로는 약화된 섬망 증후군[attenuated delirium syndrome]이 있다.

2. 경도신경인지장애 / Mild Neurocognitive Disorder [G31.84, 656-665]
   a. 포함: 보통 진단적 질문을 통해서보다는 검사(특히, 간편 정신상태검사[mini-mental status examination][MMSE])를 통해 평가되는 1가지 이상의 인지 영역(복합적 주의[complex attention], 집행 기능, 학습과 기억, 언어, 지각 운동, 또는 사회 인지)에서 경미한 인지 저하의 증거가 다음 중 <u>2가지 모두</u>를 토대로 나타나야 한다.
      i. 유의한 수준의 인지 저하가 발생했다는 개인, 잘 아는 정보제공자 또는 임상가의 염려
      ii. 인지 수행의 경미한 손상이 표준화된 신경심리검사(이 검사가 여의치 않은 경우, 다른 정량적 임상 평가)에 의해 입증됨
   b. 포함: 더 큰 노력, 보상전략 또는 조정이 필수로 요구될 수는 있지만, 인지 결손이 일상 활동에서 독립적인 생활 능력을 저해하지 않는다.
   c. 제외: 인지 손상이 섬망의 맥락에 한해서 발생하거나 주로 다른 정신장애의 결과라면, 이 진단을 사용하지 않는다.
   d. 변경인자
      i. 아형(다음의 주요신경인지장애 절의 설명 참조)
         - 알츠하이머병 [G31.84, 665-669]
         - 전두측두엽 변성 [G31.84, 670-674]
         - 루이소체병 [G31.84, 674-677]
         - 혈관성 질환 [G31.84, 677-680]
         - 외상성 뇌손상 [G31.84, 681-684]

- 물질/치료약물 사용 [F1x.xxx, 684−689]
- HIV 감염 [G31.84, 689−692]
- 프라이온병 [G31.84, 692−694]
- 파킨슨병 [G31.84, 694−697]
- 헌팅턴병 [G31.84, 697−699]
- 다른 의학적 상태 [G31.84, 699−700]
- 다중 병인 [G31.84, 701]
- 명시되지 않는 [R41.9, 701−702]

ii. 명시자

- 행동 장해 없음
- 행동 장해 있음

3. 주요신경인지장애 / Major Neurocognitive Disorder [거의 확실한 29x.xx, 가능성 있는 331.9, 656-665]

a. 포함: 보통 진단적 질문을 통해서보다는 검사(특히, 간편 정신상태검사[MMSE])를 통해 평가되는 1가지 이상의 인지 영역(복합적 주의, 집행 기능, 학습과 기억, 언어, 지각 운동, 또는 사회 인지)에서 현저한 인지 저하의 증거가 다음 중 2가지 모두에 기반하여 나타나야 한다.

i. 유의한 수준의 인지 저하가 발생했다는 개인, 잘 아는 정보제공자 또는 임상가의 염려

ii. 인지 수행의 현저한 손상이 표준화된 신경심리검사(이 검

사가 여의치 않은 경우, 다른 정량적 임상 평가)에 의해 입증됨

b. 포함: 인지 결손이 일상 활동에서 독립적인 생활을 저해한다.

c. 제외: 인지 손상이 섬망의 맥락에 한해서 발생하거나 주로 다른 정신장애의 결과라면, 이 진단을 사용하지 않는다.

d. 변경인자

i. 아형

- 알츠하이머병[Alzheimer's disease][거의 확실한 F02.8x, 가능성 있는 G31.9, 665-669]: 기억과 학습 저하가 초기의 두드러진 양상으로, 서서히 시작해서 점진적으로 진행한다. 뇌혈관 질환, 기타 신경변성 질병, 물질의 효과, 또는 다른 정신장애, 신경학적 장애, 또는 전신[systemic]장애의 배제가 필수로 요구된다.
- 전두측두엽 변성[frontotemporal lobar degeneration][거의 확실한 F02.8x, 가능성 있는 G31.9, 670-674]: 행동적 또는 언어적 이형과 연관된 특유의 손상 증거가 필수로 요구된다. 행동적 이형에는 ① 사회 인지 및/또는 집행 능력의 현저한 저하, ② 행동의 탈억제, ③ 무감동 또는 무기력, ④ 동정 또는 공감 상실, ⑤ 고집증적, 상동증적 또는 강박/의례적 행동, 그리고 ⑥ 과탐식[hyperorality] 및 식습관 변화가 포함될 수 있다. 언어적 이형에는 말 생성, 단어 찾기, 물건 이름대기, 문법 또는 단어 이해 형태의 언어 능력에서 현저한 저하가 포함된다. 이 2가지 이

형 둘 다에서 학습, 기억, 그리고 지각-운동 기능은 비교적 손상되지 않은 상태로 남아 있다. ① 뇌혈관 질환, ② 다른 신경변성병, ③ 물질의 효과, 또는 ④ 다른 정신장애, 신경학적 장애 또는 전신장애의 배제가 필수로 요구된다.

- 루이소체병[Lewy body disease][거의 확실한 F02.8x, 가능성 있는 G31.9, 674-677]: 주의와 각성의 현저한 변이가 동반된 변동성 인지, 전형적으로 잘 형성되고 상세한 환시 반복, 그리고 인지 손상 발생 이후의 운동 증상 발병을 동반한 자발성 파킨슨증 양상의 증거가 필수로 요구된다. ① 뇌혈관 질환, ② 다른 신경변성병, ③ 물질의 효과, 또는 ④ 다른 정신장애, 신경학적 장애 또는 전신장애의 배제가 필수로 요구된다.
- 혈관성 질환[vascular disease][거의 확실한 F01.5x, 가능성 있는 G31.9, 677-680]: 뇌혈관 질환의 증거와 기타 알려진 신경인지장애의 배제가 필수로 요구된다. 복합적 주의(정보처리 속도 포함)와 전두엽 집행기능의 결손이 특징이다. 발병은 일시적으로 1가지 이상의 뇌혈관 사건과 관련이 있다. 기타 뇌질환 또는 전신장애의 배제가 필수로 요구된다.
- 외상성 뇌손상[traumatic brain injury][F02.8x, 681-684]: 두부에의 충격 또는 두개골 내에서 뇌의 다른 급격한 전위로

다음 중 1가지 이상의 결과(의식상실, 외상후 기억상실, 지남력 장해와 혼돈 또는 신경학적 징후)를 초래해야 한다. 인지 결손은 부상 직후 또는 의식 회복 이후에 나타나고 급성 부상 후 기간이 지나서까지 (즉, 적어도 1주 동안) 지속된다.

- 물질/치료약물로 유발된 [F1x.xxx, 684–689]: 과거 또는 현재의 물질 사용과 인지 결손 사이의 병인학적 관계의 추정상의 증거가 필수로 요구된다. 개인은 신경인지 손상을 유발하는 기간 동안과 유발할 수 있는 정도로 물질 또는 치료약물을 사용해 왔어야 한다. 다른 의학적 상태나 정신장애 또는 현재의 중독 또는 금단의 배제가 필수로 요구된다.
- HIV 감염 [F02.8x, 689–692]: 기록으로 남겨진 HIV 감염이 필수로 요구된다. 증상은 이차성 뇌질환(예, 진행성 다초점 백질뇌병증progressive multifocal leukoencephalopathy 또는 크립토코쿠스 수막염cryptococcal meningitis)에 의해 더 잘 설명되어서는 안 된다. 다른 의학적 상태 또는 정신장애의 배제가 필수로 요구된다.
- 프라이온병Prion Disease[F02.8x, 692–694]: 신경인지장애가 프라이온병으로 인한 것이라는 증거가 필수로 요구된다. 프라이온병의 운동 양상(예, 간대성 근경련myoclonus 또는 운동실조) 또는 생체표지자biomarker의 증거가 필수로

요구된다. 다른 의학적 상태 또는 정신장애의 배제가 필수로 요구된다.

- 파킨슨병[Parkinsons disease][거의 확실한 F02.8x, 가능성 있는 G31.9, 694–697]: 확증된 파킨슨병 발현과 손상이 서서히 시작해서 점진적으로 진행되는 인지 결손이 필수로 요구된다. 다른 의학적 상태 또는 정신장애의 배제가 필수로 요구된다.
- 헌팅턴병[Huntington's disease][F02.8x, 697–699]: 임상적으로 확증된 헌팅턴병의 발현 또는 가족력이나 유전자 검사에 근거한 헌팅턴병 위험의 증거와 손상이 서서히 시작해서 점진적으로 진행되는 인지 결손이 필수로 요구된다. 다른 의학적 상태 또는 정신장애의 배제가 필수로 요구된다.
- 다른 의학적 상태 [F02.8x, 699–700]: 신경인지장애가 다른 의학적 상태로 인한 것이라는 증거가 필수로 요구된다. 다른 정신장애 또는 특정 신경인지장애로 인한 인지 결손의 배제가 필수로 요구된다.
- 다중 병인[multiple etiologies][F02.8x, 701]: 과거력, 신체검진, 또는 신경인지장애가 1가지 이상의 병인학적 과정의 병태생리적 결과라는 검사실 소견(물질 배제)으로부터의 증거가 필수로 요구된다. 섬망 또는 다른 정신장애로 인한 인지 결손의 배제가 필수로 요구된다.

- 명시되지 않는 [R41.9, 701−702]: 아역치 증후군subthreshold syndrome, 비전형적 발현, 불특정 병인, 또는 DSM−5에 수록되지 않은 특정 증후군의 사건에서 사용될 수 있다.

ii. 명시자

- 행동 장해 없음
- 행동 장해 있음

iii. 심각도

- 경도: 일상생활의 도구적 활동에 어려움이 있는 경우
- 중등도: 일상생활의 기본 활동에 어려움이 있는 경우
- 고도: 전적으로 의존상태인 경우

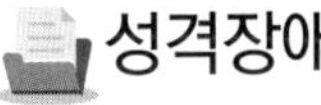

성격장애
Personality Disorders

DSM-5, pp. 703-747

□ 선별질문: "사람들이 자신들의 삶을 성찰할 때, 흔히 어렸을 때 시작되어 그 이후로도 여러 개인적 · 사회적 상황에서 지속적으로 발생해 온 특유의 사고, 기분, 행동 패턴들을 확인할 수 있습니다. 당신의 삶에 관해 생각해 볼 때, 친구나 가족, 직장에서 또는 다른 장면에서 현저한 문제를 초래해 온 이러한 패턴을 확인할 수 있나요?"

□ 만일 '예'라고 답하면, 다음의 질문을 한다: "당신이 어렸을 때 시작된 이러한 특유의 행동패턴에 대해 생각할 때, ① 당신 자신, 다른 사람들, 그리고 사건을 어떻게 지각하고 해석하나요? ② 신나거나 어려운 상황들에 대해 정서적으로 어떻게 반응하나요? ③ 다른 사람들과 어떻게 상호작용하나요? 또는 ④ 자신의 충동과 욕구를 어떻게 통제하는지에 대한 지속적인 패턴을 인식할 수 있나요?"

□ 만일 '예'라고 답하면, 다음의 질문을 한다: "자신의 삶을 되돌아볼 때, 다음의 존재 방식 중 1가지 이상이 시간이 지나면서 비교적 안정화되어 온 것을 알 수 있나요?"

- **타인을 불신 및 악의가 있는 것으로 의심함**. 만일 다른 사람들에 대한 불신과 의심이 두드러진다면, 편집성 성격장애 기준으로 이동한다.
- **가까운 관계로부터 분리된 느낌 및 감정을 거의 표현하지 않는 것을 선호함**. 분리감과 제한된 범위의 정서가 두드러진다면, 조현성 성격장애 기준으로 이동한다.
- **가까운 관계에 대한 불편감과 많은 사람들이 특이하거나 기이한 것으로 간주하는 활동을 선호함**. 만일 가까운 관계에 대해 불편해하고 기이한 행동이 두드러진다면, 조현형 성격장애 기준으로 이동한다.
- **다른 사람들에게 미칠 영향을 고려함 없이 이들의 권리를 무시**

함. 만일 다른 사람들의 권리 무시가 두드러진다면, 반사회성 성격장애 기준으로 이동한다.

- **자기 자신, 자신의 기분, 그리고 자신의 관계를 지속적으로 변화되는 경험을 함**. 만일 관계, 자기상 그리고 정동의 불안정성이 두드러진다면, 경계성 성격장애 기준으로 이동한다.
- **과도한 정서성과 다른 사람들보다 더 주의를 끌고 싶어함**. 만일 과도한 정서성과 주의를 끄는 행동이 두드러진다면, 연극성 성격장애 기준으로 이동한다.
- **자신이 다른 사람들보다 훨씬 더 많은 것을 성취했다거나 가치가 있다고 느낌**. 만일 과대성과 남들로부터 우러러보이고 싶은 욕구가 두드러진다면, 자기애성 성격장애 기준으로 이동한다.
- **열등감 또는 비판/거부될 것에 대한 두려움 때문에 다른 사람들을 회피함**. 만일 사회적 억제와 부적절감이 두드러진다면, 회피성 성격장애 기준으로 이동한다.
- **누군가가 자신을 돌봐줄 것을 간절히 원하면서 복종적인 태도를 취하거나, 이들이 자신으로부터 분리될 것에 대한 반복적인 두려움으로 매달림**. 만일 돌봄에 대한 욕구가 두드러진다면, 의존성 성격장애 기준으로 이동한다.
- **물건의 정리정돈, 완벽함, 또는 통제하에 두는 것에 초점을 맞춤**. 만일 정리정돈에 대한, 완벽주의 그리고 통제에 대한 집착이 두드러진다면, 강박성 성격장애 기준으로 이동한다.

1. 편집성 성격장애 / Paranoid Personality Disorder [F60.0, 708-712]
   a. 포함: 다른 사람들의 동기를 악의가 있는 것으로 해석하는 등, 타인에 대한 광범위한 불신과 의심 패턴이 다음 중 적어도 4가지로 나타난다.
      i. 착취, 피해, 또는 속이고 있다는 의심: "당신은 다른 사람들이 당신을 착취하거나, 해를 끼치거나, 속이고 있다는 의심이 자주 드나요, 이러한 의구심에 대한 증거가 별로 없는데도 말이에요?"
      ii. 의심에 집착: "당신은 당신의 삶에 있어서 사람들의 충실성 또는 신뢰성 여부가 당신의 생각을 지배하고 있다는 생각이 드나요?"
      iii. 속마음을 털어놓기를 꺼림: "당신은 자주 사람들이 당신의 사적인 정보를 사용해서 당신에게 해를 입힐 것이 두려워서 사람들에게 개인적 또는 사적인 사안에 대해 말하기를 꺼리나요?"
      iv. 감춰진 의미를 읽음: "다른 사람들이 자주 당신의 품위를 손상시키거나, 당신에게 위협적이라고 생각이 들게 하는 말을 하거나 행동을 하나요?"
      v. 지속적으로 원한을 품음: "누군가가 당신을 모욕하거나, 해를 입히거나, 무시할 때, 당신은 이를 용서하기가 매우 어렵나요?" "당신은 보통 원한을 품나요?"
      vi. 성격에 대한 공격으로 지각함: "다른 사람들이 자주 당신의 품성 또는 평판에 대해 공격하는 말 또는 행동을 하나요?" "당신은 이에 대해 반격 또는 분노로 반응하나요?"

vii. 정절 의심: "누군가와 관계를 맺고 있을 때, 당신은 이렇다 할 증거 없이 동반자의 정절에 대해 반복적으로 의심하나요?"

b. 제외: 만일 이러한 장해가 정신병적 장애 또는 정신병적 양상을 동반한 양극성 또는 우울 장애의 경과 중에 한해서 발생하거나 다른 의학적 상태의 생리적 효과라면, 이 진단을 사용하지 않는다.

2. 조현성 성격장애 / Schizoid Personality Disorder [F60.1, 712-715]

a. 포함: 사회적 관계로부터의 전반적인 분리 패턴 및 대인관계 장면에서 제한된 범위의 정서 표현이 다음 중 적어도 4가지로 나타난다.

i. 가까운 관계에 대한 욕구가 없고 즐기지도 않음: "다른 사람들(가족 포함)과 가까워지고 싶지 않고, 친근해지는 것도 즐겁지 않나요?"

ii. 홀로 하는 활동 선택: "선택권이 있을 때, 당신은 거의 항상 다른 사람들이 없이 혼자 할 수 있는 활동을 선택하나요?"

iii. 다른 사람들과의 성적 경험에 대한 흥미가 거의 없음: "당신은 여생을 다른 사람들과의 로맨틱한 또는 성적 경험 없이 살아도 될 것 같나요?"

iv. 즐거워하는 활동이 거의 없음: "즐거움 또는 기쁨을 주는 활동이 거의 없나요?"

v. 가깝고 친한 친구 결여: "당신은 일차 가족 외에 개인적인 사안 또는 비밀을 털어놓는 가까운 친구 또는 사람들이 없나요?"

vi. 칭찬 또는 비판에 대해 무관심해 보임: "다른 사람들이 당신을 칭찬 또는 비판할 때, 이러한 것이 당신에게 영향을 주지 않나요?"

vii. 정서적 냉담성 또는 애착상실을 나타냄: "당신은 강한 정서(예, 분노 또는 기쁨)를 거의 경험하지 않나요?" 당신은 제스처 또는 얼굴표정(예, 미소 또는 고개 끄덕임)을 드문가요?"

b. 제외: 만일 이러한 장해가 정신병적 장애, 정신병적 양상 동반 양극성 또는 우울장애의 경과 동안에만 발생하거나 다른 의학적 상태의 생리적 효과가 있다면, 이 진단을 사용하지 않는다.

3. 조현형 성격장애 / Schizotypal Personality Disorder [F21, 715-719]

a. 포함: 가까운 관계에 대한 급작스러운 불편감 및 이러한 능력 감소뿐 아니라 인지적 또는 지각 왜곡이나 행동의 기이성으로 나타나는 광범위한 사회적 · 대인관계적 결함 패턴이 다음 중 적어도 5가지로 나타난다.

i. 관계사고ideas of reference: "마치 다른 사람들이 당신에 관한 말을 하거나 당신을 지켜보고 있는 것 같은 느낌이 자주 드나요?"

ii. 기이한odd 믿음 또는 마법적 사고magical thinking: "당신은 매우 미신적인가요?" "당신은 초자연적 또는 마법적 현상에 집착하고 있나요?" "당신은 일어나기 전에 사건들을 감지할 수 있거나 다른 사람들의 생각을 읽을 수 있는 특별한 힘을 가지고 있나요?"

iii. 특이한 지각 경험: "당신은 때로 눈에 보이지 않는 다른 사람들이 당신과 이야기를 나누고 있다는 느낌이 드나요?"

iv. 기이한 사고와 말: "다른 사람들이 당신이 말하거나 당신이 그들에게 말하는 방식이 특이하다거나 심지어 부적절하다고 당신에게 말한 적이 있나요?"

v. 의심 또는 편집증: "당신은 다른 사람들이 당신을 착취하거나, 해를 끼치거나, 속이고 있다고 자주 의심하나요?"

vi. 부적절한 또는 제한된 정동: "당신의 정서적 경험과 표현이 좁은 범위 내에 있고 시간이 지나도 크게 변하지 않는다는 사실을 알고 있나요?" "다른 사람들이 정서가 유발될 만한 상황에도 당신이 반응하지 않는다고 말해 왔나요?"

vii. 기이하거나 괴이한 외모 또는 행동: "다른 사람들이 당신에게 마치 당신의 행동 또는 외모가 기이하거나 괴이한 것처럼 반응한 적이 있나요?"

viii. 가까운 친구 또는 속마음을 털어놓을 만한 친구 결여: "당신은 일차 가족들 외에 가까운 친구 또는 개인적인 사안 또는 비밀을 털어놓는 사람들이 없나요?"

ix. 과도한 사회적 불안: "당신은 보통 사회적 장면(특히, 익숙하지 않은 사람들이 주변에 있는 경우)에 있을 때, 걱정되거나 불안해하나요?"

b. 제외: 만일 이러한 장해가 정신병적 장애, 정신병적 양상 동반 양극성 또는 우울 장애 또는 자폐스펙트럼장애의 경과 중에만 발생한다면, 이 진단을 사용하지 않는다.

4. 반사회성 성격장애 / Antisocial Personality Disorder [F60.2, 719-723]

a. 포함: 다른 사람들의 권리 무시 및 침해의 광범위한 패턴이 다음 중 적어도 3가지로 나타난다.

i. 체포의 근거가 되는 반복되는 행위 수행: "당신은 반복적으로 다른 사람들의 재산을 파괴 또는 훔치거나, 다른 사람들을 괴롭히거나, 체포될 수도 있었던 다른 일들을 해 왔나요?"

ii. 기만: "당신은 자주 자신의 것이 아닌 성취, 자질 또는 신분을 주장함으로써 당신 자신을 잘못 나타내나요?" "당신은 흔히 즐거움 또는 재정적 이득을 위해 다른 사람들을 속이나요?”

iii. 충동성: “당신은 흔히 계획을 공식화 또는 수행하려고 애쓰나요?” “당신은 흔히 계획 또는 결과를 고려하지 않고 순간의 충동에 따라 행동하나요?”

iv. 공격을 초래하는 공격성: “당신은 흔히 너무 짜증을 내거나 과민해서 자주 다른 사람들과 부딪치거나 공격을 하게 되나요?” “당신은 누군가를 공격하거나 자기방어로 시작된 것이 아닌 신체적 싸움을 해본 적이 있나요?”

v. 무모한 안전 무시: “당신은 흔히 위험하고 잠재적으로 자기 자신 또는 다른 사람들에 대해 거의 생각하지 않고 부상을 입을 수 있는 활동에 참여하나요?”

vi. 지속적인 무책임: “당신이 동의 또는 약속을 할 때, 당신은 흔히 자신의 책임을 저버리거나 이행하지 못하나요?” “당신이 가족의 의무 및 재정적 채무가 있을 때, 당신은 흔히 이를 무시하나요?”

vii. 후회 결여: “당신은 다른 사람들의 감정, 욕구 또는 고통에 대해 거의 개의치 않나요?” “만일 당신이 누군가를 다치게 하거나 학대를 했다면, 그런 일을 한 후에 후회감이 들지 않았나요?”

b. 포함: 15세 이전에 품행장애가 발병된 증거

c. 제외: 만일 이러한 장해가 정신병적 장애 또는 양극성장애의 경과 중에 한해서 발생한다면, 이 진단을 사용하지 않는다.

5. 경계성 성격장애 / Borderline Personality Disorder [F60.3, 723-727]

a. 포함: 광범위한 대인관계의 불안정성, 자기상 그리고 정동과 뚜렷한 충동성이 다음 중 적어도 5가지로 나타나야 한다.

i. 버림받지 않기 위한 미친 듯한 노력: "당신과 가까운 누군가가 당신을 버릴 거라는 느낌이 들 때, 당신은 버림받지 않기 위해 정서적인 또는 심지어 미친 듯한 노력을 하나요?"

ii. 불안정적인 대인관계: "당신의 가까운 관계의 대부분은 강렬하고 불안정적인가요?" "당신은 삶 속에 있는 사람들이 정말 선하다는 느낌과 정말 악하다는 감정 사이를 오가나요?"

iii. 정체성 장해: "당신은 자신이 누구인가라는 감각이 매우 불안정적이거나 잘 발달되지 않은 상태인가요?" "당신의 야망, 목표, 의견 그리고 가치관이 갑작스럽고 자주 바뀌나요?"

iv. 자살 또는 자기절단[self-mutilating] 행동이 아닌 적어도 2가지 영역에서의 자기훼손[self-damaging] 충동성(예, 소비, 성관계, 물질남용, 무모한 운전, 폭식): "당신은 흔히 계획 또는 결과에 대한 고려 없이 순간이 충동에 따라 행동하나요?" "당신은 자주 결과에 관계 없이 위험하고 잠재적으로 자기훼손 활동에 참여하나요?"

v. 준자살[parasuicide] 또는 자살행동: "당신은 자주 자신을 해치

거나 심지어 자살하겠다고 위협하나요?" "당신은 자신을 다치게 하거나, 해를 끼치거나, 자살 시도를 반복으로 해왔나요?"

vi. 정동 불안정성: "정서가 쉽게 각성 또는 강렬해지나요?" "당신은 자주 보통 몇 시간에서 며칠 정도만 지속되는 강렬한 슬픔, 짜증 또는 걱정을 하나요?"

vii. 만성 공허감: "만성적으로 공허감이 드나요?"

viii. 분노: "당신은 자주 촉발한 사건 또는 상황에 의해 예견되는 것보다 훨씬 더 극심한 분노를 경험하고, 자주 분노발작을 하나요?"

ix. 일시적 편집증 또는 해리: "스트레스를 받을 때, 당신은 다른 사람들이 당신을 해하려고 음모를 꾸미고 있다거나 당신이 당신 자신의 마음, 감정 그리고 신체의 외부 관찰자라는 느낌이 든 적이 있나요?"

6. 연극성 성격장애 / Histrionic Personality Disorder [F60.4, 727-730]

a. 포함: 과도한 정서성과 주의 끌기의 광범위한 패턴이 다음 중 적어도 5가지로 나타나야 한다.

i. 주의의 중심에 있지 않을 때의 불편감: "당신은 자신이 관심의 중심에 있지 않을 때 보통 불편감 또는 인정받고 있지 못하고 있다는 느낌이 드나요?"

ii. 유혹적 또는 자극적 행동을 나타냄: "당신은 당신에게 매력적이지 않아도 만나는 사람들에게 추파를 던지나요?"

iii. 변화가 심하고 피상적인 정서: "당신이 정서 또는 감정을 표현할 때, 정서와 감정이 급격히 변하나요?" "다른 사람들은 당신의 정서가 거의 깊이가 없거나 진솔하지 않은 것 같다고 말해 왔나요?"

iv. 주의를 끌기 위한 외모 사용: "당신은 보통 인상을 주기 위해 옷을 입고, 의상과 외모에 대해 많은 시간과 에너지를 소모함으로써 당신 자신에게 주의를 기울일 수 있게 하나요?"

v. 인상적이고 모호한 말의 사용: "다른 사람들이 당신에게 당신이 강한 의견이 있지만 그 의견에 대한 기저의 이유를 이해하기 힘들어한 적이 있나요?"

vi. 극적 또는 과장된 정서 표출: "당신은 매우 표현적 또는 심지어 극적인 사람인가요?" "당신의 친구 또는 가족이 반복적으로 당신이 공공연한 정서 표출로 그들을 당혹스럽게 했다고 말해 왔나요?"

vii. 남의 영향을 받기 쉬움: "당신은 당신 주변 사람들 또는 당신이 존경하는 사람들의 의견을 기반으로 자주 자신의 의견을 바꾸나요?"

viii. 관계를 실제보다 더 친밀한 것으로 간주함: "당신은 흔히 관계에서 일찍 사람들과 가까운 느낌이 들고 자신의 삶에 관한 개인적인 세부사항을 공유하나요?" "당신은 상대방이 생각했던 것보다 더 심각하거나 친근했다고 생각했던 관계에 의해 상처를 받아왔나요?"

7. 자기애성 성격장애 / Narcissistic Personality Disorder [F60.81, 730-734]

a. 포함: 광범위한 과대성(공상 또는 행동), 우러름에 대한 욕구 그리고 공감 결여가 다음 중 적어도 5가지로 나타나야 한다.

i. 과대한 자기감 · 중요성: "당신 자신 또는 당신의 업적이 너무 특별하고 독특해서 그로 인해 당신의 또래들과 분리될 것 같나요?"

ii. 무한한 성공에 대한 공상에의 집착: "당신의 꿈속의 삶을 상상할 때, 무한한 성공, 무한정의 힘, 비할 데 없는 명석함, 눈에 띄는 아름다움 또는 최고의 사랑을 소유하고 있다고 생각을 많이 하나요?"

iii. 높은 지위의 사람들 또는 기관과 관계가 있다는 기대: "당신의 능력과 욕구는 너무 특별해서 당신은 재능이 있는 사람들 또는 기관들과만 관련을 맺어야 할 것 같나요?" "오직 독특하거나 재능 있는 사람들만이 당신을 이해할 수 있다는 느낌이 드나요?"

iv. 과도한 떠받듦admiration 요구: "만일 당신이 존경하는 사람들이 당신이 당연히 여기는, 당신을 떠받들지 않는다면, 당신은 흔히 모욕감이 드나요?"

v. 특별한 자격이 있는 것 같은 느낌: "사람들이 당신의 의도

에 따르지 않거나 당신이 당연시 여기는 방식으로 대우해 주지 않는 경우, 당신은 흔히 짜증 또는 화가 나나요?"

vi. 착취적임: "당신은 사람들을 당신이 원하는 것을 하게 하는 것에 능숙한가요?" "당신은 사람들을 이용해서 당신이 당연히 여기는 자원 또는 특권을 얻은 적이 있나요?"

vii. 공감 결여: "당신은 다른 사람들의 감정과 욕구를 인식 또는 확인을 어려워하나요?"

viii. 질투 또는 다른 사람들이 자신을 질투하고 있다고 여김: "다른 사람들이 정말로 당신 또는 당신의 삶을 질투하고 있나요?" "당신은 다른 사람들 또는 그들의 삶에 대해 질투하는 데 많은 시간을 보내고 있나요?"

ix. 오만한 행동 또는 태도 과시: "다른 사람들이 당신에게 당신이 거만하거나, 잘난 체하거나, 오만한 방식으로 행동한다고 말한 적이 있나요?"

8. 회피성 성격장애 / Avoidant Personality Disorder [F60.6, 734-737]

a. 포함: 사회적 억제, 부적절감, 그리고 부정적 평가에 대한 과민성의 광범위한 패턴이 다음 중 적어도 <u>4가지</u>로 나타나야 한다.

i. 직업 활동(대인간 접촉 포함) 회피: "당신은 다른 사람들이 당신을 비판하거나 거부할 것이 두려워서 이들과의 많은 접촉이 수반되는 활동을 자주 피하고 있나요?"

ii. 다른 사람들과 어울리기 전에 확신이 요구됨: "당신은 새

친구들이 당신을 좋아하고 비판 없이 수용해 줄 거라는 보장이 없으면 이러한 기회를 피하나요?"

iii. 수치스러워질 것이 두려워 친밀한 관계 이내로 자신을 제한함: "가까운 관계에서 당신은 보통 수치스럽게 되거나 조롱을 받게 될 것이 두려워서 조심스러워하거나 가까운 관계만 유지하는 것으로 스스로를 제한하고 있나요?"

iv. 사회적 상황에서의 비판에 집착함: "당신은 사회적 상황에서 다른 사람들이 당신을 비판 또는 거부할 것에 대한 걱정으로 많은 시간을 보내고 있나요?"

v. 대인관계 상황을 억제하는 부적절감: "새로운 관계에서 당신은 보통 다른 사람들이 당신에게서 부적절하거나 적합하지 않다는 사실을 발견할 것이 두려워서 수줍어하거나, 말이 없거나, 제약을 받나요?"

vi. 부정적 자기지각: "당신은 자기 자신을 사회적으로 서투르거나, 개인적으로 매력이 없거나, 다른 사람들에 비해 열등하다고 지각하고 있나요?"

vii. 모험시도를 꺼림: "당신은 당혹스럽게 될 것이 두려워서 보통 개인적인 모험시도 또는 새로운 활동 참여를 꺼리나요?"

9. 의존성 성격장애 / Dependent Personality Disorder [F60.7, 737-741]

a. 포함: 복종적이고 매달리는 행동과 분리 공포로 이어지는 돌봄

에 대한 광범위하고 과도한 욕구가 다음 중 적어도 5가지로 나타나야 한다.

i. 확신이 없는 일상적인 결정에의 어려움: "당신은 일상적인 결정(예, 다른 사람들의 조언 또는 다짐 없이는 무엇을 먹거나 입을 것인지를 어려워함)을 내리기 어려워하나요?"

ii. 책임을 져 줄 다른 사람들을 필요로 함: "당신은 당신의 삶에 있어서 주요 결정(예, 거주지, 직업, 친구 사귀기)에 대해 누군가가 책임을 져 주는 것을 선호하나요?"

iii. 의견 불일치 표현의 어려움: "당신은 당신이 의지하고 있는 사람들이 불인정 또는 지원 철회가 두려워서 이들의 의견에 반대하는 것을 실제로 어려워하나요?"

iv. 시작의 어려움: "당신은 보통 새로운 일을 시작하거나 독립적으로 일을 하기 위한 자신감이 부족한가요?"

v. 지나친 기간 동안의 지원: "당신은 오랫동안 다른 사람들로부터 돌봄 또는 지원을 받기 위해 불쾌한 일조차 자원해서 하고 있나요?"

vi. 혼자 있을 때 무기력감을 느낌: "당신은 혼자 있으면 스스로 돌볼 수 없을 거라는 두려움 때문에 불편감 또는 심지어 무력감을 느끼나요?"

vii. 다급한 관계 추구: "가까운 관계가 끝이 나면, 당신은 당신이 필요로 하는 돌봄 및 지원을 받을 수 있게 다른 관계를 다급하게 찾나요?"

viii. 홀로 될 것에 대한 공포에의 집착: "당신은 홀로 남으면 아무도 당신을 돌봐 주지 못할 것에 대한 걱정으로 많은 시간을 보내고 있나요?"

10. 강박성 성격장애 / Obsessive-Compulsive Personality Disorder [F60.5, 741-744]

a. 포함: 유연성, 개방성, 그리고 효율성을 희생시켜서라도 정리정돈, 완벽주의, 그리고 정신적 · 대인관계 통제에 집착하는 광범위한 패턴이 다음 중 적어도 4가지로 나타나야 한다.

i. 활동의 핵심을 저해하는 정돈에의 집착: "당신은 흔히 당신이 너무 세부사항, 규칙, 목록, 순서, 조직, 또는 활동 일정에 초점을 맞춘 나머지 활동의 핵심 포인트를 잃게 되나요?"

ii. 과업완수를 저해하는 완벽주의: "당신은 스스로 설정한 높은 기준을 달성할 수 없어서 과제를 완수할 수 없나요?"

iii. 교우관계를 희생하면서까지 일에 몰두함: "당신은 일에 너무 많은 시간과 에너지를 투입하느라 교우관계 또는 여가 활동을 할 시간이 거의 없나요?" "여가 활동에 참여할 때, 당신은 이를 조직과 숙달이 요구되는 심각한 과업으로 접근하고 있나요?"

iv. 꼼꼼함^scrupulousness: "당신과 문화적 또는 종교적 정체성을 공유하는 다른 사람들이 당신에게 당신이 너무 융통성이 없거나 잘못된 일을 하지 않는 것에 대해 지나치게 염려하고 있다고 말한 적이 있나요?" "당신은 지나치게 높아서 그 목표를 실현하기 어려움 도덕적 기준을 동경하고 있나요?"

v. 낡은 물건을 버리지 못함: "당신은 흔히 낡거나 가치가 없어진 물건이 감상적 가치가 없는 경우조차 버리기 어려워하나요?"

vi. 과업에 대한 통제 포기를 꺼림: "당신은 다른 사람들이 당신의 방식대로 일하지 않을 것이 두려워서 다른 사람들과 함께 일하거나 일을 맡기는 것을 어려워하나요?"

vii. 인색함[miserliness]: "당신은 보통 당신 자신 또는 다른 사람들에게 돈 쓰기를 어려워하나요?" "당신은 만일의 재난사태를 위해 돈을 절약하기 위한 노력의 일환으로 수입에 비해 훨씬 낮은 수준으로 생활수준을 유지하고 있나요?"

viii. 경직성[rigidity]: "옳거나 당신의 입장을 바꾸지 않고자 하는 필요성이 자주 다른 사람들과의 관계 형성과 유지를 어렵게 하고 있나요?"

11. 대안

a. 만일 개인이 이전의 특유의 성격 패턴으로부터의 변화를 나타내는 지속적 성격 장래를 보이고, 이러한 장해가 다른 의학적 상태의 직접적인 결과라면, 다른 의학적 상태로 인한 성격 변화[personality change due to another medical condition] [F07.0, 744–747]를 고려

한다. 만일 이 진단이 다른 정신장애에 의해 더 잘 설명되거나, 섬망 삽화 기간 동안에 한해서 발생하거나, 임상적으로 현저한 고통 또는 손상을 초래하지 않는다면, 이 진단을 사용하지 않는다.

b. 만일 개인이 임상적으로 현저한 고통 또는 손상을 초래하지만 특정 성격장애 기준에 완전히 충족되지 않는 성격장애 특유의 증상을 나타낸다면, 명시되지 않는 성격장애unspecified personality disorder [F60.9, 747]를 고려한다. 만일 증상이 특정 성격장애 기준에 충족되지 않는 구체적인 이유를 소통하고 싶다면, 달리 명시된 성격장애other specified personality disorder [F60.89, 747]를 고려한다.

임상적 주의의 초점이 될 수 있는 기타 상태

DSM-5, pp. 787-802

DSM-5에는 환자의 정신장애의 진단, 경과, 예후 또는 치료에 영향을 줄 수 있는 임상적 주의의 초점이 될 수 있는 기타 상태와 문제들이 수록되어 있다. 이러한 것들에는 국한되는 것은 아니지만, DSM-IV-TR(American Psychiatric Association 2000)의 축 IV에 부호화되었던 심리사회적 · 환경적 문제들이 포함되어 있다. DSM-5의 저자들은 ICD-10-CM(대부분 Z부호가 있음)에서 발췌하여 선택한 상태와 문제들을 제공하고 있다. 만일 이러한 상태 또는 문제들이 현재 대면의 이유 또는 검사, 절차, 또는 치료의 필요성 설명에 도움이 된다면 이러한 것들은 부호화될 수 있다.

이 목록에서 나온 상태와 문제들은 또한 현재 방문에 대한 관련성과 상관없이 진료기록에 환자의 진료에 영향을 줄 수 있는 상황에 관한 유용한 정보로 포함될 수 있다. 이 절에 수록된 상태와 문제들은 정신장애가 아니다. 이들이 DSM-5에 포함된 것은 일상적인 임상 진료에서 접하게 되는 추가적인 쟁점 범위에 대한 주의를 집중시키고, 이러한 쟁점들을 기록으로 남기는 것에 있어서 임상가에게 유용할 수 있는 체계적인 목록을 제공한다는 의미가 있다.

제12장 '평가척도와 대안적 진단체계'에서 우리는 노인 정신건강에서 흔히 사용되는 ICD-10-CM Z 부호 목록을 포함시켜 놓았다.

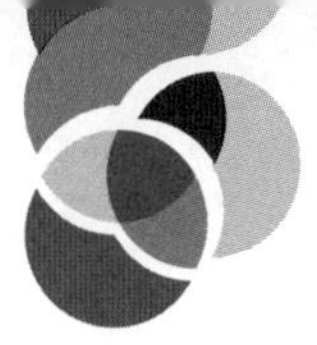

제8장 DSM-5 약식 버전

표 8-1. 노인들에게서 흔히 진단되는 DSM-5 진단기준 요약

진단	증상	기준/시간
조현병 스펙트럼 및 기타 정신병적 장애		
▢ 조현병	• 망상 • 환각 • 와해된 말 • 극도로 와해된 또는 긴장성 행동 • 음성 증상 (적어도 1가지 증상이 망상, 환각 또는 와해된 말이어야 함)	1～2개월 그리고
	• 지속적인 장해 징후	6개월 이상
▢ 조현정동 장애	• 망상 • 환각 • 와해된 말 • 극도로 와해된 또는 긴장성 행동 • 음성 증상	1～2개월 그리고

(계속)

진단	증상	기준/시간
	(적어도 1가지 증상이 망상, 환각, 또는 와해된 말이어야 함)	
	• 주요우울증 또는 조증 삽화	시간의 50% 이상 그리고
	• 우울증 또는 조증 삽화 없는 망상 또는 환각	2주 이상
양극성 및 관련 장애		
▢ 제I형 양극성 장애	• 지속적으로 고양된 또는 과민한 기분 • 지속적으로 증가된 목적지향적 활동 또는 기력	둘 다 1주 이상 (또는 입원한 경우 제외) 그리고
	• 조증 –자존감 고양 또는 과대성 –수면욕구 감소 –압출언어 –경주사고 –주의산만성 –목적지향적 활동 증가 –위험행동	3일 이상
▢ 제II형 양극성 장애	• 경조증 –자존감 고양 또는 과대성 –수면욕구 감소 –압출언어 –경주사고 –주의산만성 –목적지향적 활동 증가 –위험행동(정신병이 없고 입원상태 아님)	3~4일

(계속)

진단	증상	기준/시간
우울장애		
□ 주요 우울장애	• 우울 기분; 활동에 대한 흥미 또는 즐거움 상실(무쾌감증)	1~2주 그리고
	• 체중감소 또는 식욕감소 • 불면증 또는 과다수면증 • 초조 또는 지연 • 피로 또는 기력상실 • 무가치감 또는 과도한 죄책감 • 집중력 감소 • 죽음 또는 자살 사고	4일~2주
□ 지속성 우울장애 (기분 저하증)	• 하루의 대부분, 없는 날보다 있는 날이 더 많은 우울 기분	2년 이상 그리고
	• 식욕저하 또는 과식 • 불면증 또는 과다수면증 • 기력감소 또는 피로 • 자존감 저하 • 집중력 감소 또는 의사결정 곤란 • 무망감	2가지 이상
불안장애		
□ 공황장애	• 심계항진 • 발한 • 떨림 • 숨 가쁨 • 숨 막힘 • 가슴 통증 • 메스꺼움 또는 복통	4가지 이상 그리고

(계속)

진단	증상	기준/시간
	• 현기증 • 오한 또는 열감 • 감각이상 • 비현실감 • 미쳐 가는 것에 대한 두려움 • 죽음 공포	
	• 발작에 대한 지속적 염려 또는 걱정 • 발작과 관련된 현저한 행동변화	1일~1개월
▢ 범불안 장애	• 안절부절못함 • 쉽게 피로해짐 • 집중곤란 • 과민성 • 근긴장 • 수면장해	3~6개월
강박 및 관련 장애		
▢ 강박장애	• 강박사고: 개인이 강박적 행위를 통해 무시 또는 억압하고자 하는 재발성 및 침습적 사고, 충동, 또는 심상 및/또는 • 강박행동: 고통 감소를 위한 반복적 행동 또는 정신적 행위	하루에 1시간 이상
외상 및 스트레스 관련 장애		
▢ 외상후 스트레스 장애	• 외상에의 노출	
	• 침습적 경험 –기억 –꿈	1일~1개월 그리고

(계속)

진단	증상	기준/시간
	–플래시백 –노출 고통 –생리적 반응	
	• 회피 –내적 상기물 –외적 상기물	1일~1개월 그리고
	• 음성 증상 –손상 기억 –부정적 자기상 –비난 –부정적 정서상태 –참여 감소 –분리 –즐거움 경험 불능	1일~1개월 그리고
	• 각성 –과민성 및 분노폭발 –무모성 –과각성 –과장된 놀람 –집중력 손상 –수면장해	1일~1개월
신체증상 및 관련 장애		
▢ 외상후 스트레스 장애	• 고통을 초래하거나 일상생활을 현저하게 저해하는 신체증상(들)	6개월 이상 그리고

(계속)

진단	증상	기준/시간
	• 증상과 관련된 과도한 사고, 감정, 또는 행동 –증상의 심각성에 비해 정도가 지나친 지속적 사고 –건강 또는 증상에 대한 지속적으로 높은 수준의 불안 –건강염려 또는 증상에 대한 극도의 시간 또는 에너지 소모	1가지 이상
☐ 질병불안 장애	• 심각한 질환에 대한 집착 • 신체증상이 없거나 경미함 • 건강에 대한 높은 수준의 불안 • 극도의 건강 관련 행동	모두 6개월 이상
☐ 전환장애 (기능성 신경학적 증상장애)	• 변화된 자발적 운동 또는 감각 기능 증상 • 보고된 증상과 알려진 의학적 및 신경학적 장애 사이에 불일치하는 임상적 증거	둘 다
급식 및 섭식 장애		
☐ 신경성 식욕 부진증	• 지속적 에너지 섭취 제한 • 체중 증가에 대한 극심한 공포 또는 현저한 체중 정상화 저해 행동 • 자기지각된 체형 또는 체중에서의 장해	모두
☐ 신경성 폭식증	• 재발성 폭식 삽화 • 체중 증가를 막기 위한 재발성 부적절한 보상행동 • 체형과 체중에 의해 과도하게 영향을 받은 자기평가	폭식과 부적절한 보상행동이 3개월 이상 동안 적어도 매주 발생함

(계속)

진단	증상	기준/시간
수면-각성장애		
□ 불면장애	• 수면 개시 곤란 • 수면 유지 곤란 • 수면 복귀 불능을 동반한 이른 아침 각성	적절한 수면 기회에도 불구하고 3개월 이상 동안 매주 1~3일 밤
신경인지장애		
□ 섬망	• 의식 장해; 일반적으로 심각도 변동과 함께 기초선으로부터의 급성 변화; 인지 변화	급성
□ 주요신경인지장애	• 독립성을 저해하는 현저한 인지 저하(정상 미만의 2 표준편차 이상)	점진적
□ 경도신경인지장애	• (보다 큰 노력, 보상전략 또는 편의시설이 요구되지만) 독립성을 저해하지 않는 경도 인지 저하(정상 미만의 1~2 표준편차)	점진적

출처: American Psychiatric Association (2013).

제3편

추가 도구와 초기 치료

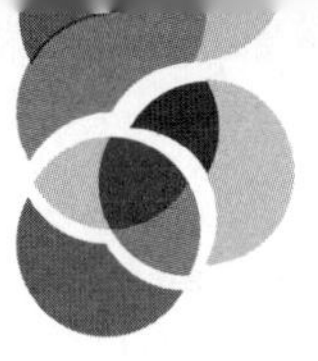

제9장

감별진단의 순차적 접근

노련한 면담자는 가급적 많은 진단들을 고려하는 한편, 개인의 고통의 특성을 조사한다(Feinstein 1967). 전체 편람(First 2014)은 DSM-5(American Psychiatric Association 2013)의 감별진단을 가르치기 위해 구체적으로 설계되었지만, 우리는 이 장에서 나이든 성인의 감별진단을 위한 일반적인 6단계 접근을 소개한다. 임상적 의사결정 기술을 발달시켜 나갈 때, 이 단계들을 순차적으로 밟음으로써 각각의 가능성 있는 정신적 고통의 원인을 탐색할 수 있게 될 것이다.

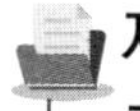

제1단계: 스트레스 요인 또는 기능 변화와 관련된 징후와 증상 범위 고려

나이든 성인에 대한 면밀한 평가에는 건강 선별검사와 어떤 종류의 기능 평가에 대한 권고가 포함되어야 한다. 신체건강과 기능 능력에 대한 정식 평가는 이 책의 범위를 뛰어넘는 것이지만, 임상가는 정상 노화가 균형, 인지, 기억, 후각, 수면, 그리고 시각에 어떤 영향을 미치는지에 대해 알고 있어야 한다. 환자의 생활연령과 기능연령 사이에 현저한 차이가 있을 수 있음을 기억하라. 기능 역시 기초선 능력에 달려 있고, 면밀하게 조사된 사회력social history은 환자의 현재 행동이 평소 행동과 어떻게 관련되는지에 대한 감각을 제공한다. 짧은 면담에서조차, 당신의 환자가 어떻게 의사소통하고 행동하는지 관찰하고, 환자의 의사소통과 행동을 유사 연령, 문화, 그리고 교육 정도를 지닌 사람들과 비교해 보는 것은 유용하다. 만일 괴리disjunction가 있음이 관찰된다면, 다음의 가능성을 고려하라.

- 환자는 특정 사건에 일시적인 반응을 하고 있다. 만일 고통 또는 손상이 식별 가능한 심리사회적 스트레스 요인에 대한 부적응 반응으로 발달된다면, 적응장애adjustment disorder를 고려하라.
- 환자는 성격 특질 또는 장애를 암시하는 미성숙한 방어기제를 가지고 있다.
- 환자는 특정 관계에서 발달상의 갈등을 겪고 있다.
- 환자는 기능 능력에서 변화를 겪고 있다.

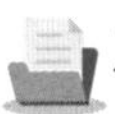

제2단계: 징후와 증상이 보호자의 갈등과 관련된 범위 고려

철학자 알래스데어 맥킨타이어Alasdair MacIntyre(2012)에 의하면, 우리는 인간으로서, "보호와 생활유지를 위해" 특정한 타인들에게 의존하기 때문에 "의존적인 합리적 동물"(p. 1)이다. 나이든 성인들의 경우, 노화는 수십 년 간 지각된 독립적 삶을 영위하다가, 후에 다시금 의존 상태로 복귀되는 것으로 경험될 수 있다. 나이든 성인은 다른 사람을 보호자로 의존한다. 당신이 환자를 평가할 때, 그가 자신의 보호자에 관해 어떻게 말하는지(또는 말하지 않는지) 관찰하라. 관찰 시, 다음의 가능성을 고려하라.

- 보호자와 환자가 의사소통 문제 또는 문화적 차이가 있다.
- 보호자가 환자와 잘 맞지 않는다.
- 보호자가 환자를 학대, 방치, 또는 해를 입히고 있다.
- 보호자가 정신적 고통을 겪고 있어서, 보호자가 환자의 징후 또는 증상을 비의도적으로 악화시키는 결과를 초래하고 있다.

제3단계: 징후와 증상이 물질과 관련된 범위 고려

사람들이 사용·오용하는 다양한 물질들은 주목할 만한데, 물질 사용의 임상적 효과 역시 그렇다. 나이든 성인들 사이에서 알코올, 벤조디아제핀, 그리고 니코틴은 가장 흔히 사용되는 물질로, 당신은 이러한 물질들의 공통적인 효과를 알고 있어야 한다(예, 나이든 성인들 사이에서 유지방 신체질량의 감소와 알코올 신진대사의 효율성 감소가 알코올의 효과를 어떻게 연장시키는지). 그러나 이러한 것들이 고려해야 할 유일한 물질이 아니다. 사람들은 물질 사용, 중독, 그리고 중독 기간 동안 정신적 고통을 겪을 수 있다. 환자의 고통의 원인을 탐색하는 경우, 항상 남용 약물뿐 아니라 비남용성 처방, 일반의약품, 그리고 의료용 약초들을 고려하라. 의도적·비의도적으로 섭취된 물질에 관해 질문하고, 사람들이 흔히 자신들의 물질 사용에 대해 잘 보고하지 않는다는 사실을 기억하라. 다음의 가능성을 고려하라.

- 환자는 물질/치료약물로 유발된 장애에서처럼, 정신의학적 징후와 증상을 직접적으로 초래하는 물질을 사용하고 있다.
- 환자는 정신장애와 그 후유증 때문에 물질을 사용하고 있다.
- 환자는 물질을 사용하고 있고, 정신의학적 징후와 증상을 겪고 있지만, 물질 사용과 징후·증상은 관련이 없다.

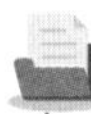

제4단계: 징후와 증상이 다른 의학적 상태와 관련된 범위 고려

환자는 정신의학적 징후와 증상처럼 보이는 다른 의학적 상태를 나타낼 수 있다. 이는 의학적 상태의 다른 조짐에 앞서 발생하는 전조사건이 될 수 있다. 그렇지 않으면, 환자는 다른 의학적 상태가 발현된 지 몇 년이 지나서 정신의학적 징후와 증상을 발달시킬 수 있다.

나이든 성인들에 대한 돌봄에 있어서, 사람들은 시간이 흐름에 따라 변한다는 사실을 기억하는 것이 특히 중요하다. 신경인지장애나 우울장애 발달 또는 뇌졸중 발병에는 이전에는 잘 견뎠던 치료약물에 대한 변화된 반응을 경계해야 한다. 병원 또는 기타 시설 장면에서 이러한 장면들(섬망을 촉진하는 것으로 알려짐)에 대한 지속적 변화와 일시적 변화 사이를 구분하는 것은 중요하다. 일반적으로, 다른 의학적 상태가 정신장애와 관련될 수 있는 단서에는 비전형적 발현, 비정상적 발병 연령, 그리고 비정상적 경과가 포함된다. 다음의 가능성을 고려하라.

- 다른 의학적 상태가 직접적으로 정신의학적 징후와 증상을 변화시킨다.
- 다른 의학적 상태가 간접적으로 정신의학적 징후와 증상을 변화시킨다(예, 심리적 메커니즘을 통해).
- 다른 의학적 상태에 대한 치료는 직접적으로 정신의학적 징후와

증상을 변화시킨다.

- 정신장애, 또는 이에 대한 치료는 다른 의학적 상태를 초래 또는 악화시킨다.
- 환자는 정신장애와 다른 의학적 상태를 둘 다 가지고 있지만, 인과관계는 없다.

제5단계: 징후와 증상이 정신장애와 관련된 범위 고려

DSM-5 진단은 고통스러워하는 개인의 경험을 범주화하고, 다른 전문가들과 의사소통을 가능하게 하는 정보를 요약한 것이다. 당신은 당신의 진단을 뒷받침하는 현저한 증상을 필요로 한다. DSM-5는 엄밀성을 추구하지만, 진단은 상호배타적이지는 않다. 따라서 다음의 가능성을 고려하라.

- 상태 A는 환자로 하여금 상태 B의 성향을 갖게 하고, 그 반대의 경우도 발생한다.
- 기저의 상태(예, 유전적 소인)는 환자로 하여금 상태 A와 B에 걸리기 쉽게 할 수도 있다.
- 매개 요인(예, 보상체계 변경)은 상태 A와 B에 걸리기 쉽게 만들 수 있다.
- 상태 A와 B는 진단체계에서 인위적으로 분리된, 더 복잡하고 통

일된 증후군의 일부일 수 있다.

- 상태 A와 B의 관계는 진단기준에서 겹쳐 놓음으로써 인위적으로 높아질 수 있다.
- 상태 A와 B의 동반이환은 동반 부수적coincidental일 수 있다.

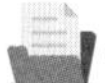제6단계: 발현된 정신장애가 없는지 고려

'정상성normality'은 문화집단과 발달단계에 따라 다른 폭넓은 행동과 사고 범위를 대상으로 한다. DSM-5에서 정신장애는 "심리적, 생물학적, 또는 발달적 과정 기저의 정신 기능을 반영하는 개인의 인지, 정서조절, 또는 행동에서 임상적으로 현저한 장해"(American Psychiatric Association 2013, p. 21)를 초래한다. 환자의 증상과 발현이 특정 정신장애의 기준에 충족되지 않지만, 임상적으로 현저한 고통 또는 손상을 초래하는 경우, 다음의 대안을 고려하라.

- 달리 명시된 진단: 임상가는 환자의 경험이 특정 진단의 기준에 충족되지 않는 이유를 명시한다.
- 명시되지 않는 진단: 임상가는 환자의 경험이 특정 진단의 기준에 충족되지 않는 이유를 명시하지 않는다.
- 정신의학적 진단 없음: 많은 사람들은 DSM-5 정신장애의 기준에 충족되지 않는 1가지, 2가지, 또는 심지어 그 이상의 정신질환

징후 또는 증상이 있는 상태로 살아간다. 결국, 정상성과 비정상성의 경계는 궁극적으로 경험에 의한 판단과 당신이 환자들과 함께 만나는 사람들에 관한 지식을 늘려감으로써 결정된다.

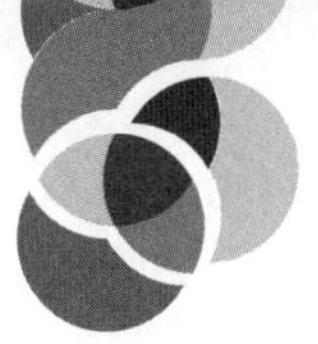

제10장

정신상태검사: 정신의학 용어해설

신체검진이 머리부터 발끝까지 진행되는 것처럼, 정신상태검사mental status examination(MSE)는 나이든 성인의 외모에서 시작해서 점차 내적 경험으로 진행된다. 이러한 경험을 기술하기 위해 임상가들은 특수한 언어를 사용한다. 포괄적인 정신의학 용어해설은 다른 책(예, Shahrokh et al. 2011)에도 있다. 다음의 목록에는 일부 흔한 특수 용어의 간단한 정의들이 포함되어 있어서, 정신상태검사에서 당신의 소견을 체계화하기 위한 틀을 제공한다.

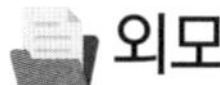

외모

개인의 외모appearance에 관한 다음 사항에 주목하라.

- 의상
- 청결상태
- 체형
- 자세
- 연령 적절성
- 시선 접촉 및 유지 능력

행동

다음 사항이 포함된 환자의 행동을 기술하라.

- 매너리즘mannerisms(목표지향적 행동의 일부인 불필요한 행동)
- 상동증stereotypies(비목표지향적 행동)
- 침 흘리기
- 틱tics(불수의적, 반복적, 비리듬적 운동 또는 발성)
- 자세유지증posturing(1가지 자세를 취하고 유지함)
- 납굴증waxy flexibility 발현(수동적 움직임에 대한 사지의 저항)
- 강경증catalepsy(어떤 자세의 유지)
- 떨림
- 초조
- 운동 지체movement retardation

- 좌불안석akathisia(꼼지락거림, 서성거림, 또는 가만히 있지 못함을 동반한 안절부절증)
- 추체외로extrapyramidal 증상 또는 지연성 운동이상증tardive dyskinesia 징후
- 보행 상태와 걸음걸이
- 당신과의 대면 중, 사회적으로 관련짓는 능력

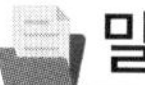

말

환자의 말speech에서 다음의 특징을 기술한다.

- 비율
- 어조
- 리듬
- 크기
- 일반적인 질
- 지체 발현(질문에 대한 반응 전, 몇 초 동안의 일시중지)

만일 있다면, 다음의 말 문제를 기록으로 남겨라.

- 명칭 실어증anomia(일상생활 물건의 이름 대기 불능)
- 명칭언어상실증dysnomia(단어 찾기 불능)

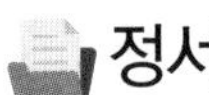

정서

나이든 성인들은 전형적으로 젊은 사람들에 비해 보다 더 제한된 정서[emotion] 범위를 나타낸다. 노인의 정서 상태에 대한 완전한 기술에 도움을 주는 다음의 특징을 기록으로 남겨라.

- 질[quality]
- 유형
- 안정성
- 범위
- 강도
- 적절성
- 기분[mood](당신과의 대면 시간 내내 유지되는 정서 상태)
- 정동[affect](개인의 말과 행동에 동반되는 자주 변화되는 정서적 어조)
- 감정표현불능증[alexithymia](자신의 정서 기술 또는 인식 불능) 발현 또는 부재

사고과정

개인이 사고하는 방식을 기술하고, 다음의 증거에 주목하라.

- 온전할 수도 있는 연상이완Loosening of associations, 우원증circumstantial (환자가 질문에 대해 불필요한 세부사항을 제공하느라 주제를 이탈했다가 결국 질문에 답변을 함), 사고이탈tangential(환자가 질문에 대해 간단히 언급만 한 채 다른 방향으로 빠짐), 또는 이완loose(환자의 반응이 질문과 관련이 없음)
- 사고비약flight of ideas(일련의 비논리적 연상)
- 말 비빔word salad(단어의 무작위적 사용)
- 주의산만성distractibility(관련 없는 자극에 의해 쉽게 산만해짐)
- 이탈derailment(사고가 각기 분산됨)
- 고집증perseveration
- 언어반복증verbigeration(고립된 말의 장기적인 반복)
- 반향언어증echolalia(다른 사람들의 말 또는 진술의 반복)
- 신어조작증neologisms(단어를 만들어 냄)
- 소리연상clang association(순전히 소리를 위해 단어 선택)
- 두운증alliteration(***역자 주**. 단어들의 첫 자음 소리를 되풀이하는 증상)
- 압출언어pressured speech(흔히 크고 중간에 끊기 어려운 증가된, 급속한 말)
- 반응의 잠재성 감소(질문을 마치기도 전에 질문에 대답함)
- 반응의 잠재성 증가
- 말 빈곤poverty of speech
- 차단blocking(사고배열 중간에 갑작스러운 중단)
- 함구증mutism(말의 부재)
- 무성증aphonia(속삭임 또는 꺽꺽거리는 소리만 낼 수 있음)

사고내용

다음의 증상 발현을 포함해서 개인이 논의하는 것에 대한 견해를 기술하라.

- 자해 또는 타해 사고, 의도, 또는 계획
- 공포증(강렬한, 비합리적 공포)
- 강박사고(사고를 압도하는 아이디어, 심상, 또는 욕구)
- 강박행동(저항하기 힘든 행동 수행 충동)
- 환각(부재 자극의 지각)
- 착각(실제 자극의 오인)
- 망상(개인의 문화 또는 종교의 일부가 아닌 고착된, 확고한 잘못된 믿음)
- 피해
- 편집증
- 죄책감
- 수동성
- 관계사고ideas of reference(관련 없는 자극을 개인과 직접적으로 연관 짓는 지각)

인지 및 지적 자원

다음의 증상을 포함해서 환자의 인지와 지적 자원을 관찰하고 견해를 기술하라.

- 지남력
- 최근 및 오래된 기억
- 계산능력
- 속담 추론 및 해석 능력

병식/판단력

다음의 증상을 포함해서 환자의 병식^insight^과 판단력^judgment^에 대한 견해를 기술하라.

- 자신의 상태에 대한 병식, 특히 자신의 문제를 부인 또는 인정하는 경우
- 주요 상태와 연령과 관련된 판단력(대안 비교 및 의사결정을 위한 정신능력)
- 일반적인 적절성

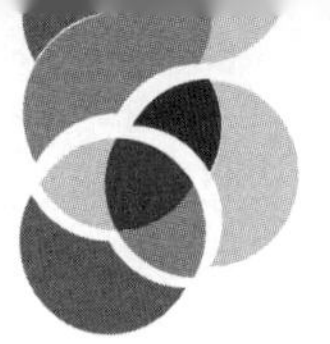

제11장

선택된 DSM-5 평가 측정도구

DSM이 마치 돌에 새겨져 있는 것으로 보는 일반인들의 인식에도 불구하고, DSM−5(American Psychiatric Association 2013)의 저자들은 편람의 개정이 지속적으로 이루어질 것이고, 축적되고 있는 과학적 지식에 맞추어 업데이트해 나갈 계획이 있음을 밝히고 있다. 이러한 약속은 DSM이 현재 임상적 사용을 위한 실용적인 서적임을 재확인시켜 주는 것이다(Kinghorn 2011). DSM−5의 실용주의는 이 책의 궁극적인 계승자들을 위한 저자들의 계획에까지 이어져 있다. 저자들은 DSM−5의 제3편 '새로 개발된 측정도구와 모델'에 평가도구, 평가척도, 그리고 대안적 진단을 포함시켰다. 이렇게 함께 모아 놓음으로써, 이들은 현재 사용을 위해 가치 있는 도구이면서 DSM이 진단체계로서 발돋움할 수 있는 길을 열어 주고 있다.

현재, DSM−5의 본문에는 정신질환의 범주모델categorical model이 토대를 이루고 있다. 이 모델에서 개인은 증상 발현 또는 부재를 토대로 특정 기준에 충족되어야 정신질환이 있는 것으로 간주된다. 범주 모델은 DSM-III(American Psychiatric Association 1980)에서 처음 도입되어, 진단 신뢰도diagnostic reliability(즉, 다른 임상가들이 특정 개인에 대해 동일한 진단을 내릴 가능성)가 향상된 것으로 인식되고 있다. 이 모델의 1가지 약점은 진단 타당도diagnostic validity(즉, 정확한 진단을 내릴 임상가들의 능력)에 한계가 있다는 것이다(Kendell and Jablensky 2003).

DSM-5의 제3편에 수록된 각 도구는 정신의학적 진단의 신뢰도와 타당도를 향상시키려는 노력을 기울이고 있다. 이러한 도구들은 다양하고, 각 도구는 임상가가 특정 환자들에 대해 진단기준을 개인화하는 방식을 제공하고 있다.

이 장에서 우리는 나이든 성인들에 대한 임상적 진료에 유용할 수 있는 이러한 측정도구 중 일부를 소개한다.

수준 1과 수준 2 교차편집 증상평가

대부분의 사람들은 먼저 자신들이 이미 알고 있는 사람, 즉 일차 진료 의사, 클리닉 간호사, 가정건강보조원, 또는 정신건강이 아닌 영역에서 훈련을 받은 다른 임상가들에게 정신적 고통에 대한 도움을 추구한다. 실제로, 대부분의 정신건강 진료는 정신건강 임상가들의 클리닉 외부에서 발생한다. 비정신건강non-mental health 임상가들의 정신건강 훈련과 이들이 제공하는 정신건강의 규모 간 공백을 다루기 위해, DSM-5에는 일차 진료 또는 정신건강 장면에서 사용할 수 있도록 선별도구(수준 1과 수준 2 교차편집 증상평가)가 마련되어 있다. 이러한 간단하고 읽기 쉬운 지필검사 도구는 임상적 대면에 앞서 환자 또는 환자에 대해 잘 알고 있는 사람에 의한 작성이 가능하다. 이러한 도구들은 DSM-5의 제3편과 온라인 사이트(https://www.psychiatry.org/dsm5)에 탑재되어 있어서, 임상 및 연구 평가를 위해 추가적인 허락을 받지 않아도 재생 또는 사용될 수 있다.

이러한 각각의 도구에는 최근 증상에 관한 일련의 질문 문항이 들어 있다(예, 수준 1 교차편집 증상평가-성인용에는 "지난 2주 동안, 당신을 불안하게 하는 상황들을 어느 정도[또는 얼마나 자주] 회피해 왔나요?"라는 질문 문항이 있음). 이러한 선별질문들은 주요 진단의 핵심 증상을 평가한다. 예를 들면, 각각의 수준 1 증상 진술의 경우, 환자 또는 보호자는 이것이 환자를 어느 정도 괴롭히고 있는지를 5점 척도(전혀[0], 약간[1], 경도[2], 중등도[3], 고도[4])로 평가하게 된다. 각 도구는 채점이 용이하도록 고안되어 있다. 만일 환자가 어떤 영역에서 임상적으로 현저한 문제가 있음을 보고한다면, 보다 세부적인 평가도구를 고려해야 한다(예, 불안 평가를 위해 고안된 검사).

나이든 성인들에게 사용되는 초기 평가는 수준 1 교차편집 증상평가-성인용으로, 이 도구에는 초기 평가에 앞서 평가를 추구하는 개인 또는 나이든 성인의 보호자에 의해 작성되는 23개 질문 문항으로 구성되어 있다. 수준 1 도구에서 선별될 증상 영역의 대부분의 경우(전부는 아님), 특정 문제 영역(우울증, 분노, 조증, 불안, 신체 증상, 수면

장해, 반복적인 사고 및 행동, 그리고 물질 사용 포함)별로 별개의 수준 2 교차편집 증상평가들이 있다.

수준 1과 수준 2 평가도구들은 초기에 임상가가 호소 문제 확인과 특징 탐색을 하는 데 도움을 준다. 초기 평가를 마친 후, 이러한 것들은 치료 반응과 회복을 향한 진척 정도 측정에 유용하게 사용될 수 있다. DSM-5의 저자들은 부분적으로 환자의 기초선을 설정하고, 재차 주기적으로 환자의 진척 정도를 평가하기 위해 환자의 첫 평가에 교차편집 증상평가를 사용할 것을 제안하고 있다. 이러한 측정도구들은 진단보다는 차원을 평가하는데, 이는 이 도구들이 특정 진단을 확인할 가능성 정도를 알기 위해 고안된 것이 아님을 의미한다. 이 도구들의 강점은 임상가로 하여금 다른 증상 영역들에 대한 추적을 가능하게 한다는 점이다(예, 조현병이 있는 환자의 정신병적 증상 외에 우울 증상).

이러한 교차편집 평가도구들의 체계적 사용은 임상가에게 환자의 증상에서 현저한 변화에 대한 경각심을 불러일으키게 되고, 치료계획을 위해 측정 가능한 결과를 제공하게 될 것이다. 이들은 또한 연구자들이 현재 진단체계에서의 빈틈을 경계하게 할 수 있을 것이다.

편의상, 수준 1 도구는 [그림 11-1]에 제시되어 있다. 수준 1 도구를 사용하는 임상가에게는 부주의성, 정신병, 물질 사용, 그리고 자살 사고 또는 시도(심지어 1[약간]로 기입된 문항들조차)가 동반된 문제에 대한 제반 보고내용에 관해 후속 탐색할 것이 권장된다. 기타 영역들에 대해 임상가에게는 2(경도) 이상으로 기입된 증상들을 탐색할 것이 권장된다. 수준 2 측정도구는 온라인 사이트(https://www.psychiatry.org/psychiatrists/practice/dsm/dsm-5/online-assessment-measures)에서 쉽게 접근할 수 있다.

 문화적 공식화 면담

DSM-5의 저자들이 진단체계 개선을 위해 시도해 온 다른 방법은 정신적 고통과 질환의 문화적 특이성[cultural specificity]에 주목한 것이다. 환자와 보호자의 질환과 건강에 대한 문화적 이해에 관해 묻는 것은 치료동맹 구축뿐 아니라 관련 정보 수집을 위한 효율적인 방법이다(Lim, 2015). 게다가, 문화적 평가 수행은 진단을 개인화하여 진단의 정확성을 증가시킨다(Bäärnhielm and Scarpinati Rosso 2009). DSM-5의 제3편 '문화적 공식화[cultural formulation]'(pp. 825-837)에서 저자들은 문화적 증후군[cultural syndromes], 고통의 표현양식[idioms of distress], 그리고 지각된 원인에 대한 설명에 대해 논의하고 있다.

면담에서 이러한 문화적 정보사용에 대해 논의하기에 앞서, 우리는 몇몇 용어들의 정의를 내려야 한다. **문화적 증후군**[cultural syndrome]은 특정 문화 또는 공동체에 특이적인 군집화된 일련의 정신의학적 증상들이다. 증후군은 공동체 구성원들 또는 관찰자들에 의해 질환으로 인식 또는 인식되지 않을 수 있다. 고전적인 예로는 **아타케 데 네르비오스**[ataque de nervios](흔히 가슴에 열이 상승하는 감각이 신체적으로 경험되는 극심한 공포의 갑작스러운 발병으로, 공격적 또는 자살행동을 초래하기도 하는 것이 특징인 정신적 고통 증후군)가 있다(Lewis-Fernández et al. 2015). 이 증후군은 흔히 라틴계 공동체에서 가족의 고통과 연관성이 있다(Lizardi et al. 2009). **고통의 문화적 표현방식**[cultural idiom of distress](예, 아타케 데 네르비오스)은 특정 공동체 구성원들에 의해 공유되는 정신적 고통 또는 괴로움의 논의 방식이다. 끝으로, **문화적 설명**[cultural explanation] 또는 **지각된 원인**[perceived cause]은 정신적 고통 또는 질병의 발생 이유에 대한 설명모델을 제공한다(American Psychiatric Association 2013). 저자들에 의하면, DSM-5는 고통에 대해 1가지 문화의 설명 방식에 기초하고 있다. 즉, 저자들은 "현재의 공식화는 **모든** 형태의 고통이 DSM-5 장애를 포함해서 지역적으로 조성되어 있다."(American Psychiatric Association 2013, p. 835)는 사실을 인정하고 있다. 그렇다면, 고통에 대한 문화의 영향은 어떻게 인정해야 하는가?

문화적 공식화 면담[Cultural Formulation Interview](CFI)은 특정 환자의 고통 경험에서 문화의 영향을 평가하기 위해 DSM-5에서 업데이트된 구조화된 도구다. 면담과정에서 CFI는 언제든지 사용될 수 있지만, DSM-5의 저자들은 환자가 치료를 꺼릴 때, 진단에 도달하기 위해 힘겨워할 때, 또는 진단의 차원적 심각도 평가를 위한 작업시 CFI를 사용할 것을 제안하고 있다. CFI의 사용은 대부분 이민자 공동체에서 연구되었지만(Martínez 2009), 이 도구의 사용을 임상가와 문화적으로 다른 환자로 지각되는 상황에 국한해서는 안 된다. 사람들이 병

DSM-5 자기평정 수준 1 교차편집 증상평가: 성인용

이름: ________ 연령: ________ 성별: [ ] 남 [ ] 여 실시일: ________

만일 본인이 아닌 다른 정보제공자가 이 질문지를 평정한다면, 당신은 환자와 어떤 관계입니까? ________

당신은 한 주 동안 대략적으로 얼마나 많은 시간을 환자와 함께 보냅니까? ________ 시간/주

지시문: 다음의 질문들은 당신을 괴롭게 하는 것에 대해 묻는 것입니다. 당신이 지난 2주 동안 각 문제로 인해 얼마나 많이(또는 얼마나 자주) 괴로웠는지를 가장 잘 나타내는 숫자에 동그라미 표시를 해 주십시오.

		지난 2주 동안 다음 증상들로 인해 얼마나 많이(또는 얼마나 자주) 괴로웠나요?	없음 전혀 아님	경미한 드묾, 1~2일 이내	경도 며칠간	중등도 절반 이상	고도 거의 매일	영역 내 최고점 (임상의)
I.	1.	무언가를 하는 것에 대해 거의 흥미나 즐거움을 느끼지 못했나요?	0	1	2	3	4	
	2.	기분이 가라앉거나, 우울하거나, 절망스럽게 느꼈나요?	0	1	2	3	4	
II.	3.	평소보다 더 짜증스럽고, 불만스럽고, 화가 났나요?	0	1	2	3	4	
III.	4.	평소보다 잠을 더 적게 자도 여전히 에너지가 넘쳤나요?	0	1	2	3	4	
	5.	평소보다 훨씬 더 많은 일을 벌이거나 더 위험한 일을 했나요?	0	1	2	3	4	
IV.	6.	긴장되고, 불안하고, 두렵고, 걱정스럽고, 과민했나요?	0	1	2	3	4	

(계속)

	7.	공포스럽거나 두려웠나요?	0	1	2	3	4	
	8.	당신을 불안하게 만드는 상황을 회피했나요?	0	1	2	3	4	
V.	9.	설명되지 않는 통증(머리, 등, 무릎, 복부, 다리)이 있었나요?	0	1	2	3	4	
	10.	당신의 병이 충분히 심각하게 받아들여지지 않는다고 느꼈나요?	0	1	2	3	4	
VI.	11.	실제로 자신을 해치려는 생각을 했나요?	0	1	2	3	4	
VII..	12.	주변에 아무도 없을 때 다른 사람들이 들을 수 없는 소리(예, 목소리)를 들었나요?	0	1	2	3	4	
	13.	누군가 당신의 생각을 들을 수 있거나, 당신이 다른 사람이 생각하고 있는 것을 들을 수 있다고 느꼈나요?	0	1	2	3	4	
VIII.	14.	수면 문제가 당신의 수면의 질에 전반적으로 영향을 미쳤나요?	0	1	2	3	4	
IX.	15.	기억력(예, 새로운 정보를 학습하는 것) 또는 장소(예, 당신의 집을 찾는 것)와 관련된 문제가 있었나요까?	0	1	2	3	4	
X.	16.	당신의 마음속에 반복적으로 침투하는 불쾌한 생각, 충동, 심상이 있었나요?	0	1	2	3	4	
	17.	계속해서 반복적으로 특정한 행동이나 정신적인 활동을 수행해야 한다고 느꼈나요?	0	1	2	3	4	

XI.	18.	당신 자신과 당신의 신체, 당신을 둘러싼 물리적인 주변 환경, 당신의 기억으로부터 분리되거나 동떨어진 느낌을 받았나요?	0	1	2	3	4	
XII.	19.	당신이 정말로 누구인지, 또는 당신이 정말로 삶에서 원하는 것이 무엇인지 알지 못한다고 느꼈나요?	0	1	2	3	4	
	20.	다른 사람들에게 다가가는 것이 어렵거나, 그들과 어울리는 것이 어렵다고 느꼈나요?	0	1	2	3	4	
XIII.	21.	하루에 어떠한 종류든 술을 적어도 4잔 이상 마셨나요?	0	1	2	3	4	
	22.	담배, 시가, 파이프를 피우거나 코담배를 사용하거나 담배잎을 씹었나요?	0	1	2	3	4	
	23.	당신은 다음과 같은 치료약물들을 의사의 처방 없이 처방된 것 이상의 많은 양을 사용했나요?(예, [비코딘 같은] 진통제, [리탈린이나 애더럴 같은] 중추신경계 자극제, [수면제나 바륨 같은] 진정제 또는 안정제, 마리화나, 코카인, 크랙, [엑스터시 같은] 클럽 약물, [LSD 같은] 환각제, 헤로인, 흡입제 또는 [접착제 같은] 용매제, 또는 [스피드 같은] 메스암페타민)	0	1	2	3	4	

그림 11-1. 자기평정 수준 1 교차편집 증상평가: 성인용

이 들고 건강을 회복하는 이유에 대한 '문화적' 설명은 이민자 공동체뿐 아니라 모든 공동체에서도 발생할 수 있기 때문에, CFI는 어떤 장면에서도 유익하게 사용될 수 있다. 개인이 질병과 건강에 대해 당신의 문화적 설명을 공유하고 있다는 생각이 드는 경우에도, 그 사람은 사람들이 왜 병에 걸리고 어떻게 완쾌될 수 있는지에 대해 매우 다르게 이해하고 있을 수 있다. 더구나, CFI는 DSM-5에서 가장 환자중심인 부분이므로, 이 도구의 사용으로 진단과정을 상세화할 수 있다.

CFI는 증상을 점수화한 체계가 아니라, 환자가 자신의 고통, 병인, 치료, 그리고 예후에 대해 얼마나 이해하고 있는지에 대한 평가를 돕기 위한 일련의 탐색질문들로 구성되어 있다. CFI는 진단의 개인화와 치료동맹 구축을 위해 진단적 검진에 통합될 수 있다. 만일 CFI에 관해 더 알고 싶다면, DSM-5의 제3편에 수록된 자료들을 검토하거나, 『문화적 공식화 면담에 관한 DSM-5 핸드북DSM-5 Handbook on the Cultural Formulation Interview』(Lewis-Fernández et al. 2015)을 읽어 봐야 한다. 다음은 5가지 주제로 나누어 운용이 가능하도록 각색한 것이다. 이 책의 나머지 부분에서와 같이, 큰따옴표(" ") 안의 문장들은 면담을 위한 탐색질문이다.

도입: "당신을 더 잘 도울 수 있도록 당신이 여기 오게 된 문제에 대해 알고 싶습니다. 당신의 경험과 생각에 대해 듣고 싶군요. 어떤 일이 진행되고 있고, 제가 당신이 그 문제를 어떻게 대처하고 있는지에 관해 몇 가지 질문을 할 겁니다. 정답이나 오답은 없습니다. 다만, 당신의

견해와 당신의 삶에 있어서 다른 중요한 사람들의 견해를 알고 싶을 뿐입니다."

문제의 문화적 정의: "어떤 문제 또는 염려로 클리닉에 오게 되었나요?" "당신의 문제에 있어서 당신을 가장 괴롭히는 것은 무엇인가요?" "사람들은 흔히 자신들의 방식으로 문제를 이해하는데, 이는 의사들이 그 문제에 대해 설명하는 방식과 유사하거나 다를 수 있습니다." "당신은 다른 사람에게 당신의 문제를 어떻게 설명하시겠어요?" "때로 사람들은 자신들의 문제에 관해 설명하기 위해 특정한 말 또는 문구를 사용합니다." "당신의 문제를 설명하는 특정한 용어 또는 표현이 있나요?" '예'라고 답하면: "그것이 무엇인가요?"

원인, 맥락, 지원에 대한 문화적 지각: "이 문제가 당신에게 일어나고 있는 이유가 뭐라고 생각하나요?" "문제의 구체적인 원인이 뭐라고 생각하나요?" "어떤 사람들은 문제를 삶에서 일어나는 나쁜 일들의 결과, 다른 사람들과의 문제, 신체적 질병, 영적 이유, 또는 어떤 다른 원인으로 설명하기도 합니다." "당신도 그런가요?" "만일 있다면, 당신의 문제를 악화시키는 것, 또는 대처하기 힘들게 하는 것이 무엇인가요?" "당신의 가족, 친구, 그리고 당신의 삶에서 다른 사람들이 당신의 문제를 악화시켰을 수 있는 행동을 해 왔나요?" "만일 있다면, 당신의 문제를 개선시키거나 당신이 보다 쉽게 문제에의 대처를 돕는 것은 무엇인가요?"

문화적 정체성의 역할: "당신의 현재 생활 상황에서 당신에게 문제를 초래하고 있는 당신의 배경—예를 들면, 당신의 문화, 인종, 민족, 종교, 또는 지리적 근원—에 관한 것이 있나요?" '예'라고 답하면: "어떤 식으로요?" "다른 한편으로, 당신의 현재 생활 상황에 대처하는데 도움이 되는 당신의 배경에 관한 것이 있나요?" '예'라고 답하면: "어떤 식으로요?"

자기대처 및 과거 조력추구에 영향을 미치는 문화적 요인: "때로 사람들은 자신들의 기분 개선을 위한 다양한 방법을 가지고 있습니다. 당신은 자신의 문제에 대처하기 위해 당신 자신에게 어떻게 해 왔나요?" "흔히 사람들은 또한 기분 개선을 위해 다른 사람들, 집단, 또는 기관으로부터 도움을 구합니다. 과거에, 당신은 자신의 문제를 위해 다른 자원들로부터 어떤 종류의 치료 또는 도움을 구해보았나요?" "어떤 유형의 도움 또는 치료가 가장 유용했나요?" "어떻게?" "어떤 유형의 도움 또는 치료가 유용하지 않았나요?" "어떻게?" "어떤 것이 당신이 필요로 하는 도움 얻는 것을 가로 막았었나요—예를 들면, 비용 또는 보험변제범위 부족, 근무시간 할애나 가족 책임, 낙인이나 차별에 대한 염려, 또는 당신의 언어나 문화를 이해하는 서비스의 부족?" 만일 '예'라고 답하면: "걸림돌이 되는 것이 무엇인가요?"

현재 조력추구에 영향을 미치는 문화적 요인: "자, 여기서 당신이 정신건강 전문가로부터 받게 될 도움에 대해 이야기를 나누어 보죠." "제가 이해하거나 당신의 문제에 대해 당신을 돕는 데 어렵게 할 수 있는 저의 배경에 관한 어떤 것이 있나요?" "저와 우리 시설에 있는 다른 사람들이 어떻게 해야 당신에게 가장 도움이 될 수 있을까요?" "현재 우리로부터 어떤 종류의 도움을 얻고 싶은가요?"

결론: 참여해 준 것에 대해 개인에게 감사를 표하고, 주요 소견을 요약해 주며, 면담의 나머지 부분으로 돌아가 마무리하라.

세계보건기구 장애평가목록 2.0

DSM을 국제적인 진단도구들과 맞추기 위한 노력의 일환으로, DSM-5의 저자들은 다음 영역(인지, 유동성, 자기돌봄, 어울리기, 생활 활동[가정과 학교/직장], 그리고 사회참여)에서의 기능 평가를 위해 세계보건기구 장애평가목록 2.0World Health Organization Disability Assessment Schedule 2.0(WHODAS 2.0)을 채택했다. WHODAS 2.0은 몇 가지 버전으로 이용 가능하다. 즉, 자기, 대리인, 또는 면담자에 의해 실시될 수 있는 12개 질문 버전과 36개 질문 버전이 있다(World Health Organization 2010).

DSM-5에는 제3편에 WHODAS 2.0의 36문항으로 된 자기실시 버전이 수록되어 있다. 당신은 WHODAS 2.0에 관해 더 많은 것을 배울 수 있고, 해석방법을 알 수 있으며, 온라인 사이트(http://www.

who.int/classifications/icf/whodasii/en)에서 채점표를 구할 수 있다.

성격기능수준척도

DSM-5의 제3편 '새로 개발된 측정도구와 모델'에 제시된 DSM-5 성격장애 진단모델은 개인적 및 대인관계적으로 기능하는 환자의 능력과 관련된 환자의 성격 특질을 고려하기 위해 사용된다. 다음에 제시한 〈표 11-1〉의 성격기능수준척도는 이 평가에 도움을 주기 위해 DSM-5에 수록되어 있다. 면담자는 '거의 없음' 또는 '손상 없음'(수준 0)에서 '극도 손상'(수준 4)에 이르기까지 5가지 기능손상 수준을 구별하기 위해 충분한 임상적 및 역사적 정보수집에 대해 책임이 있다. 이 평가의 결과는 치료계획을 안내하고 예후에 영향을 줄 수 있다. 그러나 나이든 성인들의 성격장애에 관한 제한된 연구를 고려해 볼 때, 소견은 조심스럽게 해석되어야 한다.

표 11-1. 성격기능수준척도

손상 수준	자기		대인관계	
	정체성	자기주도성	공감	친밀감
0: 손상이 거의 없거나 없음	• 고유한 자기에 대해 지속적으로 인식하고 있음; 역할에 적절한 경계를 유지함 • 일관성 있고 자기조절된 긍정적인 자존감을 지니고 정확한 자기평가가 가능함 • 모든 범위의 정서를 경험하고 인내하고 조절할 수 있음	• 개인의 능력에 대한 현실적인 평가를 기반으로 하여 합리적인 목표를 설정하고 열망함 • 적절한 행동 기준을 활용하고 다수의 영역에서 성취를 이룸 • 내적 경험을 성찰하고 이에 건설적인 의미를 부여함	• 대부분의 상황에서 다른 사람의 경험과 동기를 정확하게 이해할 수 있음 • 비록 다른 사람의 관점에 대해 동의하지 않더라도 그것을 이해하고 인식할 수 있음 • 자신의 행동이 다른 사람에게 미치는 영향을 인식하고 있음	• 개인적 · 사회적 생활에서 다수의 만족스럽고 지속적인 관계를 유지함 • 배려하고, 가깝고, 상호 호혜적인 다수의 관계를 원하고 형성함 • 협력, 상호 이익을 위해 노력하고 다른 사람의 다양한 생각, 정서, 행동에 대해 유연하게 반응함
1: 경도 손상	• 상대적으로 손상이 없는 자기감을 지님. 강한 정서나 정신적 고통을 경험할 때 경계의 명확성이 다소 감소함 • 때때로 자존감이 감소함. 자기에 대해 지나치게 비판적이거나 다소 왜곡된 자기평가를 내림 • 강한 정서가 고통스러울 수 있으며, 감정 경험의 범위가 제한됨	• 과도하게 목표 지향적이거나, 목표 억제적이거나, 목표에 대해 갈등을 겪음 • 비현실적이거나 사회적으로 부적합한 개인적인 기준을 설정하고, 성취의 몇몇 측면이 제한됨 • 내적 경험에 대해 성찰할 수 있으나, 단일 유형(예, 지적, 정서적)의 자기지식만을 지나치게 강조함	• 다른 사람의 경험을 이해하고 인정하는 것이 다소 어려움; 다른 사람이 비합리적인 기대나 통제에 대한 소망을 가지고 있다고 보는 경향이 있음 • 다른 관점을 고려하고 이해할 수 있을지라도 그렇게 하는 것에 저항함 • 자신의 행동이 다른 사람에게 미치는 영향에 대한 일관적이지 않은 인식을 가지고 있음	• 개인적 · 사회적 생활에서 지속적인 관계를 형성할 수 있으나, 깊이나 만족의 정도는 다소 제한적임 • 친밀하고 상호 호혜적인 관계 형성에 대한 욕구와 능력이 있으나, 강렬한 정서나 갈등이 발생할 경우 의미 있는 표현이 위축되고 때때로 억제됨 • 비현실적인 기준으로 인해서 협력하는 것이 억제됨; 다른 사람의 생각, 정서, 행동을 존중하거나 이에 반응하는 능력이 다소 제한됨

(계속)

손상 수준	자기		대인관계	
	정체성	자기주도성	공감	친밀감
2: 중등도 손상	• 정체성 정의를 위해 과도하게 다른 사람에게 의존함, 경계 설정이 침해됨 • 외부 평가에 대한 과도한 걱정에 의해 통제되는 취약한 자존감을 지니며, 인정에 대한 소망을 지님. 불완전감 또는 열등감을 지니면서 이를 보상하기 위해 과대 또는 과소한 자기평가를 내림 • 정서 조절이 긍정적인 외부 평가에 의해 좌우됨. 자존감에 대한 위협은 격노나 수치심과 같은 강한 정서를 유발함	• 목표가 자발적이기보다는 외부 승인을 얻기 위한 수단으로 빈번하게 사용되므로 일관성이나 안정성이 부족함 • 개인의 기준이 비합리적으로 높거나(예, 특별해지거나 다른 사람을 기쁘게 하려는 욕구) 낮음(예, 지배적인 사회적 가치와 맞지 않음). 확실성이 결여된 느낌으로 인해 목표 달성이 어려움 • 내적 경험을 성찰하는 능력이 손상되어 있음	• 다른 사람의 경험에 과도하게 맞추려고 하나, 자기와 관련이 있다고 지각할 때만 그러함 • 과도하게 자기참조적임; 다른 사람의 경험을 인정, 이해하고 대안적인 관점을 고려하는 것이 상당히 어려움 • 자신의 행동이 다른 사람에게 미치는 영향에 대해 일반적으로 알지 못하거나 개의치 않음, 또는 자신의 영향을 비현실적으로 평가함	• 개인적 · 사회적 생활에서 관계를 형성하고자 하는 욕구와 능력이 있으나, 관계가 크게 피상적임 • 친밀한 관계는 대부분 자기조절과 자기존중에 대한 필요를 충족하기 위한 것이며, 다른 사람에 의해 완벽하게 이해받는 것에 대한 비현실적인 기대를 지님 • 관계를 상호 호혜적인 측면에서 보지 않는 경향이 있고, 주로 개인의 이득을 위해 협력함

(계속)

손상 수준	자기		대인관계	
	정체성	자기주도성	공감	친밀감
3: 고도 손상	• 자율성/주체 감각이 약함; 정체성 결여 또는 공허감을 경험함. 경계 설정이 빈약하거나 경직되어 있음: 다른 사람에 대한 과도한 동일시, 다른 사람으로부터 독립에 대한 지나친 강조, 또는 이 둘 간에서 동요 • 취약한 자존감이 사건에 의해 쉽게 영향을 받고 자기상에서 일관성이 결여되어 있음. 자기평가가 뉘앙스가 없음: 자기혐오나 자기과장 또는 둘의 비논리적 · 비현실적 조합 • 정서가 급격히 변화하거나, 만성적이고 변동이 없는 절망감	• 개인의 목표를 수립하거나 달성하는 것이 어려움 • 행동을 위한 내적 기준이 불명확하거나 모순됨. 생활이 무의미하거나 위험한 것으로 경험됨 • 자신의 정신 과정에 대해 내성하거나 이해하는 능력이 상당히 부족함	• 다른 사람의 생각, 느낌, 행동을 고려하고 이해하는 능력이 상당히 제한되어 있음; 다른 사람의 경험의 매우 구체적인 측면들, 특히 취약함이나 고통은 파악할 수 있음 • 일반적으로 대안적인 관점을 고려하지 못함; 의견 차이나 대안적인 관점에 의해 크게 위협을 느낌 • 자신의 행동이 다른 사람에게 미치는 영향에 대해 혼란스러워하거나 인식하지 못함; 사람들의 생각과 행동에 대해 종종 당황스러워하며, 빈번하게 자신의 파괴적인 동기를 다른 사람에게 잘못 귀인함.	• 개인적 · 사회적 생활에서 관계 형성에 대한 다소간의 욕구를 가지고 있으나, 긍정적이고 지속적인 관계를 형성하는 능력은 상당히 손상되어 있음 • 관계가 친밀한 타인이 절대적으로 필요하다는 강한 믿음, 및/또는 유기나 학대에 대한 예상에 기반을 둔 것임. 다른 사람과 친밀하게 관여하는 것에 대한 감정은 공포/거부 그리고 관계에 대한 필사적인 열망 사이를 오감 • 상호성이 거의 없음: 타인은 주로 자기에게 영향을 주는(부정적 또는 긍정적) 측면에서 개념화되어 있음; 협력적인 노력은 종종 다른 사람으로부터의 모욕받았다는 지각 때문에 중단됨

(계속)

손상 수준	자기		대인관계	
	정체성	자기주도성	공감	친밀감
4: 극도 손상	• 고유한 자기의 경험과 자율성/주체 감각이 거의 부재하거나, 지각된 외부의 박해를 통해 조직화됨. 다른 사람과의 경계는 혼란되거나 결여됨 • 약하거나 왜곡된 자기상이 다른 사람과의 상호작용에 의해 쉽게 위협받음; 자기평가에서 상당한 왜곡과 혼란 • 정서가 맥락이나 내적 경험과 부합하지 않음. 비록 책임을 부정하거나 다른 사람 탓으로 돌리더라도 지배적인 정동은 증오와 공격성임	• 생각을 행동과 구분하지 못하여 목표 설정 능력이 심하게 손상되어 있으며, 비현실적이거나 비일관적인 목표를 지님 • 행동을 위한 내적 기준이 거의 결핍되어 있음. 진정한 의무 이행은 거의 상상조차 불가능함 • 자신의 경험을 되돌아보는 것이 완전히 불가능함. 개인의 동기는 인식되지 않으며 그리고/또는 자기 외적인 것으로 경험됨	• 다른 사람의 경험과 동기를 고려하고 이해하는 것이 극심하게 불가능함 • 다른 사람의 관점에 대한 주의가 사실상 부재함(주의가 과다경계적이고, 욕구 충족과 위험 회피에 초점이 맞추어져 있음) • 사회적 상호작용이 혼란스럽고 지남력을 상실함	• 극심한 무관심이나 위협에 대한 예상으로 인해 친애 욕구가 제한되어 있음. 다른 사람과의 관계 형성이 분리, 와해되거나 일관적으로 부정적임 • 관계가 거의 전적으로 편안함을 제공하거나 통증과 고통을 가하는 그들의 능력에 입각해서 개념화되어 있음 • 사회적/대인관계적 행동은 상호적이지 않음; 정확히 말하면, 기본으로 필요한 것의 충족을 추구하거나 고통으로부터 도피를 위한 것임

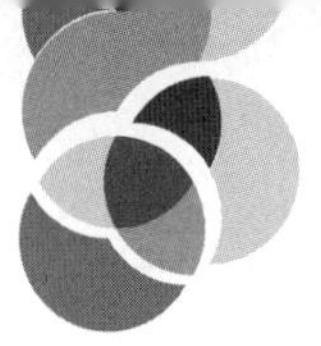

제12장
평가척도와 대안적 진단체계

고통distress의 기술과 측정에는 여러 방식이 있다. 예를 들면, 개인은 자신에게 **아타케 데 네르비오스**_ataque de nervios_가 있다고 말할 수 있지만, 임상가는 그에게 공황발작이 있다고 기술할 수 있다. 개인과 임상가는 동일한 경험을 기술하고 있지만, 이들은 그것을 다른 방식으로 설명하고 있는 것이다. 전형적으로, 임상가들은 고통을 **질병**disease의 증상-즉, 신체기관과 체계의 구조와 기능에서 병리적 비정상성pathological abnormality-으로 설명하는 한편, 환자들은 고통을 **질환**illness-즉, 이들의 비정상성에 대한 개인적 경험-으로 설명한다. 정신과 의사들과 다른 정신건강 임상가들은 현재 정신적 고통을 질환 또는 질병이 아니라 장애disorder로 설명한다. 고통스러운 증상의 집합체를 장애로 명명하는 것은 병리적 비정상성과 이러한 비정상성이 특정 환자에게 미치는 영향을 설명하기 위한 시도다.

DSM-5(American Psychiatric Association 2013) 정신장애mental disorders

는 별개의 생물학적 현상이라기보다는 진단명diagnostic labels이다. 이러한 진단들은 개인이 자기 스스로 만들어 낼 수 없는 변화 유발을 돕기 위한 잠정적인 공식provisional fomulas이다. 특정 진단 내에는 증상과 기능손상의 매우 다른 경험들이 있다. 호흡기법에 대해 배울 필요만 있는 공황발작이 있는 나이든 성인이 있는가 하면, 입원해서 장기간의 치료경과를 필요로 하는 나이든 성인들도 있다. 환자의 정신장애 경험에서 이러한 차이에 대해 설명하기 위한 1가지 방법은 평가척도를 사용하는 것이다. 다른 방법은 고통을 다르게 기술하기 위해 대안적 진단체계를 사용하는 것이다.

평가척도

우리는 아직까지 대부분의 정신질환mental illness을 신체적 수단(예, 기능영상, 유전자 검사 또는 혈청검사)을 통해 진단하고 모니터링할 수 없기 때문에, 평가척도rating scales는 정신건강 진료에 대한 중요한 임상적 보조기구다. 표준화된 평가척도에 대한 개별 문항반응은 임상적 대화를 안내하기 위해 사용될 수 있다(예, "때로 차라리 죽는 것이 나을 거라는 생각을 한다고 표기하셨는데, 이에 대해 좀 더 말씀해 주실 수 있을까요?"). 평가척도에서 숫자로 된 점수는 증상을 확인해 주고, 진단평가를 안내하며, 장애의 심각도를 설정하고, 환자 진료의 진척 정도를 추적한다. 시간이 경과하면서 이러한 척도 결과를 수집하는 것은 측정기반 진료measurement-based care를 가능하게 하는데, 이는 측정 가능한 증상목표에 도달할 때까지 환자의 치료계획을 수정할 수 있음을 의미한다.

평가척도의 사용방법을 고려함에 있어서 우리는 다음과 같은 몇 가지 원칙을 따른다.

- 연령, 상태, 언어, 그리고 (이상적으로) 문화에 대해 연구 타당화된 척도를 택한다.
- 발현된 장애의 가능성 탐지를 위해 광범위한 선별척도를 사용한다.
- 특정 문제를 조사하기 위해 보다 구체적인 평가척도를 사용한다.
- 환자의 협조와 실행의 용이성을 높이기 위해 간편 평가척도를 택한다.
- 보다 긴 평가척도는 특수 장면을 위해 사용을 유보한다.
- 평가척도는 진단을 내릴 수 없음—이들은 보조기구일 뿐, 임상가 평가를 위한 대체도구가 아님—을 기억한다.
- 평가척도 결과는 보고자와 그의 해석의 신뢰도에 달려 있음을 상기한다.

이용 가능하고 진료를 돕기 위한 평가척도는 수백여 가지가 있다. 우리는 평가와 정신적 고통을 겪고 있는 노인들에 대한 진료에 특히 도움이 되는 척도들을 〈표 12-1〉에 수록해 놓았다. 이러한 평가척도들 중 많은 것들이 전자건강기록electronic health record에 내장되어 있어서, 임상가가 환자의 상태를 보다 객관적으로 추적할 수 있게 되어 있다.

표 12-1. 엄선된 나이든 성인용 간편평가척도

척도(약어)	용도	문항 수	참고문헌/URL
신경발달장애			
☐ 시계그리기 검사[Clock Drawing Test](CDT)	▪ 집행 및 시공간적 기능 평가	1	• Shulman (2000)
☐ 혼돈평가방법[Confusion Assessment Method](CAM)	▪ 섬망 증상 발현 평가	9	• Inouye et al. (1990) • http://ww.hospitalelderlifeprogram.org/delusion.instruments/
☐ 전두엽 평가 배터리[Frontal Assessment Battery](FAB)	▪ 인지 및 운동행동에 영향을 주는 집행 기능이상 탐지	6	• Dubois et al. (2000)
☐ 신경정신의학적 검사[Neuropsychiatric Inventory](NPI)	▪ 치매관련 행동 증상평가	10, 12	• Cummings et al. (1994) • http://npitest.net/about-npi.html
우울증			
☐ 노인우울척도[Geriatric Depression Scale](GDS)	▪ 자기보고식 우울증 선별	30	• Yesavage et al. (1982–1983) • http://web.stanford.edu/~yesavage/GDS.html
☐ 환자 건강 질문지[Patient Health Questionnaire] (PHQ–9)	▪ 자기보고식 우울증 선별	9	• Kroenke et al. (2001) • http://www.phqscreeners.com
집행기능			
☐ 집행면담[Executive Interview](EXIT)	▪ 집행 기능 평가	25	• Royall et al. (1992)
☐ 신속집행면담[Quick Executive Interview](Quick EXIT)	▪ 집행 기능 평가	14	• Larson and Heinemann (2010)

전반적 정신상태			
☐ 간편 정신상태검사 Mini-Mental State Examination (MMSE)	▪ 인지 기능 및 치매 선별 평가	30	• Folstein et al. (1975)
☐ 몬트리올 인지평가 Montreal Cognitive Assessment (MoCA)	▪ 경도 인지 손상 발견	30	• Nasreddine et al. (2005) • http://www.mocatest.org
정신병적 장애			
☐ 간편 정신의학평정척도 Brief Psychiatric Rating Scale (BPRS)	▪ 정신병 증상 발현 및 심각도 평가	18	• Overall and Gorham (1962)
물질 사용			
☐ 알코올관련 문제 설문지 Alcohol-Related Problems Survey (ARPS)	▪ 알코올 사용 평가	20	• Fink et al. (2002)
☐ 알코올사용장애 확인검사 Alcohol Use Disorders Identification (AUDIT)	▪ 문제 있는 알코올 사용 확인	10	• Bavor et al. (1989) • https://www.drugabuse.gov/sites/default/files/files/AUDIT.pdf
☐ 단축형 미시건 알코올중독 선별 검사-노인용 Short Michigan Alcoholism Screening Test-Geriatric Version (SMAST-G)	▪ 문제 있는 알코올 사용 선별 및 탐지	10	• Blow et al. (1992)

게다가, DSM-5에는 많은 장애들에 대한 심각도 평가척도들이 마련되어 있다. 대부분은 특정 장애에 대해 특이적이고, 일부에는 특정 장애가 경도, 중등도 또는 고도임을 나타내는 서술적 설명이 포함되어 있다. 심각도가 환자에 의해 기입된 기준의 수에 의존하는 진단들(예, 알코올사용장애)이 있는가 하면, 심각도가 환자에게 요구되는 지원의 정도에 의해 측정되는 진단(예, 신경인지장애)도 있다. 적절한 경우, 심각도 평정은 정신상태검사 외부에 있는 특정한 측정도구를 나타낸다. 예를 들면, 중추성 수면무호흡의 심각도 등급은 부분적으로 연관된 산소포화도oxygen desaturation의 범위에 달려 있다.

대안적 진단체계

DSM-5는 그동안 널리 사용되어 왔지만, 임상가들이 정신적 고통과 정신질환을 기술·설명할 수 있는 유일한 방법은 아니다. 다른 문화적·임상적 상황에서는 다음에 논의되는 진단체계들이 사용되고 있다.

국제질병분류체계

세계보건기구World Health Organization(WHO)는 흔히 약어 ICD로 알려진 국제질병분류체계International Classification of Diseases를 자체적인 진단체계로 삼고 있다. 현재 임상수정판clinical modification인 제10판(ICD-10-CM)에

는 제반 의학적 질병 목록 중에서 일련의 정신장애들이 포함되어 있다. 제11판은 제작 중이고, 2017년에 출간될 예정이다(*역자 주. 2017년 미국의학회American Medical Association(AMA)에서 「ICD-10-CM 2018: The Complete Official Codebook」이라는 제목으로 출간했고, 2018년에는 국제의학회International Medical Association(IMA)에서 「ICD-10 2018」을 출간했음). 미국 외부의 임상가들 대부분은 정신장애 진단에 ICD-10을 사용하고 있지만, 이는 DSM-5에 비해 정신의학적으로 덜 상세하고, 주로 역학자들epidemiologists이 질병 발생과 유병률 추적에 도움을 주기 위해 고안되었다. DSM-5에는 ICD-10-CM 부호(세계보건기구의 ICD-10의 U.S. 임상수정판)가 포함되어 있다. 세계보건기구는 이 ICD-10 수정판의 미국 내 사용을 승인했다. DSM-5 내의 ICD-10-CM 부호는 미국 내에서 보험변제를 위한 유일한 합법적인 부호다. 미국 메디케어·메디케이드 서비스 센터들U.S. Centers for Medicare & Medicaid Services은 주기적으로 ICD-10-CM 부호들을 업데이트하여 DSM-5 진단의 구체성을 높이고 있다. DSM-5 출판 이후에 이루어진 ICD-10-CM의 업데이트된 내용은 www.psychiatryonline.org의 'free DSM-5 Update'에서 확인할 수 있다.

연구 영역 기준

2010년, 미국 국립정신보건원National Institute of Mental Health(NIMH)은 증상들을 기저의 원인들과 통합하기 위한 시도의 일환으로, 자체적인 진단체계인 연구영역기준Research Domain Criteria(RDoC)을 제작하겠다는 의도를 공표했다(Insel et al. 2010). 현재, RDoC는 정신의학적 질환의 생물학적 근원 연구를 위한 실험적 틀로 기여하고 있다. 이 프로젝트는 전통적인 임상적 진단체계에 의존하기보다, 새로운 연구와 새로운 치료법 개발을 위한 특정 신경회로, 세포, 유전자, 또는 분자에 대한 행동패턴 지도를 제작한다는 자체적인 궁극적 목표가 있다. 이러한 방식으로, 비교적 통일된 기저의 생물학적 원인들을 확보하기 위해 많은 다른 현재의 DSM-5 진단에서 발생할 수 있는 특질인 특정한 행동패턴들(예, 충동성)이 RDoC를 통해 발견될 수 있을 것이다. RDoC의 발달의 진척 상황은 온라인 사이트(http://www.nimh.nih.gov/research-priorities/rdoc/index.shtml)에서 확인할 수 있다.

문화특이적 진단체계

몇몇 문화특이적 정신의학적 진단체계는 라틴 아메리카(Berganza et al. 2002), 쿠바(Otero-Ojeda 2002), 중국(Chen 2002), 일본(Nakane and Nakane 2002)을 비롯한 특정 공동체에서 사용되고 있다. DSM-5와 문화적 정신의학 간의 접속에 흥미가 있는 사람은 문화적 공식화 면담에 관해 좀 더 읽어 봐야 한다(Lewis-Fernández et al. 2015).

ICD-10-CM Z 부호

DSM-5의 저자들은 현재 개인의 정신건강과 치료에 영향을 주고 있는 심리사회적 요인들을 설명하기 위한 방법으로 ICD-10-CM Z 부호의 사용을 권하고 있다. 〈표 12-2〉에서 우리는 나이든 성인 정신건강에서 흔히 사용되는 생략된 Z부호 목록을 포함시켜 놓았다. ICD-10-CM Z 부호들은 제18장 '정신건강 치료계획'에서 좀 더 논의한다.

표 12-2. 노인 정신건강 설명에 흔히 사용되는 ICD-10-CM Z 부호

ICD-10-CM 부호	기술
▢ Z00.4	▪ 다른 곳에 분류되지 않는 일반적인 정신의학적 검진 ▪ 제외: 법의학 이유(Z04.6)가 요구되는 검진
▢ Z04.6	▪ 정부당국에 의해 요구되는 일반적인 정신의학적 검진
▢ Z20.1	▪ 결핵과의 접촉 및 노출
▢ Z20.2	▪ 현저하게 성적 양식의 감염 접촉 및 노출
▢ Z20.5	▪ 바이러스성 간염과의 접촉 및 노출
▢ Z20.6	▪ 인간면역결핍바이러스human immunodeficiency virus(HIV) 접촉 및 노출 ▪ 제외: 증상이 없는 HIV 감염 상태(Z21)
▢ Z21	▪ 증상이 없는 HIV 감염 상태
▢ Z22.3	▪ 달리 명시된 세균성 질병 보균자
▢ Z22.4	▪ 현저하게 성적양식으로 감염된 보균자
▢ Z22.5	▪ 바이러스성 간염 보균자
▢ Z50.2	▪ 알코올 재활
▢ Z50.3	▪ 약물 재활
▢ Z50.4	▪ 다른 곳에 분류되지 않는 심리치료
▢ Z51.5	▪ 말기환자 간병
▢ Z55.0	▪ 문맹 및 낮은 수준의 문해력literacy
▢ Z56.0	▪ 명시되지 않는 실업
▢ Z56.1	▪ 직업 변화

(계속)

ICD-10-CM 부호	기술
☐ Z56.2	▪ 실업 위협
☐ Z56.3	▪ 스트레스성 근무 일정
☐ Z56.4	▪ 직장 상사 및 동료와의 불화
☐ Z56.5	▪ 마음에 들지 않는 직업
☐ Z56.6	▪ 기타 직장 관련 신체적 및 정신적 부담
☐ Z57.0	▪ 직업상 소음에의 노출
☐ Z57.1	▪ 직업상 방사선에의 노출
☐ Z57.2	▪ 직업상 먼지에의 노출
☐ Z57.3	▪ 직업상 기타 공기 오염에의 노출
☐ Z57.4	▪ 직업상 농업용 유독물질에의 노출
☐ Z57.5	▪ 직업상 기타 산업용 유독물질에의 노출
☐ Z57.6	▪ 직업상 극도의 온도에의 노출
☐ Z57.7	▪ 직업상 진동에의 노출
☐ Z58.0	▪ 소음에의 노출
☐ Z58.1	▪ 대기오염에의 노출 ▪ 제외: 담배 연기
☐ Z58.2	▪ 수질오염에의 노출
☐ Z58.3	▪ 토양오염에의 노출
☐ Z58.4	▪ 방사선에의 노출
☐ Z58.5	▪ 기타 공해에의 노출
☐ Z58.7	▪ 담배연기에의 노출 ▪ 포함: 수동적 흡연
☐ Z59.0	▪ 무주택
☐ Z59.1	▪ 부적절한 주택 ▪ 포함: 난방 부재, 공간 제한, 적절한 돌봄을 막는 가정의 기술적 결함, 불만족스러운 환경
☐ Z59.2	▪ 이웃, 세입자, 집주인과의 불화

(계속)

ICD-10-CM 부호	기술
☐ Z59.3	▪ 보호시설에서의 생활관련 문제
☐ Z59.4	▪ 적절한 음식 부재
☐ Z59.5	▪ 극도의 빈곤
☐ Z59.6	▪ 저소득
☐ Z59.7	▪ 불충분한 사회적 보험 및 복지 지원
☐ Z59.8	▪ 주택과 경제상황 관련 기타 문제 ▪ 포함: 대출에 대한 압류, 고립된 주거, 채권자들과의 문제
☐ Z60.0	▪ 생활주기 변화에의 적응문제 ▪ 포함: 퇴직에의 적응, 빈둥지 증후군
☐ Z60.2	▪ 독거
☐ Z60.3	▪ 문화동화 문제
☐ Z60.4	▪ 사회적 배제 및 거부 ▪ 제외: 부정적 차별의 표적(예, 인종 또는 종교적 이유)
☐ Z60.5	▪ 지각된 부정적 차별과 박해의 표적
☐ Z62.810	▪ 아동기 신체 및 성 학대 개인력
☐ Z63.0	▪ 배우자 또는 동반자와의 관계 문제
☐ Z63.1	▪ 부모 및 배우자 가족들과의 관계 문제
☐ Z63.2	▪ 부적절한 가족 지원
☐ Z63.3	▪ 가족구성원 부재
☐ Z63.4	▪ 가족구성원 실종 및 사망
☐ Z63.5	▪ 분리와 이혼에 의한 가족 와해
☐ Z63.6	▪ 가정에서 돌봄이 요구되는 의존적 친척
☐ Z63.8	▪ 가족 내에서 고도로 표출되는 정서수준
☐ Z64.2	▪ 위험하고 해로운 것으로 알려진 신체적 · 영양적 · 화학적 개입 추구 및 수용 ▪ 제외: 물질 의존
☐ Z64.3	▪ 위험하고 해로운 것으로 알려진 행동적 · 심리적 개입 추구 및 수용

(계속)

ICD-10-CM 부호	기술
☐ Z64.4	▪ 상담자들과의 불화 ▪ 포함: 보호관찰관, 사회복지사들과의 불화
☐ Z65.0	▪ 민사 및 형사 소송에서 구속 없는 유죄 판결
☐ Z65.1	▪ 구속 및 기타 투옥
☐ Z65.2	▪ 교도소 출소 관련 문제
☐ Z65.3	▪ 기타 법률 관련 문제 ▪ 포함: 체포, 자녀양육권 또는 지원 소송절차, 소송, 기소
☐ Z65.4	▪ 범죄 및 테러 피해
☐ Z65.5	▪ 재난, 전쟁, 그리고 기타 적대행위에의 노출
☐ Z70.0	▪ 성적 태도 관련 상담
☐ Z70.1	▪ 환자의 성적 행동 및 지향성 관련 상담
☐ Z70.2	▪ 제3자의 성적 행동 및 지향성 관련 상담
☐ Z70.3	▪ 성적 태도, 행동, 그리고 지향성에 관한 복합적 문제 관련 상담
☐ Z71.1	▪ 진단이 내려지지 않은 두려운 호소내용이 있는 개인
☐ Z71.4	▪ 알코올 남용 상담 및 감시 ▪ 제외: 알코올 재활 절차
☐ Z71.5	▪ 약물 남용 상담 및 감시 ▪ 제외: 약물 재활 절차
☐ Z71.6	▪ 담배 남용 상담 ▪ 제외: 담배 재활 절차
☐ Z72.0	▪ 흡연 ▪ 제외: 담배 의존
☐ Z72.1	▪ 알코올 사용 ▪ 제외: 알코올 의존
☐ Z72.2	▪ 약물 사용 ▪ 제외: 비의존성 물질 남용, 약물의존
☐ Z72.3	▪ 신체운동 결여

(계속)

ICD-10-CM 부호	기술
▢ Z72.4	▪ 부적절한 식이 및 섭식 습관
▢ Z72.5	▪ 고위험 성적 행동
▢ Z72.6	▪ 도박 및 내기 ▪ 제외: 강박적 또는 병리적 도박
▢ Z73.0	▪ 소진
▢ Z73.2	▪ 이완 및 여가활동 결여
▢ Z73.6	▪ 장애로 인한 활동 제한
▢ Z74.0	▪ 유동성 감소로 인한 조력 필요
▢ Z74.1	▪ 개인적 돌봄에 대한 조력 필요
▢ Z74.2	▪ 가정에서의 조력 필요 및 돌볼 수 있는 다른 가족구성원 부재
▢ Z74.3	▪ 지속적 감독 필요
▢ Z75.0	▪ 가정에서 이용할 수 없는 의학적 서비스
▢ Z75.1	▪ 다른 적절한 시설에의 입주 대기 중인 개인
▢ Z75.3	▪ 건강관리시설 이용불가 및 접근불능
▢ Z75.4	▪ 기타 조력기관의 이용불가 및 접근불능
▢ Z81.0	▪ 정신지체 가족력
▢ Z81.1	▪ 알코올 남용 가족력
▢ Z81.2	▪ 담배 남용 가족력
▢ Z81.3	▪ 기타 향정신성 물질남용 가족력
▢ Z81.4	▪ 기타 물질남용 가족력
▢ Z81.8	▪ 기타 정신 및 행동 장애 가족력
▢ Z91.1	▪ 의학적 치료와 방법 불이행 개인력
▢ Z91.2	▪ 개인 위생불량 개인력
▢ Z91.3	▪ 건강하지 않은 수면-각성 일정 개인력
▢ Z91.5	▪ 자해 개인력 ▪ 포함: 준자살행위parasuicide, 음독, 자살시도
▢ Z91.6	▪ 기타 신체적 외상 개인력

출처: Buck (2017).

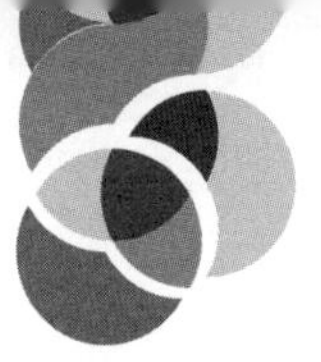

제13장 심리교육적 개입

심리교육 강좌

엘리스Elise(여, 68세)는 20대 초에 제I형 양극성장애, 고혈압, 그리고 조절이 어려운 당뇨병 진단을 받았다. 그녀는 발프로산valproic acid과 서트랄린sertraline의 결합 처방에 잘 반응해 오고 있다. 그러나 지난 40년 동안 그녀의 치료경과는 그렇게 좋은 편이 아니었다. 왜냐하면 그녀는 평상기분이 드는 경우, 간헐적으로 치료약물 복용을 중단해서 경조증 또는 우울증 삽화를 초래하여 종종 조증삽화로 입원해야 했기 때문이다. 엘리스는 기분이 좋을 때도 치료약물 복용의 필요성을 이해하지 못한다. 그녀의 딸 마벨Mabel은 지난 달 엘리스가 삼투압성 고혈당증 비케토산성 증후군hyperosmolar hyperglycemic nonketotic syndrome으로 입원했을 때 비로소 돌봄에 관여하게 되었다. 엘리스는 또 다시 치료약물 복용을 중단했고, 경조증 삽화 기간 동안 약간 편집증 증세를 보였으며, 당뇨병 치료약물이 오염

되었다면서 약물복용을 거부했다. 그녀는 현재 권고대로 모든 치료약물을 복용하고 있다. 그러나 당신은 그녀가 다시 중단하는 경우에 초래될 의학적 결과에 대해 염려하고 있다. 마벨은 엘리스가 지속적으로 치료약물 복용을 거부해서 결국 입원하게 될 때, 좌절감이 들고 자신의 어머니와 관계가 소원해진다고 말한다. 당신은 마벨과 엘리스에게 가족초점 심리교육 강좌에 참석하고, 지역 소재의 전국정신질환연합회National Alliance on Mental Illness(NAMI) 지부에 가입할 것을 권장한다.

심리교육 강좌는 중요하지만, 전형적으로 고도 정신질환(예, 조현병, 양극성장애, 그리고 주요우울장애)이 있는 환자들과 이들의 확인된 보호자들에게 권장되는 정신건강 치료의 덜 강조된 부분이다. 이러한 강좌들은 환자와 보호자에게 장애와 치료로부터 기대되는 것에 관한 정보를 제공한다. 보호자들은 자주 치료약물을 투약하거나 이행 여부를 확인하고, 치료계획의 강화를 도우며, 환자 재발의 조기 징후를 인식하는 경우에 임상가들에게 알리는 역할을 한다는 점에서 이들의 참여는 심리교육의 성공에 중요하다. 이러한 강좌들은 몇 가지 주요 요소들, 즉 ① 정신건강 장애에 관한 교육, ② 급성과 만성 돌봄 자원에의 접근방법에 관한 정보, ③ 장애 관리를 위한 기술 훈련, ④ 문제해결 기술, 그리고 ⑤ 보호자에 대한 지원으로 구성된다(Substance Abuse and Mental Health Services Administration 2009). 다른 주요 주제는 임상가, 환자, 보호자 사이의 협력이다. 협력은 환자들이 자신들의 정신건강 장애에 대한 병식의 한계와 이들에 대한 치료계획 이행에 대한 동기 결여로 인해 특히 도전적일 수 있으므로, 구체적인 목표(예, 병원 밖에 머무르기)가 더 생산적일 수 있다. 심리교육 강좌는 보통 9~10개월 동안 지속되는데, 단일 가족 또는 동시에 다수의 가족들을 대상으로 실시될 수 있다.

대부분의 심리교육 효과성 연구들은 일반 성인 인구에서 고도 정신질환에 초점을 맞추고 있다. 나이든 성인들은 전형적으로 어느 정도의 인지 저하를 겪고 있고, 흔히 젊은 성인들보다 더 복잡한 치료약물 요법이 처방되기 때문에 이들에게 맞춘 심리교육적 개입을 고안할 필요가 있다. 안타깝게도, 지금까지 나이든 성인들 사이에 심리교육의 효과성을 다룬 연구들이 거의 없었기 때문에, 이러한 고객맞춤 서비스는 제한된 증거를 기반으로 실시되고 있다. 그렇지만 이용가능한 연구들은 일반적으로 효과가 있다는 주장을 뒷받침하고 있다. 예를 들면, 셰릴 외(Sherrill et al. 1997)의 연구에서, 재발성 주요우울장애가 있는 나이든 성인들과 이들의 가족들을 위한 강좌들은 잘 받아들여졌고, 정기적인 출석은 우울증 유지 국면 동안 치료에 남은 환자들의 높은 가능성과 연관이 있었다. 뎁 외(Depp et al. 2007)에 의한 예비연구에서 양극성장애가 있는 나이든 성인들을 위한 치료약물 이행기술훈련 역시 잘 받아들여졌고, 치료 이행과 관리, 우울 증상, 그리고 삶의 질 측정치에 있어서의 향상과 연관이 있었다. 이러한 연구들과는 달리, 주요신경인지장애가 있는 환자들 vs. 통상적인 치료를 받고 있는 환자들에 대한 심리교육을 비교한 무작위 대조연구 결과, 보호자 부담에 있어서 어떤 차이를 보이지 않았다(Martín-Carrasco et al. 2014). 그러나 주요신경인지장애가 있는 환자들의 보호자들에 대한 다른 심리교육적 개입은 보호자 역량이 개선된 것으로 나타났다(Llanque et al. 2015). 나이든 성인들에 대한 증거기반 심리교육 프로그램 개발을 위해서는 후속 연구가 요구된다.

인지 및 행동 문제에 대한 비약리적 개입

다음 수개월 동안, 엘리스는 자신의 기분이 평상시처럼 좋다고 주장하지만, 당신은 엘리스가 대화에 다소 어려움을 겪고 있음을 알게 된다. 그녀가 식사와 함께 하는 인슐린 복용을 기억하지 못하면, 고혈당증 hyperglycemia 삽화가 나타날 수 있기 때문에, 당신은 그녀의 치료약물 복용 이행에 대해 염려한다. 마벨은 당신에게 엘리스가 복잡한 과업의 체계화에 인지적 어려움(예, 인슐린 복용 시기 선정과 조정)을 겪고 있고, 최근의 사건들을 쉽게 회상하지 못한다고 말해 준다. 엘리스에게 주요신경인지장애가 있는지를 밝히기 위해 당신은 그녀를 신경심리평가에 의뢰한다. 평가 결과는, 그녀에게 양극성장애와 겹쳐진 주요신경인지장애가 있다는 당신의 의구심이 사실임을 입증해 준다.

마벨과 이 새로운 진단에 대해 논의할 때, 그녀는 엘리스가 쉽게 초조해진다고 호소해서 당신은 그녀에게 이러한 초조 증상에 대해 좀 더 상세히 설명해 달라고 요청한다. 마벨은 어머니가 때로 인슐린 주사에 저항하고, 소리를 지르며 달아나려고 하거나, 주사바늘에 찔릴 뻔했던 적도 있다고 기술한다. 마벨은 주사를 여러 차례 놓는 것에 심한 좌절감이 들고, 밤새 약효가 지속되지 않는 경우가 잦아서 주사를 놓기 위해 어머니를 설득하는 것이 너무 힘들다고 한다. 이러한 행동 장해를 조사하면서, 당신은 엘리스가 자신에게 당뇨병이 있다는 사실을 지속적으로 기억하지 못한다는 사실을 알게 된다. 엘리스가 주요신경인지장애로 진단되었기 때문에, 당신은 그녀에게 인슐린 주사를 필요로 하는 횟수를 최소화시키기 위해 보다 고용량의 헤모글로빈 A_{1c}를 표적 목표[target goal]로 설정한다. 당신은 하루에 한 번의 주사로 약효가 유지되고 경구용 혈당강하제[hypoglycemics] 사용이 요구되는 당뇨병 치료약물 요법을 고안하기 위해 노인의학, 내분비학[endocrinology], 그리고 약학 분야의 동료들에게 자문을 구한다.

이제 마벨은 엘리스에게 주사를 놓을 때, 엘리스가 가장 이완상태에 있는 시간을 택해서 기분전환을 위한 음악을 튼다. 또한 엘리스에게 동물인형을 안고 있게 함으로써, 그녀가 주사기를 든 손을 붙잡을 가능성을 줄인다. 당신은 마벨에게 주사 놓기 30여 분 전에 엘리스에게 정기적인 저녁 트라조돈[trazodone]을 줌으로써, 그녀가 졸려서 더 잘 협조할 수 있도록 하라고 조언한다. 영양사는 집안에 당뇨병 치료에 좋은 음식만을 두게 함으로써, 엘리스의 인슐린을 감소시키기 위해 마벨과 공동으로 작업한다. 엘리스는 간식으로 과자와 아이스크림을 먹어 오고 있었는데, 이는 그녀의 인슐린 필요량을 증가시켰다. 끝으로, 마벨과 엘리스는 직업치료자[occupational therapist]와 함께 인슐린의 필요성을 더욱 감소시키는 신체활동을 개발하기 위한 작업을 한다. 3개월 후, 당신의 계획의 효과성을 평가할 때, 당신은 엘리스가 지속적으로 그녀의 딸에 의해 1일 1회 효과가 오래가는 인슐린 주사를 지속적으로 맞기 시작한 이래로 그녀의 초조 삽화가 해소되었고, 고혈당증 삽화의 수가 25% 정도 감소되었음을 알게 된다.

DICE(기술[Describe], 조사[Investigate], 창출[Create], 평가[Evaluate]) 모델은 행동 장해가 동반된 주요신경인지장애가 있는 환자들을 위한 잘 설정된 여러 전문 분야적 개입이다. 이 모델의 목적은 이러한 환자들의 향정신성 치료약물의 사용량을 감소시키는 것이다(Kales et al. 2014). 기술 단계[Describe step]에서 보호자는 임상가에게 가능한 한 상세하게 행동적 사건에 관해 말해 준다. 임상가는 이러한 사건이 ① 누구 주변에서 발생하는지(특정 가족구성원, 새로운 가정건강 조력자, 또는 모든 사람), ② 정확하게 일어나고 있는 일(사건에 대한 단계적 기술 또는 휴대폰 통화기록), ③ 언제 일어나는지(밤 또는 낮에 더 자주 일어나는지), 그리고 ④ 어디서 발생하는지(공공장소 또는 가정)를 알기 위해 질문해야 한다. 조사 단계[Investigate step]에서 임상가는 이러한 행동을 초래하는 신경인지장애의 증상, 치료약물, 생활양식 습관(수면, 신체활동, 사회활동) 그리고 보호자 요인(보호자의 신체건강과 사회활동)을 고려한다. 창출 단계[Greate step]에서 임상가는 이러한 행동 장해를 다루기 위한 계획을 수립한다. 계획에는 환자의 활동과 환경 수정, 그리고 보호자의 접근에 관한 교육과 수정이 반드시 포함되어야 한다. 평가 단계[Evaluate step]에서 이러한 계획은 효과성에 대해, 그리고 후속 수정이 요구되는지를 결정하기 위해 평가된다.

많은 임상가들은 창출, 평가, 또는 제대로 작동되지 않는 계획을 수정할 때 벽에 부딪치는 느낌이 든다. 임상가들이 비약리적 개입보다 약리적 개입만 개발하도록 훈련을 받았기 때문에, 이러한 계획들은 흔히 잘 작동되지 않는다. 임상가는 환자들에 대한 비약리적 관리를 전문적으로 하는 다른 전문 영역(노인의학, 재활[직업 · 신체 · 여가치료], 약학, 그리고 간호직에 국한되지 않은)의 전문가들에게 자문을 구하는 것의 중요성을 인식해야 한다. 이들은 또한 동료들이 다른 생각을 가지고 있는지 알아보기 위해 자문을 구해야 한다. 기꺼이 배우고자 하는 임상가에게는 이용 가능한 많은 효과적인 비약리적 개입들이 있다(Alzheimer's Association 2015b; American Occupational Therapy Association 2016; Gitlin et al. 2012). 엘리스의 상황에서 보았듯이, 나이든 성인의 신체 및 정신 건강을 개선시키는 변화를 시작하는 일은 흔히 여러 전문영역으로부터의 임상가들의 참여를 필요로 한다.

지지집단

환자들과 이들의 보호자들은 흔히 정신질환을 소외되는 것으로 경험하기 때문에, 이들은 지원 네트워크를 이해함으로써 혜택을 얻을 수 있다. 임상가는 환자들과 보호자들이 경험할 수 있는 어떤 낙인과 소외 감소를 돕기 위한 지지집단support group에 참여할 것으로 격려할 수 있다. 우리는 보통 고도 정신질환이 있는 환자의 보호자들에게 NAMI에 연락을 취할 것을 권하는 반면, 신경인지장애가 있는 환자의 보호자들은 알츠하이머협회Alzheimer's Association와 접촉해야 한다. 보호자들은 또한 인터넷 기반 도구들을 사용할 수 있다. 예를 들면, Link2Care(http://lists.caregiver.org/mailman/listinfo/link2care_discussion_lists.caregiver.org)와 포괄적 건강증진 지원체계(www.chess.wisc.edu/chess/home/home.aspx)가 있다. 이러한 도구들은 특히 보호자들이 특히 이들이 자신들의 할 일 때문에 가정을 떠날 수 없는 경우에 유용하다(Collins and Swartz 2011).

모바일 앱과 웹기반 자원

모바일 앱

최신 기술 사용에 능숙한tech-savvy 나이든 성인들을 위해 모바일 앱은 정신건강을 모니터 유지, 그리고 개선할 수 있는 능력을 제공한다. PTSD 코치(https://mobile.va.gov에서 무료로 이용 가능)는 정신건강 장애가 있는 환자들에게 'e-가이던스' 제공에 유용할 수 있는 모바일 앱이다. MapMyWalk(http://www.mapmywalk.com)는 나이든 성인들이 자신들의 활동 시각화와 증가에 도움을 주는 앱이다. 앱의 인기는 증가하고 있지만, 이들의 효능에 대한 증거는 여전히 제한적이다.

환자, 보호자, 임상가 교육을 위한 웹 자원

임상가는 바쁘고 진단과 치료에 관한 환자들의 질문에 일일이 반응하기 위한 시간이 거의 충분하지 않기 때문에, 많은 환자와 보호자들은 답변을 위해 온라인을 찾게 된다. 환자와 보호자들은 신뢰성 있는 웹 사이트에 접속해서 부정확한 자가진단을 내리거나, 보장되지 않은 부정적 효과에 대한 두려움으로 치료약물을 중단하는 등, 이들에 대한 의학적 진료와 절충하는 결정을 내리지 않는 것이 중요하다. 신뢰성 있는 웹 기반 자원은 안전한 환경에서의 자살 같은 쟁점에 관한 정보를 제공함으로써, 환자와 보호자들이 낙인찍히는 느낌이 들지 않게 할 수 있다. 이들은 어디에다가 위기상황을 알려야 하는지를 모를 수 있고, 일부보험[underinsurance] 또는 이들이 거주하는 지역에 이용 가능한 정신건강 전문가들의 부족으로 인해, 정신건강 자원에의 접근의 어려움으로 압도될 수 있다. 임상가는 간편 최신 웹 사이트 목록을 비치해서 환자 또는 보호자들에게 테크 요령을 알려 주어야 한다. 다음은 유용할 수 있는 웹 사이트 목록이다.

- **알츠하이머협회**(http://www.alz.org). 알츠하이머병이 있는 환자와 보호자는 풍부한 의학정보, 보호자 팁, 그리고 환자와 보호자에게 영향을 주는 재정적 · 법적 쟁점들에 관한 세부사항을 확인할 수 있다. 이 사이트는 또한 지역 지부와 연결하는 방법과 보호자들이 전화를 걸 수 있는 24/7 핫라인에 관한 정보를 제공한다.

- **미국자살예방협회**American Foundation for Suicide Prevention(https://afsp.org). 자살은 환자, 보호자, 임상가가 논의하기 어려운 주제다. 이 웹 사이트는 환자, 관심 있는 보호자들, 그리고 자살로 인해 사랑하는 이를 상실한 사람들을 위한 자원을 제공한다. 이 웹 사이트 또한 지역의 지부와 24/7 핫라인에 연결하는 방법에 관한 정보도 제공한다.
- **전두측두엽변성협회**Association for Frontotemporal Degeneration(http://www.theaftd.org). 전두측두엽 치매 같이 조기 발병, 급속히 진행되는 치매가 있는 환자들은 알츠하이머병이 있는 환자들과 기타 보다 더 흔한 유형의 치매와는 현저하게 다른 행동 문제가 있다. 치매의 조기 발병은 흔히 보호자와 가족들을 황폐화시키는 충격이다. 이 웹 사이트는 조기 발병 치매와 이러한 인구의 독특한 요구에 대해 다른 유용한 자원에 관한 정보를 제공한다.
- **전국정신질환연합회**National Alliance on Mental Illness(http://www.nami.org). NAMI는 진단 확정 또는 미확정 상태이든 간에, 정신질환이 있는 사랑하는 이를 가진 가족과 친구들에 대한 지원과 교육에 있어서 주요한 역할을 하고 있다. 또한 다양한 정신건강 장애에 관한 정보들이 탑재되어 있다. 가족과 친구들은 흔히 지역 지부에 연락해서 지지집단을 찾는 데 도움을 받을 수 있다. 이 조직은 양극성장애, 조현병, 외상후 스트레스장애, 또는 우울증 같이 고도 정신질환으로 진단되는 환자들에게 특히 도움이 된다.
- **미국 국립정신보건원**National Institute of Mental Health(https://www.nimh.

nih.gov). 미국 국립정신보건원은 정신건강과 가장 최근의 연구에 관한 학습을 위한 귀중한 자원이다. 건강과 교육에 관한 부분은 일반 독자도 쉽게 이해할 수 있는 정신건강 치료에 관한 정보를 제공한다. 임상연구에 관한 소식 역시 여기서 쉽게 접근할 수 있다.

- **NIH시니어건강**NIH Senior Health(NIH)(http://nihseniorhealth.gov). 이 국립건강연구소 웹 사이트는 임상가, 환자, 그리고 보호자들을 위한 훌륭한 정보를 제공한다. 건강한 생활양식과 건강 유지에 대한 강조는 정신건강 장애는 없지만, 생활양식 문제를 다룰 필요가 있는 나이든 성인들에게는 관심을 불러일으킬 것이다.
- **UpToDate**(http://www.uptodate.com). 여러 교육기관과 병원을 통해 이용 가능한 이 웹 자원은 보통 임상가들이 임상적 치료를 위한 가장 최근의 권장사항 확인에 사용된다. 환자 정보는 또한 구체적인 치료약물을 포함해서 광범위한 주제에 관해서도 이용 가능하다. 초급과 고급 수준의 건강지식에 관한 유인물이 마련되어 있다.

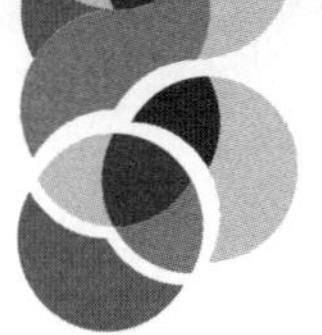

제14장 심리사회적 개입

스테판Stefan(남, 92세)은 알츠하이머병으로 인한 주요신경인지장애, 박출률ejection fraction이 20%인 울혈성 심부전congestive heart failure, 개방정복술open reduction(*역자 주. 골절부위의 절개 후에 행하는 골절의 복원) 및 내부고정 과거력 동반 우측 골반 골절, 고혈압, 그리고 만성 신장병 3기로, 그의 딸 르네Rene와 함께 클리닉을 찾는다. 전일제로 일하던 르네는 스테판의 아내인 아멜리Amélie가 심장발작으로 일주일 동안 병원에 입원하게 되면서, 3개월 전 부모를 돌보는 일에 참여하게 되었다. 르네는 예기치 않게 직장에서 휴가를 내야 했지만, 이젠 가정에서 시간제 일을 함으로써, 르네의 집으로 이사한 스테판과 아멜리를 돌볼 수 있게 되었다. 르네는 아무런 도움을 받지 못한 상태여서, 한꺼번에 부모 둘을 돌보는 일에 어쩔 줄 몰라한다.

당신은 르네의 부모를 돌보는 데 있어서 도움을 얻을 수 있는 다양한 대안을 고려해 볼 수 있도록 그녀를 사회복지사에게 의뢰한다. 두 사람은 사례관리, 가정건강 서비스, 유예 서비스, 그리고 (가격에) 모든 경비가 포함된 노인 돌봄All-Inclusive Care for the Elderly(PACE) 지역 프로그램에 관해 논의한다. 르네는 주당 5일 12시간 동안 가정건강 서비스 간병인을 고용하기로 결정한다. 다음 방문 시, 그녀는 보호자로서의 스트레스가 감소되었다고 보고한다.

환자에게 필요한 서비스 결정

인구가 고령화되면서, 나이든 사람들의 생활 대안이 증가하고 있다. 환자와 보호자가 대안을 고려할 때, 이들은 **양로원**nursing homes과 **전문요양시설**skilled nursing facilities 외에는 의미가 불분명한 용어들에 의해 쉽게 압도되어 버린다. 대안의 복잡성을 고려할 때, 임상가는 적어도 한 차례 사회복지사, 사례관리자, 또는 지역노인복지기관에의 자문을 고려해야 한다. 임상가는 자문을 구하기 전에 우선 다음 2가지 중요한 질문에 답해야 한다. 첫째, 환자의 최소로 요구되는 돌봄 수준(예, 전문요양, 치료약물과 교통수단을 통한 도움)은 어떠한가? 둘째, 환자의 돌봄에 활용될 수 있는 환자의 사적 · 공적 자원은 무엇인가? 어떤 서비스가 제공되고, 또 어떤 것은 그렇지 못하는지뿐 아니라, 비용 메커니즘은 고려되는 모든 시설에 대해 상세히 제시되어야 한다.

환자의 서비스 필요성 평가

나이든 환자의 요구 평가는 임상가에게는 복잡하고 압도되는 일로 여겨질 수 있다. 이 과정을 단순화하기 위해 우리는 서비스 요구에 대한 평가를 다음의 3단계로 나눌 것을 권한다(① 환자의 기능 능력과 걸음걸이 평가, ② 환자의 인지 · 행동 평가, ③ 환자의 재정상태 평가).

제1단계: 기능 능력과 보행수준 평가

환자가 필요로 하는 서비스와 거주할 수 있는 장소 결정에 있어서의 첫 단계는 그의 기능 능력을 이해하는 것이다. 일상생활 활동activities of daily living(ADLs)에 대한 공식적 · 세부적 기능 평가에는 직업치료occupational therapy에의 의뢰가 필요할 수 있다. 그러나 부분적으로 보호자 또는 환자용 평가로 된 간편 임상가용 평가도 사용할 수 있다. 이러한 ADLs 평가의 일부는 〈표 14-1〉에 요약되어 있다.

나이든 환자들에 대한 이러한 기능 평가 외에, 환자의 걸음걸이(유동성과 독립적 기능 능력을 나타내는 동시에, 신체질환과 정신질환의 지표임)는 지표를 평가하는 것이 중요하다. 〈표 14-2〉에 요약된 구조화된 도구들은 나이든 성인들의 걸음걸이 평가에 사용될 수 있다.

모든 나이든 성인들의 1/3이 매년 낙상사고를 입고 있고, 전체 낙상 사고의 1/5이 심각한 부상을 동반하고 있다(Centers for Disease Control and Prevention 2016). 낙상은 나이든 성인들 사이에서 현저한 이환율morbidity과 사망률을 높이는 원인이라는 점에서, 임상가는

표 14-1. 일상생활 활동 평가도구

척도	용도	평가자	문항수	참고문헌/URL
▢ 바르텔 일상생활 활동지수 Barthel Index Activities of Daily Living	▪ 유동성 및 자기돌봄 수행 능력 평가	◦ 환자 또는 보호자	10	• Colin et al. (1988) • https://www.healthcare.uiowa.edu/igec/tools/function/barthelADLs.pdf
▢ 일상생활의 도구적 활동 Instrumental Activities of Daily Living	▪ 독립적 기능과 상관관계가 있는 복잡한 기능 측정	◦ 환자 또는 보호자	8	• Lawton and Brody (1969) • https://www.healthcare.uiowa.edu/igec/tools/function/lawtonbrody.pdf
▢ 카츠 일상생활 활동 독립성 지수 Katz Index of Independence in Activities of Daily Living	▪ 자기돌봄 수행능력 모니터	◦ 보호자 또는 임상가	6	• Katz et al. (1963) • https://clas.uiowa.edu/sites/clas.uiowa.edu.socialwork/files/NursingHomeResource/documents/Katz%20ADL_LawtonIADL.pdf
▢ 고통완화치료수행척도 Palliative Performance Scale	▪ 말기환자 간병을 받는 개인의 신체 및 기능 상태 평가와 모니터	◦ 임상가	5	• Anderson et al. (1996)

표 14-2. 걸음걸이·부동성·낙상 위험 평가

척도	용도	평가자	문항수	참고문헌
▢ 버그 균형 척도 Berg Balance Scale	▪ 균형 평가 및 낙상위험 예측	◦ 임상가	14	• Berg et al. (1992)
▢ 일어서서 가기 검사 Get-up and Go Test	▪ 걸음걸이 및 균형 평가	◦ 임상가	8보 이동	• Mathias et al. (1986)
▢ 수행지향 균형평가 Performance-Oriented Assessment of Balance	▪ 균형 평가	◦ 임상가	13보 이동	• Tinetti (1986)
▢ 수행지향 걸음걸이 평가 Performance-Oriented Assessment of Gait	▪ 걸음걸이 평가	◦ 임상가	9보 이동	• Tinetti (1986)

환자와 보호자들과 협력하여 낙상사고를 방지해야 한다(Tinetti and Kumar 2010). 낙상 위험 감소를 위한 1가지 중요한 방법은 나이든 성인이 살고 있고 자주 방문하는 장소에 대한 환경평가를 하는 것이다. 환경평가environmental assessment에는 '진단'(환자의 신발류와 거주지[예, 계단, 출입구, 난간, 가로대] 구조에 대한 평가 포함)과 '처방'(알려진 장애물 제거[예, 잡동사니, 전깃줄, 느슨한 양탄자], 적절한 신발류 제공, 환자의 치료약물 검토, 그리고 흔히 균형 및 걸음걸이)이 포함될 것이다. 직업 및 신체 치료자들은 흔히 이러한 평가에 있어서 지역사회 전문가들이지만, 일부 체크리스트들은 임상가용으로 고안되었다. 이러한 평가도구로는 ① 노인환경수정평가Gerontological Environmental Modifications Assessment(Bakker 2005)와 ② 안전 확인: 나이든 성인용 가정 낙상예방 체크리스트Check for Safety: A Home Fall Prevention Checklist for Older Adults(Centers for Disease Control and Prevention 2015)가 있다.

제2단계: 인지 · 행동 평가

환자의 거주지 이해를 위한 2번째 단계는 환자의 인지와 행동, 그리고 그의 현재와 잠재적 미래 문제에 대해 면밀하게 이해했는지 확인하는 것이다. 이는 보호자의 향후 계획수립을 도와야 한다는 점에서 중요하다. 예를 들면, 조발성 알츠하이머병이 있지만 즐겁게 생활하고 있는 환자는 당장 폐쇄된 치매 병동이 필요하지 않을 수 있지만, 보호자들에게 환자가 생활하고 있는 시설에 폐쇄 병동이 있는지 알아보도록 해야 한다. 이러한 조치를 통해 환자가 방황하기 시작하는 경우, 보호자는 재차 배치과정을 거치지 않아도 쉽게 폐쇄 병동으로 옮기는 조치를 취할 수 있다.

가장 포괄적인 인지행동 검사들은 신경심리학자들에 의해 실시된다. 신경인지 및 정신의학적 장애에 대한 신경심리 검사에는 보통 환자와 보호자로부터의 정보에 기초한 세부적인 임상력, 정신건강 장애 발병 이전의 환자의 기능에 대한 객관적 평가, 그리고 어떤 장애가 환자의 현재 임상적 발현에 영향을 주고 있는지를 이해하기 위한 일련의 검사들이 포함된다. 신경심리학자들은 임상적 발현과 호소내용을 토대로 조심스럽게 검사를 선정하거나, 소정의 종합평가를 사용할 수 있다. 신경심리검사는 단 몇 분 이내에 실시할 수 있는 몬트리올 인지평가Montreal Cognitive Assessment(MoCA) 또는 간편 정신상태검사Mini-Mental Status Examination(MMSE) 같은 인지선별검사들과는 다르다. 신경심리검사는 장소와 관계없이 2~6시간 걸릴 수 있다. 나이든 성인 치료에 폭넓은 경험이 있는 신경심리학자들은 나이든 성인이 쉽게 피곤해할 것이기 때문에, 일반적으로 간편한 검사를 택하거나, 쉬는 시간을 자주 제공할 것이다. 환자의 소진으로 인한 불성실한 수행은 타당하지 않은 검사 결과의 흔한 이유다.

많은 임상가들의 흔한 호소내용은 신경심리학 보고서가 임상가들이 이미 알고 있던 '긴 잠재적 문제 목록'과 함께 돌아온다는 점에서 복잡한 신경인지 및 정신의학적 문제가 있는 환자 이해에 별 도움이 되지 않는다는 것이다. 도움이 되는 보고서를 돌려받을 수 있게 하기 위한 비밀은 신경심리검사가 수술과 유사하다는 사실을 이해하는 것이다.

좋은 결과의 가능성을 높이려면(즉, 도움이 되는 보고서를 받기 위해서는), 다음과 같은 지침을 실행함으로써 환자의 준비상태를 확인한다.

1. 나이든 환자들을 정식 면허증 또는 자격증이 있고 가급적 나이든 성인 진료 경험이 있는 신경심리학자들에게 의뢰하여 양질의 타당성이 높은 평가를 받게 한다. (이는 고도로 전문화된 절차에 능통한 정식 면허가 있는 외과의사에게 환자를 의뢰할 때와 유사하다.)
2. 제반 시각 및 청각 손상 문제는 검사 수행에 영향을 줄 수 있으므로 사전에 다뤄라.
3. 신경심리학자에게 평가를 받기 전에 제반 기록들(뇌영상 검사결과 포함)을 보내, 기록 검토와 추가적인 적절한 검사를 결정할 수 있는 충분한 시간을 제공하라. 해부학적 세부사항을 제공한다는 점에서 컴퓨터 단층촬영computed tomography scans보다 자기공명영상magnetic resonance imaging이 현저하게 선호된다.
4. 우울증, 조증, 정신병 같은 제반 정신의학적 증상의 효과적인 치료를 위해 최선을 다하라.
5. 검사에 앞서, 적어도 1개월 동안 환자의 인지를 손상시키는 치료약물(예, 항콜린제, 벤조디아제핀, 통증 완화제)뿐 아니라 과도한 물질 사용을 최소화 또는 중단한다.
6. 가장 중요한 것은 1가지 분명한 질문 또는 환자의 문제에 원인을 제공하고 있다고 생각되는 잠재적 진단들이 열거된 진술문을 작성하는 일이다. 다음은 도움이 되지 않는 의뢰 질문이다.

> "인지 손상? 이 사람이 독립적으로 운전을 하거나 자신의 재정을 관리할 수 있나요?" 훨씬 나은 의뢰를 위한 진술은 다음과 같다. "환자분이 주요신경인지장애, 주요우울장애, 또는 우울증을 동반한 양극성장애가 있는지 궁금합니다. 그리고 안전하게 운전을 하고 혼자서 생활할 수 있는지 염려됩니다." 많은 신경심리학자들은 의뢰 질문 또는 진술을 토대로 검사 배터리를 고안하므로, 의뢰를 위한 문구가 좋을수록, 신경심리학자는 보다 나은 검사 배터리를 고안할 수 있고, 관심사를 더 잘 다룰 수 있다.

신경심리학자의 보고서를 받을 때, 전문용어(예, "조직과 계획 같은 집행기능의 현저한 어려움")에 의해 압도되지 말라. 부담 갖지 말고 신경심리학자에게 전화를 걸어 환자가 직면하고 있는 문제를 고려할 때, 특정 결과가 의미하는 것이 무엇인지에 관해 문의하라. 신경심리학자들은 성실한 임상가이므로 이러한 문의를 반길 것이다. 끝으로, 이러한 신경심리학 보고서들은 다른 전문가들, 특히 직업치료자occupational therapists와 노인심리학자들geropsychologists에게도 매우 유용하다. 이러한 보고서를 이러한 전문가들과 공유할 때, 이들은 신경심리학자가 기술한 문제에 관여해야 할 일을 파악하는 데 도움을 줄 수 있을 것이다. 예를 들면, 조직과 계획 문제는 환자가 여러 단계가 요구되는 것에 의해 압도되고 있음을 나타낸다. 전문가들은 이러한 문제에 대해 다른 방식으로 접근할 수 있다. 직업치료자는 인지 재활의 일부로 복잡한 과업 완수를 위한 체크리스트를 사용할 것이다. 노인심리학자는 문제해결치료를 사용해서 환자가 문제해결 방법에 관해 덜 압도되는 느낌을 갖게 할 것이다.

제3단계: 재정상태 평가

환자가 생활할 수 있는 장소 결정에 있어서 3번째 단계는 사회복지사 또는 사례관리자에 의한 재정상태 평가 기회를 마련하는 것이다. 사회복지사와 사례관리자들은 환자들이 어떤 서비스를 받을 자격이 있는지 파악하는 데 매우 도움이 되지만, 환자와 보호자에게 환자와 배우자(만일 있다면) 명의로 된 자산에 관한 모든 서류(은행 계좌, 퇴직금 적립계좌, 연금, 재산, 그리고 기타 수입 재원에만 국한되지 않음)를 수집하게 함으로써, 이 과정을 보다 신속하게 처리할 수 있다. 환자들은 또한 인적사항에 관한 서류(예, 출생증명서, 사회보장카드social security card)의 위치를 확인해야 한다. 왜냐하면 이러한 것들은 이들이 메디케이드Medicaid(*역자 주. 미국의 저소득층 의료보장제도) 신청 또는 사회적 서비스 지원서 작성에 필요할 수 있기 때문이다. 재정상태 평가를 하려면, 첫 방문 때 이러한 모든 서류를 가져오게 하면 환자와 보호자가 또 다시 방문해야 하는 번거로움을 덜 수 있을 것이다.

재택 서비스 대안 고려

사례관리

사례관리case management는 전형적으로 조정을 책임지고 있고, 만성 질병관리 개선을 위해 환자의 진료계획을 실행하는 간호사 또는 사회복지사들이 담당한다. 보건의료 연구 및 품질 관리원Agency for Healthcare Research and Quality(AHRQ)의 검토에 의하면, 복합적 만성 의학적 질병이 있는 나이든 성인들에 대한 사례관리는 기껏해야 환자 중심의 결과, 돌봄의 질, 그리고 자원 활용에 오직 소규모의 영향을 주었던 것으로 드러났다. 그러나 복합적인 의학적 질병이 있는 환자들은 이들의 돌봄이 더 잘 조정되었다고 느꼈고, 보호자들은 덜 우울하고 스트레스를 덜 받은 것으로 보고했다(Hickam et al. 2013). 사례관리는 매우 이질적 접근으로, 가장 성공적인 개입에는 보다 긴 접촉시간, 면대면 만남, 그리고 임상가들과의 통합이 포함된다.

건강보험health insurance은 특수 상황하의 사례관리에 대한 비용을 변제할 수 있지만, 많은 경우 환자와 보호자들은 노인 사례관리자 고용을 위해 호주머니 돈으로 지불할 필요가 있을 것이다. 만일 이들이 사적으로 누군가를 고용한다면, 전문영역에서 유효한 면허가 있고, 나이든 성인들과 일을 해 본 경험이 있는 개인이어야 한다.

임시간병 프로그램

누군가를 보살피는 일은 정서적 · 신체적으로 소진될 수 있다. 임시간병 프로그램respite programs(*역자 주. 나이든 성인, 정신질환자 등을 돌보는 사람이 잠시 쉴 수 있도록 일시적으로 대신 간병을 맡아 주는 프로그램)의 합당한 사용은 보호자의 소진을 예방할 수 있으므로, 임상가는 보호자가 소진되고 서비스의 필요성이 급격히 제기되기까지 기다리는 대신, 조기에 임시간병의 이용 가능성에 대해 논의해야 한다. 임시간병 프로그램의 3가지 주요 유형으로는 ① 가정 돌봄 서비스[home care services], ② 성인 주간 건강센터[adult day health center], 그리고 ③ 거주시설에의 단기 체류가 있다. 가정 돌봄 서비스는 ADLs 조력과 가벼운 가사 제공부터 동반자 관계 제공까지 다양하다. 성인 주간 건강센터는 의학적·사회적 서비스를 필요로 하는 사람들을 위해 감독이 달린 돌봄을 제공한다. 이러한 센터의 다수가 교통, 식사, 그리고 ADLs 조력 같은 몇 가지 건강 관련 서비스를 제공한다. 일부 센터들은 치매가 있는 환자 같은 특수 인구에게 조력을 제공한다(National Adult Day Services Association 2016). 끝으로, 특정 거주시설은 하룻밤에서부터 주말, 며칠에 이르기까지 단기간의 체류를 허용한다. VA 의학적 진료를 받을 자격이 있는 재향군인들은 VA로부터 임시간병 서비스를 무료로 받을 수 있다(U.S. Department of Veterans Affairs 2016). 그렇지 않으면, 메디케어와 다양한 형태의 건강 보험은 대부분의 임시 간병 서비스에 대해 변제해 주지 않는다(Alzheimer's Association 2016).

PACE

PACE는 PACE 기관 서비스 영역에서 거주하고, 현재 양로원에 있는 사람들과 상응하는 요구가 있는 노쇠한 55세 이상의 성인들에게 포괄적인 의학적·사회적 서비스를 제공한다(Medicaid.gov 2016a, 2016b). PACE의 목적은 보통 양로원에 들어갈 개인들이 대신 가정에 거주할 수 있도록 하는 것이다. PACE에 등록된 성인들 대부분은 메디케이드와 메디케어Medicare(*역자 주. 만 65세 이상 된 사람에 대한 미국의 노인 의료 보험 제도) 둘 다에 자격이 있다. 전통적인 행위별 수가 모델fee-for-service model(*역자 주. 진료 때마다 지불하는 요금 제도) 대신 균일 할당제capitation가 사용된다. 현재 미국 내 32개 주에 100개 이상의 PACE 프로그램이 있다.

가정 건강 서비스

가정 건강 서비스home health services는 다수의 나이든 사람들이 장기 돌봄 장면에 배치되기보다는 돌봄 증가에 대한 신체적 요구가 증가할 때조차 가정에서 계속 거주할 수 있게 해 준다. 광범위한 가능한 가정 건강 서비스에는 직업적 · 신체적 치료, 전문 요양, ADLs 조력, 요리 및 가벼운 가사 조력, 치료약물 모니터링이 포함된다. 환자와 보호자들은 사회복지사 또는 사례관리자와 대안에 대해 알아볼 것이 권장된다(http://www.eldercare.gov/eldercare.net/public/resources/factsheets/home_health_care.aspx).

장기 돌봄 계획

스테판은 약 2년 동안 가정 건강 서비스로 잘 지내고 있지만, 낙상으로 골반이 골절되었다. 그는 응급 수술이 요구되어 휠체어 신세를 지게 된다. 르네는 스테판과 자신의 어머니를 가정에서 돌볼 수 없기 때문에 다시금 사회복지사에게 협의를 요청한다. 사회복지사와의 장시간의 논의

끝에, 르네는 아버지에게는 전문 요양시설이 필요하고, 어머니는 조력 생활시설로 이주할 필요가 있다는 결정을 내린다.

환자의 연령이나 장애의 정도에 관계없이, 보호자들은 환자가 은퇴 후의 삶에서 적어도 한 번은 이사하게 될 가능성에 대해 준비해야 한다. 60~80대에 햇살이 화창한 곳으로 퇴직할 계획을 세웠던 환자들은 90대가 되면서 지원을 받기 위해 가족들과 더 가까이 있을 필요가 있음을 알게 될 것이다. 그러면 보호자들은 환자가 신체능력이 저하되고, 보다 높은 수준의 돌봄을 필요로 하게 되면서, 다른 시설을 찾아야 한다는 사실을 알게 될 수 있다. 다음은 나이든 사람들이 갈 수 있는 곳이다(퇴직 공동체, 조력 생활시설, 전문요양시설, 그리고 장기 요양시설).

장기 돌봄 계획Long-term care planning은 중요하지만, 환자들에게 이 주제를 꺼내기는 어렵다. 이상적으로, 이러한 대화는 개인이 거주지 알선에 대한 감정 표현이 가능하고, 의미 있는 대화에 참여할 수 있는 능력이 있을 때 시작해야 한다. 현재의 정신 또는 기능 상태와는 별개로, 미래에 관한 이야기를 꺼낼 때, 많은 환자들의 자연스러운 반응은 그냥 집에 있고 싶다는 것이다. 몸이 불편해져서 수용시설에서 다른 사람들에게 의존해야 한다는 생각은 이들에게 불편한 감정을 불러일으키기 때문이다. 이러한 이유로, 환자들이 현저한 기능 저하 상태로 병원에 입원해서 의사결정에 참여할 수 없게 되어서야 높은 돌봄 수준의 거주지 알선에 관한 논의가 시작되는 경우가 매우 흔하다. 임상가는 논의를 위한 만남에 앞서 환자와 보호자들이 질문과 관심사를 비교할 수 있도록 장기 돌봄 계획에 관한 정보를 제공해야 한다(http://longtermcare.gov/the-basics/what-is-long-term-care/).

이러한 문제가 사랑하는 이의 신체적 및/또는 정신적 역량 저편에 있을 때조차, 보호자들은 다양한 이유로 사랑하는 이를 집에 모셔야 한다는 의무감을 느낀다. 보호자 네트워크의 확대는 때로 환자가 집에 더 오래 머무르게 할 수 있지만, 항상 가능한 것은 아니다. 가장 헌신적인 보호자조차 사랑하는 이가 보다 높은 수준의 요양시설로 이동하는 것을 볼 때, 실패한 것 같은 느낌이 들 수 있다. 또한 이러한 이동이 자주 사랑하는 이를 방문하느라 많은 시간을 소모하고, 직원들에 의해 적절하게 보살핌을 받고 있는지 확인해야 하며, 수없이 의학적 방문을 해야 하는 보호자들의 스트레스를 반드시 감소시키는 것은 아니다.

'eldercare.gov'는 환자와 보호자들의 주택 옵션에 대한 이해를 돕기 위해 소책자를 제공한다(http://www.eldercare.gov/eldercare.net/public/Resources/Brochures/docs/Housing_Options_Booklet.pdf). 일상생활의 도구적 활동instrumental activities of daily living(IADLs)에 매우 독립적이고 보다 구조화된 사회활동, 준비된 식사, 그리고 가벼운 가사만을 필요로 하는 환자들의 경우, 독립적인 생활 또는 퇴직 공동체가 잘 맞을 수 있다. IADLs에 대한 조력(예, 치료약물 관리)과 ADLs에 약간의 도움이 요구되지만, 확인된 전문요양의 요구가 없는 사람들의 경우, 조력 생활시설이 잘 맞을 수 있다(http://www.eldercare.gov/

eldercare.net/public/resources/factsheets/assisted_living.aspx). 끝으로, 장기 돌봄과 전문요양시설은 환자들이 적어도 1가지 전문요양이 요구된다는 문서로 된 증거서류가 요구된다. 전문요양시설은 비싸고, 메디케이드는 이러한 거주자들의 약 63%에 대한 일차 지급인이다(Harrington et al. 2015).

재정계획

오직 적은 수의 환자들만이 장기 요양 비용을 감당할 수 있거나 장기 요양보험을 구입할 수 있는 여유가 있다(Feder and Komisar 2012). 대부분의 환자와 그 가족들에게 있어서 장기요양 비용 지불은 값비싼 제안이다. 가능하다면, 재정계획financial planning 돌봄은 필요로 하기 훨씬 전에 실행되어야 한다. 나이든 성인들의 장기 요양 계획에 경험이 풍부한 재정 조언자들이 매우 도움이 될 수 있다. 현저한 질병으로 인해 환자가 더 이상 의사결정을 내릴 수 없을 때, 의사결정을 내릴 사람을 지정하는 것은 환자를 위해 좋은 생각이다. 재정과 건강 돌봄을 책임지는 사람을 선정하는 것이 더 간단하다. 그러나 만일 두 사람이 선정된다면, 이상적으로 이들은 환자의 돌봄에 관한 유사한 시각을 공유해야 한다. 장기 요양과 기타 서비스에 대한 비용을 변제하는 것은 환자의 공적 · 사적 자원에 대한 접근에 따라 매우 다양하다. 이러한 서비스 비용을 지불하는 방법에 관한 정보는 온라인상에서 이용 가능하다(http://longtermcare.gov/costs-how-to-pay/).

환자가 더 이상 의사결정자 지정을 위한 문서에 서명할 수 있는 역량이 없거나 가족 간의 불화가 있다면, 후견인 지위 선정 절차guardianship proceedings(흔히 비싼 과정임)가 필요할 것인지를 결정하는 데에 노인 돌봄 전문 변호사의 자문이 요구된다.

사전 지시 계획

사전 지시 계획advance directive planning은 환자의 장기 돌봄의 중요한 요소로, 치료목표, 기대수명, 그리고 장기 돌봄에 관한 논의에 반드시 포함되어야 한다. 사전 지시를 위한 보편적인 권고에도 불구하고, 이는 흔히 나이 들고 의학적으로 노쇠한 사람들에 의해 작성되지 않는다(Benson and Aldrich 2012). 가정 건강 돌봄 환자의 1/3 미만과 양로원 거주 노인의 3/4 미만이 사전 지시를 기록으로 남긴다(Jones et al. 2011). 사전 지시 계획은 나이든 성인들에 대한 비용이 많이 들고 원치 않는 치료를 줄일 수 있다. 사전 지시가 없다면, 의사들은 자주 과잉치료의 잘못을 범할 수 있다(Billings 2012). 눈에 띄는 통계치에 의하면, 세상을 떠나는 메디케어 수혜자의 약 5%가 삶에서 마지막 해에 소모하는 전반적인 메디케어의 약 25%를 사용하고 있다(Austin and Fleisher 2003; Hogan et al. 2001).

그럼에도 불구하고, 많은 임상가들은 이러한 논의가 시간 소모적일 거라는 이유로 사전 지시에 대한 논의를 꺼리고 있다. 사전 지시를 작성한 환자를 담당하고 있는 의사의 65~75%만이 이러한 제도의 존재를 알고 있다(Kass-Bartelmes 2003). 임상적 핵심은 클리닉 방문의 끝 무렵에 이에 관한 아이디어를 소개하고, 환자와 보호자에게 사전 지시에 관한 정보를 제공하고, 다음 대면에서 대화를 이어가는 것이다. 사전 지시에는 한 번에 결정하는 것이 아니라 임상가, 환자, 그리고 보호자들 간에 지속적인 대화가 필수로 요구된다. 사전 지시의 필수요건은 장소에 따라 다양하다. 재정계획의 경우, 환자가 더 이상 의사결정자 지정에 필요한 서류에 서명할 능력이 없거나 가족 간의 불화가 있는 경우, 보호자 지정 절차가 요구될 것인지를 결정하기 위해 노인 돌봄 전문 변호사의 자문이 필요할 수 있다. 환자와 보호자들을 위한 팁은 국립보건원의 시니어건강 웹 사이트에서 이용 가능하다(https://nihseniorhealth.gov/endoflife/planningforcare/01.html).

노인학대 보고

르네가 전화를 걸어 스테판이 전문요양시설에 입주한 이래로 더욱 위축되고 우울해 보인다는 사실을 알린다. 르네가 방문할 때 한 입주자는 그녀에게 조무사 중 한 사람이 스테판이 목욕에 저항할 때마다 그에게 손찌검을 한다고 말해 준다. 당신은 성인 보호 서비스에 전화를 걸어 이러한 신체학대 혐의에 대해 조사해 줄 것을 요청한다. 이에 대한 조사를 마친 후, 성인 보호 서비스는 신체학대가 발생했고, 해당 시설에 시정 조치를 요청한다. 르네는 아버지를 다른 전문요양시설로 옮기기로 결정한다.

아시어노 외(Acierno et al. 2010)에 의하면, 5,777명의 나이든 성인의 10%가 노인학대elder abuse를 겪은 적이 있다고 보고했다. 인지적으로 손상되고 의학적으로 노쇠해서 자신들의 노인학대 경험을 인식하지 못하거나 보고할 수 있는 능력이 없는 노인들의 수를 고려할 때, 이러한 결과는 저평가되었을 가능성이 있다. 그러므로 나이든 성인들을 돌보는 임상가들은 이들에 대한 진료 중에 노인학대 사례에 직면할 가능성이 높다. 노인학대의 흔한 유형은 ① 정서적 학대(언어적·비언어적 행동을 통한 고통 유발), ② 착취(특히 재정적), 그리고 ③ 방치(음식, 주거지, 의복, 건강 돌봄, 그리고 기본 보호)가 있다. 노인학대는 가정과 시설에서 발생할 수 있다. 만일 임상가가 학대가 의심된다면, 즉각 이 사실을 지역 성인보호서비스에 신고해야 한다. 모든 건강 돌봄 전문가들은 신고의무가 있고, 학대 의혹은 항상 조사를 위한 충분한 근거가 있어야 한다. 미국의 보건복지부Department of Health and Human Services 산하의 국립노인학대센터National Center on Elder Abuse는 이러한 중요한 주제에 관한 풍부한 정보를 제공하고 있다(https://ncea.acl.gov).

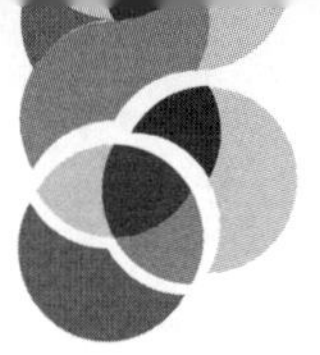

제15장 심리치료적 개입

과거에 정신건강 임상가들은 나이든 환자들은 심리치료를 받을 수 없다고 배웠다. 왜냐하면 이들의 방식은 너무 고착되어 혜택받을 수 없고, 신체장애로 잦은 진료약속 시간을 지킬 수 없거나, 새로운 기술의 학습을 가로막는 인지 손상이 있기 때문이라는 것이었다. 그러나 지난 수십 년간의 연구를 통해, 나이든 환자들도 실제로 심리치료의 혜택을 받을 수 있다는 사실이 입증되었다. 또한 새로운 접근들, 특히 우울증 치료를 위한 접근법들이 개발되어 외출이 불가능한 및/또는 인지 손상이 있는 나이든 성인들의 욕구를 구체적으로 충족시킬 수 있게 되었다(Simon et al. 2015; Wang and Blazer 2015). 나이든 성인들을 위한 치료적 대안으로서, 심리치료의 중요성은 아무리 강조해도 지나침이 없다. 나이든 성인의 40~60%만이 단일 항우울제 치료 후에 완전 관해되기 때문에 임상가는 환자들이 완전 관해를 성취할 수 있도록 돕기 위해 심리치료 같은 부가적인 치료를 고려해야 한다(Lenze et al. 2008; Wang and Blazer 2015). 많은 사람들은 더 많은 치료약물을 복용하고 싶어 하지 않거나 다제투여[polypharmacy]에 대해 염려한다. 그러므로 임상가는 적어도 이용 가능한 심리치료에 익숙해져서 환자들을 적절하게 의뢰하는 방법을 알고 있어야 한다. 〈표 15-1〉에는 나이든 성인들을 위해 흔히 사용되는 심리치료와 이들이 흔히 적용되는 정신건강 장애들이 수록되어 있다.

지지치료

델라[Della](여, 73세)는 다수의 항우울제 치료에 대한 반응을 보이지 않는 지속성 우울장애(기분저하증)[persistent depressive disorder (dysthymia)]와 당뇨병이 있다. 우울증은 당뇨병 규정식을 지켜야 하는 그녀의 능력을 저해하고 있다. 그녀는 당신에게 “난 스트레스를 받을 때면 단 음식을 먹어요.”라고 말한다. 그녀는 자신이 정기적으로 신체활동에 참여하지 않는다는 사실을 인정하면서, “난 그냥 운동하고 싶지 않아요.”라고 말한다. 그녀는 “난 세뇌당할 필요가 없어요.”라는 이유를 대면서 치료자와의 만남을 거부한다. 당신은 그녀를 지지치료에 참여시켜, 그녀가 규정식을 잘 지키고 신체적으로 활동적일 때마다 긍정적으로 반응해 준다. 1년 후, 델라의 헤모글로빈 A_{1c}가 10.1에서 8.6으로 개선되었고, 그녀는 매일 10~15분씩 지속적으로 걸을 수 있다.

표 15-1. 나이든 성인들을 위한 심리치료 유형

심리치료 유형	정신건강 장애 유형
□ 지지 심리치료	• 모든 유형, 특히 정신건강 장애에 대해 제한된 인식이 있는 환자들 대상
□ 정신역동 심리치료	• 우울장애, 불안장애, 성격장애에 대해 가장 흔히 사용됨 • 섭식장애, 외상후 스트레스장애, 공황장애, 신체증상장애, 물질 사용 장애에도 사용됨
□ 인지행동치료	• 우울증, 불안, 공황장애, 불면증에 대해 가장 흔히 사용됨 • 정신병적 장애, 물질 사용 장애, 섭식장애, 신체증상장애에도 사용됨
□ 대인관계치료(인지 손상에 대한 대인 관계치료 포함)	• 우울증에 사용됨(동반이환된 인지 손상이 있는 우울증 포함)
□ 변증법적 행동치료	• 경계성 성격장애에 대해 가장 흔히 사용될 뿐 아니라 동반이환된 성격장애가 있는 우울증에도 효과적임
□ 문제해결치료	• 우울증과 불안(동반이환된 인지 손상이 있는 우울증 포함) 및 외출을 할 수 없는 나이든 성인들에게 가장 흔히 사용됨

출처: Francis and Kumar (2013); Wang and Blazer (2015).

지지치료supportive therapy는 집중적인 훈련 또는 매뉴얼화된 접근이 필수로 요구되지 않는다는 점에서 가장 흔히 사용되는 심리치료 유형이다. 지지치료에서는 환자의 행동에 대해 거의 해석을 하지 않고, 다만 동정적 경청과 긍정적 행동에 대한 격려로 정서적 지원을 제공한다. 나이든 성인들에 관한 많은 심리치료 연구 문헌에서는 보다 많은 하위전문적 심리치료들이 높은 효과가 있음을 입증하고 있는 사실을 강조하고 있지만, 특히 임상가가 환자들과 관계를 구축하고 있는 기간 동안, 지지치료의 유용성이 저평가되어서는 안 된다(Wang and Blazer 2015).

정신역동 심리치료

정신역동 심리치료psychodynamic psychotherapy(통찰지향 심리치료insight-oriented psychotherapy로도 알려짐)는 환자의 현재 행동에 영향을 미치는 무의식 과정에 대한 이해와 해석에 초점을 맞추는 고전적 정신분석의 이형이다. 환자는 자신의 현재 행동에 영향을 미치는 미해결 감정과 과거의 갈등에 대한 논의를 통한 정서적 고통을 감내할 수 있어야 한다. 나이든 성인들에 대한 정신역동 심리치료는 신체적 손상, 경도신경인지장애 또는 초기 단계의 주요신경인지장애가 있는 환자들에게는 약간의 수정이 필요할 수 있지만, 젊은 성인들에 대한 것과 유사하다(Morgan 2003). 수정에는 개인회기 단독보다는 가족회기와 비밀이 보장된 개인회기의 혼합형, 이전 회기로부터의 자료 검토와 숙제 부과, 그리고 노화에 따른 인지적 · 신체적 능력 상실과 독립성 상실 탐색이 포함될 수 있다. 대부분 단극성 우울증과 불안 진단을 받은 60세 이상의 나이든 성인들에 대한 정신역동 심리치료의 효과를 검증한

한 종단연구에서 이들에게서 현저한 치료적 혜택이 파생되었고, 이들의 연령으로 인해 보다 많은 회기가 요구되지 않았음이 입증되었다(Roseborough et al. 2013).

인지행동치료

인지행동치료cognitive behavioral therapy(CBT)는 쉽게 접근할 수 있고, 시간제한적이며, 흔히 주당 10~20회기로 진행되고, 일대일 회기 또는 집단 형태로 사용될 수 있다는 점에서 가장 인기 있는 심리치료 중 하나다(Francis and Kumar 2013; Wang and Blazer 2015). 치료자는 매뉴얼화된 접근 습득을 위해 훈련을 필요로 하지만, 임상가는 독립적이고 동기수준이 높은 환자들이 사용할 수 있는 다수의 인지행동 기법에 관해 워크북 형태의 '자기계발서'가 있음에 주목해야 한다(예, Greenberger and Padesky 2015). 정신역동 심리치료와는 달리, CBT는 현재에 초점을 맞추고 있고, 여생 동안 유용할 수 있는 문제해결기술 학습을 포함하고 있다. CBT는 지각이 사고에 영향을 주고, 결과적으로 행동에 영향을 준다는 믿음에 기초하고 있다. 환자는 자신의 지각이 현실과 조화를 이루고 있는지 검사하는 방법을 습득하고 나서, 오해를 변화시키는 방법을 습득함으로써, 사고에 이어 행동을 변화시키게 될 것이다(Beck Institute of Cognitive Behavior Therapy 2016).

CBT는 대부분 우울장애와 불안장애에 사용된다. 그렇지만 연구들에 의하면, 불면증, 물질 사용, 조현병(향정신병약 사용 관련), 섭식장애, 그리고 양극성장애에서의 우울증 등 광범위한 다른 장애들(이러한 장애에 국한된 것은 아님)에 대해서도 그 효용성이 입증되었다(Hofmann et al. 2012). 나이든 성인들의 우울장애에 대한 CBT는 보통의 치료보다 더 나은 것으로 나타났으나(Gould et al. 2012), 다른 유형의 심리치료와 약물치료와 비교하기 위한 후속연구가 요구된다. CBT는 또한 의학적 및 신경학적 장애와 동반이환된 우울증에도 효과가 있는 것으로 나타났다(Dobkin et al. 2011; Kunik et al. 2001), 그렇지만 주요신경인지장애가 있는 환자들에게는 몇 가지 현저한 수정(예, 보호자 참여와 행동관리 기법)이 요구된다(Teri et al. 1997). 나이든 성인들이 범불안장애에 대한 CBT도 효과적이지만, 숙제와 상기시켜주는 치료자의 전화 등 상당한 변화가 필수로 요구될 수 있다(Mohlman et al. 2003).

끝으로, 나이든 성인들의 불면증insomnia에 대한 CBT(CBT-I)의 중요성은 아무리 강조해도 지나침이 없다. CBT-I는 환자의 수면을 방해하는 사고를 다루는 인지적 기법, 수면위생, 수면 제한sleep restriction 그리고 스트레스 감소를 위한 가이드라인, 그리고 이완연습으로 구성되어 있다. 그러나 많은 나이든 성인들은 수면을 저해하는 현저한 통증과 다른 신체적 문제를 겪기도 한다. 통증 치료약물을 취침시간 전 복용을 공고히 하거나, 이뇨제 복용시간을 변경하여 야뇨증nocturia을 예방하는 등, 수면을 방해할 수 있는 어떤 기저의 의학적 문제를 다루기 위해서는 치료자는 임상가와 밀접하게 협력해야 한다. 이러한 효과에 대한 상당한 증거가 있지만, CBT-I는 여전히 거의 사용되지 않는 실정이다(McCurry et al. 2007; Sivertsen et al. 2006).

대인관계치료

대인관계치료interpersonal therapy(IPT)는 주요 원리가 우울증이 생활사건으로부터 초래되고, 의학적 질환으로 간주한다는 점에서 나이 든 성인들에게 흔히 매력적인 우울증 초점 심리치료depression-focused psychotherapy다. 그러므로 이 치료법은 환자의 우울증에 대한 책임을 감소시킨다(Francis and Kumar 2013; Wang and Blazer 2015). 그러나 IPT의 성공은 70세 이상의 나이든 성인들에게 있어서는 감소될 수 있고, ITP는 약물치료와 함께 사용될 때 가장 효과적이다(Reynolds et al. 1999a, 1999b, 2006, 2010). 1가지 소규모의 ITP 치료 시도 결과, 약물치료를 받고 있던 나이든 성인들의 우울증과 자살사고를 감소시켰음을 보여 주었다(Heisel et al. 2015). 또한 매달 실시되는 IPT는 우울증과 동반이환된 인지 손상이 있는 나이든 성인들에게서의 재발을 막기 위한 임상적 돌봄보다 효과가 더 좋았다(Carreira et al. 2008).

인지 손상cognitive impairment에 대한 IPT(IPT-CI)는 동반이환된 경도신경인지장애 또는 초기 주요신경인지장애와 함께 우울증이 있는 환자들의 역할 전환에 초점을 맞춘다. IPT-CI에서 치료자의 목표는 전통적인 IPT의 것과는 몇 가지 방식에서 다르다(Miller and Reynolds

2007). 첫째, 환자에게 새로운 역할의 긍정적인 측면을 탐색하도록 요청하는 대신, 치료자는 환자의 잔여 능력의 절충 또는 향상을 강조한다. 둘째, 환자에게 새로운 역할에 적응하기 위한 새로운 기술 습득을 요청하는 대신, 치료자는 환자가 자신의 인지 능력 내에서의 관계 발달과 임상적으로 암시가 될 때, 다른 사람들로부터의 조력 수용에 초점을 맞춘다. 셋째, 치료자는 인지 손상 증가로 인해 환자의 욕구가 변화할 때, 보호자를 돕기 위한 심리교육과 지원을 제공하는 결합된 환자/보호자 접근을 사용한다.

변증법적 행동치료

마샤 리네한Marsha Linehan은 본래 경계성 성격장애를 치료하기 위해 변증법적 행동치료dialectical behavior therapy(DBT)를 창안했다(Lieb et al. 2004; Stoffers et al. 2012). 이 기법은 꽤 성공적이어서, 우울증과 섭식장애를 비롯한 다른 정신건강 장애들에게까지 확대 적용되어 왔다(Bankoff et al. 2012; Lynch et al. 2007). DBT의 원리는 ① 마음챙김mindfulness(자신의 감정을 알아차림; Lieb et al. 2004), ② 고통 용인distress tolerance(어려운 상황을 바꾸려고 시도하기보다 받아들임), ③ 대인관계 효과성interpersonal effectiveness(다른 사람들의 감정을 존중하면서 자신의 감정을 표현함), 그리고 ④ 정서조절emotion regulation(긍정적 또는 부정적인 외부 상황에 의해 쉽게 영향을 받는 대신, 자신의 정서를 인식하고 관리하는 방법을 습득함)이다. DBT는 항우울제에 덜 반응적인 경향이 있는 사람들을 포함해서, 동반이환된 우울증과 성격장애가 있는 노인 환자들에게 도움이 될 수 있다(Lynch 2000; Lynch et al. 2003, 2007). DBT의 주요 치료적 요소로는 기술훈련집단, 개인치료, 전화 코칭, 그리고 치료자 자문 팀이 있다(Lieb et al. 2004). 잘 입증된 DBT의 효과에도 불구하고, 나이든 환자들에 대한 도전에는 DBT 훈련을 받은 치료자를 찾는 것과 집중적 치료과정에 기꺼이 순응하는 것이 포함된다.

문제해결치료

유리Uri(남, 66세)는 주요우울장애와 경도신경인지장애 진단을 받았다. 서트랄린sertraline과 미르타자핀mirtazapine의 최대 복용량의 결합은 부분 관해만으로 이어졌다. 유리는 후속적인 약물치료에 관심이 없고, 다만 지속적인 경도 우울 증상을 염려하고 있다. 당신은 그와 CBT, IPT, 문제해결치료(PST)를 포함해서 우울증 초점 심리치료 등 다양한 대안에 대해 논의한다. 그의 보험을 수용하는 치료자들의 이용 가능성을 토대로, 그는 PST 과정을 완수하기로 동의한다. 유리는 나중에 자신의 우울 증상이 개선되었고, 신체활동 증가와 체중 10파운드(*역자 주. 약 4.5kg) 감소를 포함해서 다수의 긍정적인 생활양식이 변화되었다고 보고한다.

문제해결치료problem-solving therapy(PST)는 나이든 성인들에 대해 성공적임을 보여 준 또 다른 우울증 초점 심리치료다(Francis and Kumar 2013; Kiosses and Alexopoulos 2014; Wang and Blazer 2015). 이 치료법에서는 사람들이 일상적인 문제를 해결할 수 있는 기술을 배워서 장차 문제를 다루는 데 이러한 기술을 사용할 필요가 있다고 전제한다. PST의 효과는 가정건강 돌봄 환자들, 뇌졸중 환자들, 집행기능에 이상이 있는 환자들, 그리고 시각손상이 있는 환자들을 포함한 광범위한 인구들에 대해 입증되어 왔다(Kiosses and Alexopoulos 2014). PST는 일차 진료 장면과 가정에서 몇 가지 양식(면대면, 전화, 스카이프 Skype [*역자 주. 인터넷상에서 음성 대화를 나눌 수 있는 통신 서비스], 그리고 인터넷)을 통해 사용되어 왔다(Kiosses and Alexopoulos 2014). PST는 시간 제한적이어서, 보통 약 12주 동안 진행된다. 이형은 인지 손상이 있는 나이든 성인들에게 적용될 수 있다. 이와 관한 예로는 집행 기능 이상에 대한 PST와 경도신경인지장애 또는 초기 주요신경인지장애가 있고, 외출이 불가능한 나이든 성인들에게 수정 · 적용을 할 수 있는 문제적응치료 problem-adaptation therapy(PATH)가 있다(Alexopoulos et al. 2011; Kiosses et al. 2010).

PST는 임상가가 정신적 고통과 질환을 겪고 있는 나이든 성인들을 효과적으로 참여시키고 치료할 수 있는 다수의 서로 다른 심리치료들 중 하나다. 나이든 성인들에게 적용되는 심리치료의 대부분은 우울증 초점 심리치료다. 그렇지만 CBT (및 DBT)는 광범위한 정신건강장애들을 치료하기 위해 수정될 수 있다. 심리치료에 참여할 수 없는 나이든 성인들의 전형적인 특성에도 불구하고, 전통적인 우울증 초점 심리치료는 광범위한 인지 · 신체 · 기능 장애가 있는 환자들의 우울 증상과 기능의 개선을 위해 조정되어 왔다. 정신건강 장애가 있는 다수의 나이든 성인들은 심리치료적 개입 대신 정신약리적 접근의 치료를 받는다. 왜냐하면 이들은 보험변제 범위가 부적절하거나, 훈련을 받은 치료자를 찾을 수 없기 때문이다. 임상가들은 가능할 때마다 적극적으로 증거기반 심리치료evidence-based psychotherapy를 권해야 한다.

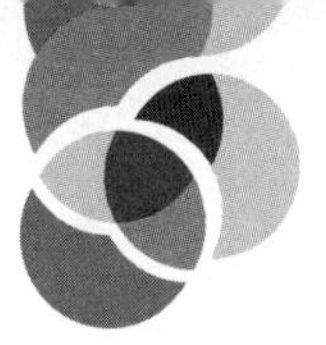

제16장 정신약리학적 개입

보다 젊은 성인들을 만날 때, 정신건강 임상가들은 흔히 치료계획의 일부로 단일 치료약물을 복용하도록 환자들을 설득하는 일에 힘들어 한다. 젊은 성인들은 행동과 인지에 영향을 줄 수 있는 것은 고사하고, 종류에 관계없이 치료약물 복용에 익숙하지 않아서 임상적 대면이 마치 "약 드세요" 주제에 대한 변이처럼 보일 수 있다. 반면, 다수의 나이든 성인들은 이들이 경험하는 문제에 대해 다수의 치료약물 복용에 익숙해졌다는 점에서 나이든 성인들과의 작업에 있어서 임상적 주제는 흔히 "올바른 치료약물을 드세요" 또는 "치료약물을 좀 더 적게 드세요"다.

나이든 성인들에 대한 치료법에서 치료약물의 변경, 추가, 제거 사이에서 올바른 균형유지를 돕기 위해 우리는 이 장에서 나이든 성인들에게 향정신성 치료약물 처방, 이러한 약물들의 주요 부류, 그리고 치료약물의 중단시기, 이유, 방법의 결정과 관련된 고려사항 등 일부 도전에 대해 검토한다. 우리의 안내는 노인 훈련, 경험 연수, 또는 노인 정신약리학의 완전한 교과서에 제시된 지식을 대체하고 있는 것(예, Jacobson 2014; Salzman 2005)은 아니고, 다만 우리는 우리가 경험으로부터 습득한 교훈의 일부를 제공하고 있다.

노화가 약리학에 영향을 미치는 방식

사람들은 나이가 들어가면서, 전형적으로 이들의 신체에 약물동력학적pharmacokinetic · 약물역학적pharmacodynamic 변화가 발생한다. 근육량이 감소되고 변연지방peripheral fat이 증가되면서, 친유성/지방친화성lipophilic 약물이 체내에 더 오래 남게 된다. 게다가 감소된 신장 청정clearance과 간혈류가 결합되어 약물 청정을 늦춘다. 이러한 결과는 나이든 환자들의 일부 약물 복용량을 증가시켜, 예상보다 더 낮은 복용량으로 더 큰 치료적 및 부정적 효과를 초래한다. 그런가 하면, 일부 약물들은 청정에 더 오랜 시간이 걸릴 수 있다. 그러므로 만일 임상가가 치료약물 감소를 결정한다면, 낮은 복용량에서의 환자 평가는 젊은 성인들에 비해 나이든 성인들에게 있어서 현저하게 시간이 더 오래 걸릴 수 있다. 노화와 함께 발생하는 약물동력학의 변화를 고려할 때, 우리는 다음과 같은 나이든 성인들에 대한 처방을 위한 황금률golden rule을 따른다(낮게 시작해서start low, 천천히 가라go slow). 〈표 16-1〉에는 약물에 대한 약물동력학적 반응에 영향을 주는 연령 관련 변화들이 요약되어 있다.

표 16-1. 노화에 따른 약물동력학 변경

과정	변화	노인에 대한 처방 효과
▢ 소화 흡수	▪ 공복 또는 운동성 감소의 경우, 정상 또는 흡수 감소	◦ 없음
▢ 혈액 뇌관문 brain barrier의 삼투성	▪ 일부 나이든 성인의 경우 P−당단백질 펌프 기능 감소 시 정상 또는 삼투성 증가	◦ 뇌의 고도 약물수준 가능성
▢ 분배	▪ 지방체fat body 축적 증가	◦ 약물(대부분의 향정신제)의 반감기 증가 ◦ 수용성 약물(예, 리튬)에 대한 농도 증가
▢ 신진대사	▪ 노화에 의해 강하게 영향 받는 CYP 효소에 의한 산화; 정상적인 노화에서는 변하지 않는 아세틸화acetylation 및 메틸화methylation	◦ CYP 대사자 유형에 따라 CY 기질substrates(*역자 주. 결합 조직의 기본 물질)인 친유성/지방친화성 향정신제가 영향을 받을 수 있음
▢ 청정	▪ 신장 청정 감소 ▪ 간혈류 감소	◦ 치료적 혈액수준 성취 시간 증가 ◦ 항정상태steady state 성취 후, 혈액수준 증가

주. CYP=시토크롬cytochrome P450

출처: Jacobson (2014)에서 발췌.

노인 정신약리학의 기본 원칙

1. 낮게 시작하라Start low. 나이든 성인은 흔히 시작 복용량의 25~50%와 젊은 성인에게 요구되는 효과적인 복용량의 50~75%만을 필요로 한다.
2. 천천히 가라Go slow. 새로운 치료약물에 대한 치료적 반응은 흔히 나이든 사람들에게는 더 오래 걸린다.
3. 한 번에 하나를 추가하라Add one at a time. 나이든 환자에게 2번째 또는 부수적인 치료약물을 처방하기 전에, 첫 번째 치료약물을 최대내량maximum tolerated dose에 적정하라titrate. 디아제팜diazepam 같은 고도의 친유성/지방친화성 약물을 피하라. 나이든 사람들은 고지방이 저장되므로, 고도의 친유성 약물은 불규칙하게 방출될 수 있다.

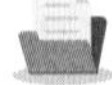

투약 불이행과 방향전환

환자의 치료계획이 기대한 것처럼 진행되지 않을 때, 임상가는 환자가 지시대로 약물을 복용하지 않을 가능성을 고려해야 한다. 처방의 약 20%는 사용되지 않고, 치료약물의 50%는 처방된 대로 복용되지 않는다(Viswanathan et al. 2012). 임상가는 환자들이 치료약물을 올바르게 복용하고 있는지를 확인하기 위해 이들에게 치료약물병을 가져오도록 요청해야 한다. 나이든 환자들은 재정문제, 인지적 또는 신체적 손상, 그리고 의도적인 복용 기피 등 매우 다양한 이유로 치료법을 따르지 않을 수 있다. 심지어 경도신경인지장애조차 간단한 약물치료법을 준수하는 환자의 능력에 영향을 줄 수 있는데, 특히 집행 또는 기억 기능 이상이 있는 경우에 그렇다. 이러한 문제를 다루기 위한 추천된 접근들은 〈표 16–2〉에서 확인할 수 있다.

치료약물의 유용diversion(특히 제어된 약물)은 심각한 쟁점이다. 비의료적 목적을 위해 치료약물을 사용하는 12세 이상 개인들의 절반은 가장 최근의 비의료적 용도를 위해 친구 또는 친척들로부터 심리치료 약물과 진통제를 취득했고, 이렇게 비의료적 목적을 위해 진통제 사용자의 80% 이상은 치료약물을 제공한 환자들이 모든 약물을 한 의사로부터 받았다고 진술했는데, 이는 환자들이 치료약물에 대한 주의분산을 위해 다수의 임상의들로부터 약물을 구매할 것이라는 근거 없는 믿음에 대치되는 것이다(Substance Abuse and Mental Health Services Administration 2014). 임상가는 노인 환자들 사이에서 처방약물 오용이 심각한 문제임을 인식해야 한다. 과다복용으로 이어질 수 있는 치료약물의 비축을 피하기 위해서는 필요한 만큼의 제어된 물질(예, 벤조디아제핀, 진정제–수면제, 그리고 자극제) 처방을 최소화하는 것이 최선이다. 만일 유용이 의심된다면, 임상가는 조기에 소변 독소 선별검사를 실시하고, 가스 크로마토그래피gas chromatography(*역자 주. 유기 화합물 혼합체 분석법)/질량분석mass spectrometry으로 그 결과를 확인함으로써, 환자들이 실제로 치료약물을 복용하고 있는지 확인해야 한다. 혈청약물수준검사serum drug level testing는 일부 유형의 치료약물을 탐지해 낼 수 있다. 무작위 소변 독소 선별검사는 일반적으로 보다 유용한 정보를 제공하고 결과의 조작을 최소화한다.

투약 치료 실패

> 피터Peter(남, 77세)는 최근에 아들, 손주들이 사는 집에서 가까운 곳으로 이사했다. 그는 진료를 받기 위해 당신의 클리닉을 방문 중이다. 일상적인 선별검사가 진행되는 동안, 그는 환자건강 질문지 9문항 우울증 척도Patient Health Questionnaire 9-item depression scale(PHQ-9)에서 22점을 받았고, 면담에서, 수년 동안 우울증을 겪어 왔음을 인정한다. 그는 "난 이미 3가지 다른 항우울제를 복용해 봤는데 아무 효과가 없어서, 그냥 우울증과 함께 살고 있어요."라고 말하면서 치료시작을 꺼린다. 피터는 자신이 3년 동안 시탈로프램citalopram을 복용해 봤지만, 메스꺼움 때문에 복용을 중단했다고 보고한다. 그런 다음, 그는 5일 동안 플루옥세틴fluoxetine 복용을 했다가 "더 우울해졌어요. 나아지지 않아요."라는 이유로 복용을 중단했다. 끝으로, 그는 2주 동안 벤라팍신venlafaxine 복용을 해 봤으나, 불안이 악화되면서 중단했다.

나이든 성인들에게 향정신성 치료약물 처방에 있어서 어려움 중 하나는 치료 실패가 나이든 환자들 사이에서 더욱 흔하다는 것으로, 이들은 일반 성인 인구들보다 더 반응이 부정적이고 치료저항성 우울증 비율이 더 높다는 점이다.

우리는 다음 절 '나이든 성인들에게 흔히 사용되는 향정신성 치료약물 부류'에서 각 범주의 약물에 대한 치료약물 시도 실패 관리에 관해 짧게 논의하고 있다. 일반적으로, 임상가는 고가의 유명 브랜드

표 16-2. 나이든 성인들의 흔한 투약 불이행을 다루기 위한 접근	
문제	잠재적 해결책
☐ 재정장벽/처방실패	• 약사와 상의하여 값이 더 저렴한 대안(예, 90일 공급 vs. 30일 공급, 알약 분리) 모색 또는 값이 보다 저렴한 동일한 부류의 치료약물로 대체함 • 환자의 보험가입을 돕기 위해 사회복지과와 협의함 • 건강상태 개선과 치료약물의 필요성 감소를 위한 비약리적 개입 사용에 대해 환자와 협의함 • 보통 제약회사들이 후원하는 치료약물 조력 프로그램에 참여시킴 • 약국 전달 프로그램
☐ 인지 손상	• 환자에게 치료약물 복용을 상기시키도록 다른 사람들의 참여 유도 • 치료약물 타이머 • 시간이 설정된 약상자timed pillboxes, 약상자 정리함pillbox organizers • 서면 지침 • 식사/취침시간/일상생활과의 약물복용 일정 조정
☐ 신체적 손상	• 아이들이 열 수 없게 만든non-childproof 용기 • 블리스터 팩blister packs(*역자 주. 알약 같은 것을 기포같이 생긴 투명 플라스틱 칸 안에 개별 포장하는 것) • 말하는 치료약물 용기 • 큰 글자로 표기된 라벨 • 쉽게 부서지는 알약
☐ 의도적 투약 기피	• 환자의 의사결정을 돕기 위한 교육 • 환자와의 치료약물에 관한 논의에 있어서 임상가의 개방적 · 협력적 의사소통 방식 사용

출처: Marek and Antle (2008)에서 발췌.

향정신제를 사용하기에 앞서, 적어도 2~3가지 더 저렴한 가격의 일반 향정신성 치료약물(기왕이면, 다른 약물 메커니즘을 가진 것)을 통한 치료를 시도해야 한다. 임상가는 또한 복잡한 환자들을 정신건강 임상가들에게 의뢰할 때, 각각의 향정신제 시도에 대해 기록한 문서를 면밀히 확인하여 유용한 정보를 제공해야 한다. 이 문서에는 최대 복용량, 환자가 최대 용량으로 치료받은 기간, 그리고 치료 중단 사유(예, 효능 결여, 바람직하지 않은 부작용, 생명을 위협하는 부작용)가 반드시 포함되어 있어야 한다. 몇몇 요인들은 치료약물 시도 실패를 초래할 수 있다.

환자에 대한 치료약물 시도가 실패했다는 보고는 실제로는 치료 불이행의 보고가 될 수 있다. 시도 실패는 치료약물 비용으로 인한 것일 수도 있다. 치료비 절약을 위한 일환으로, 많은 나이든 성인들은 처방받지 않은 상태로 떠나거나, 복용을 건너뛰거나, 치료약물 복용을 조기에 종료한다. 부정적 효과(실제 및 지각된) 역시 치료약물 실패를 초래할 수 있다. 심리적 요인(예, 정신건강 치료의 낙인, 부정적 효과에의 집착 또는 신체 집착)은 환자로 하여금 부정적 효과는 임상가가 교육과 안심시켜 줄 때만이 해소될 수 있는 것으로 지각하게 한다. 임상가는 치료약물을 처방할 때 흔히 심리적 요인(흔히 **플라시보 효과** placebo effect라 불림)의 중요성을 간과한다. 임상가들은 치료약물의 처방이 환자에게 암묵적·명시적 효과가 있다는 사실을 기억할 필요가 있다는 점에서, 이의 잠재적인 심리적 효과를 고려해야 한다. 게다가, 환자는 잘못해서 정신병 또는 신체적 질병 증상을 향정신제의 결과로 여길 수 있다. 예를 들면, 환자는 실제로 파킨슨병의 첫 징후를 보일 때, 떨림 증상을 치료약물의 결과로 여기거나, 환자는 치료약물이 어떻게 작용하는지에 대해 비현실적인 기대를 하기 때문에, 선택적 세로토닌 재흡수 억제제selective serotonin reuptake inhibitor(SSRI)의 첫 복용이 자신의 우울증을 심화시켰다고 보고할 수 있다. 환자에게 치료약물을 처방해 주는 것은 실제로 약물의 혜택 전달에 있어서 첫 단계에 불과하다.

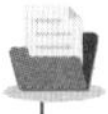

나이든 성인들에게 흔히 사용되는 향정신성 치료약물 부류

우울장애 치료

피터Peter는 이미 우울증 치료를 위한 수차례의 약물치료가 실패로 돌아가게 되어, 다른 시도도 실패할 가능성이 높아졌다. 이를 염려한 당신은 피터에게 성공적인 치료약물 시도 경험이 있었는지 묻는다. 그는 당신에게 자신이 한 차례 디아제팜diazepam을 복용했다면서 그 약을 "마법 알약magic pill"으로 묘사한다. 그는 신속한 효과를 위해 당신의 새로운 치료약물 처방을 기대하고 있다. 당신은 우울증에 대한 새로운 치료약물의 알려진 효능과 부정적 효과(초기 위장관 효과, 치료 시작과 증상 반응 사이의 지연 포함)에 대해 논의한다. 피터는 "나를 나약한 사람으로 보이게 할 거예요"라는 이유로 향정신성 치료약물 복용에 대한 불안감을 인정한다. 그의 예산 역시 여유가 없는 상태여서, 그는 비용에 대해 걱정하고 있다. 그는 자신의 처방전prescription formulary에서 가장 값이 싼 치료약물이라는 이유로 서트랄린sertraline을 복용해 보기로 동의한다. 당신은 피터가 즉각적으로 자신이 경험하고 있는 부작용을 보고할 수 있도록 '**낮게 시작해서 천천히 가기**'로 약속한다. 그는 결국 자신이 잘 견딜 수 있는 서트랄린 1일 12.5mg을 시도해 보기로 동의하고 나서, 6주 기간 동안 1일 50mg까지 복용량을 아주 서서히 증가시키는 의견에 동의한다. 2개월 동안 하루에 서트랄린 50mg을 복용한 후, 피터의 PHQ-9 점수는 13으로 감소되고, 그는 정신건강 증상의 주관적 개선을 보고한다. 피터는 중독에 대한 공포가 있어서, 고용량의 서트랄린을 복용하고 싶지 않다고 말한다. 우울장애 치료가 벤조디아제핀benzodiazepines과는 달리 습관이 형성되는 것이 아니라는 당신의 수차례의 설명에도 불구하고, 피터는 고용량 복용을 거부한다. 이에 당신은 그의 우울 증상의 완전 관해를 돕기 위해 인지행동치료(CBT)를 추천한다. 피터가 CBT 과정을 완수한 후, 그의 PHQ-9 점수는 3으로 떨어지고, 임상면담에서는 우울증이 없다고 보고한다. 지속적으로 작업한지 9개월 후, 피터의 증상은 현재 완전 관해 상태에 있다.

우울장애 치료에 흔히 사용되는 치료약물은 〈표 16-3〉에 수록되어 있다. 우울증에 대한 일차 치료 부류로는 세로토닌-노어에피네프린 재흡수 억제제serotonin-norepinephrine reuptake inhibitors(SNRIs), 노어에피네프린 및 도파민 재흡수 억제제, 그리고 α_2-아드레날린 작용 및 세로토닌 작동성 길항제가 있다. 삼환성 항우울제tricyclic antidepressants(TCAs)와 모노아민 옥시다아제 억제제monoamine oxidase inhibitors(MAOIs)는 2차 치료방법인데, 이는 부정적 효과 프로파일(TCAs에 대한 항콜린성 부작용과 MAOIs에 대한 식이 제한 포함)과 환자의 과다복용 시 높은 치사 가능성 때문이다. 일반적으로, 일차 치료는 유사한 효능이 있다(예, Fournier et al. 2010). 일차 치료 사용을 위한 결정은 몇 가지 요인(환자의 내성, 이중 혜택의 잠재성[예, 주요우울장애와 당뇨 신경병증 치료를 위한 두록세틴duroxetine 포함])에 기초하는데, 이는 다제투여polypharmacy, 보다 나은 부정적 효과, 그리고 비용의 최소화에 도움이 된다.

'**낮게 시작해서 천천히 가라**'는 규칙은 특히 우울증 치료 시 중요하다. 많은 나이든 성인들은 음식과 함께 치료약물 투여를 통해 효과가 최소화될 수 있고, 전형적으로 치료 첫 주 또는 둘째 주에 해소될 수 있지만, 부정적인 위장관 효과 때문에 SSRIs 또는 SNRIs 투여를 중단하게 된다. SSRI 또는 SNRI가 너무 높은 복용량에서 투여가 시작되거나 너무 빨리 적정되면, 일부 나이든 성인들은 기이한paradoxical 불안을 경험한다.

나이든 성인들의 약 50%만이 적정한 일차 치료 시도에 적절히 반응한다(Lenze et al. 2008)는 점에서 임상가들은 흔히 심리치료의 경과, 전기충격치료electroconvulsive therapy의 시작, 또는 이차 또는 부수적인 향정신성 치료약물 추가를 고려할 필요가 있다. 정신건강 및 일차 진료 장면으로부터의 환자들이 포함된 '우울증 해소를 위한 미국 국립

표 16-3. 노인들에게 흔히 사용되는 우울장애 치료법

약물	시작 · 목표 투여 권장량	유의사항
SNRIs		
☐ 시탈로프램 Citalopram	▪ 시작: 10mg/일 ▪ 목표: 10-20mg/일	◦ FDA 투약 유의사항에서는, 60세 이상 또는 뇌졸중이나 심장병 과거력이 있는 사람들은 1일 20mg을 초과하지 않도록 권장함
☐ 에스시탈로프램[Escitalopram]	▪ 시작: 5-10mg/일 ▪ 목표: 5-20mg/일	◦ 시탈로프램의 거울상(이성질)체[enantiomer] ◦ FDA 투약 유의사항에서는, 60세 이상 또는 뇌졸중이나 심장병 과거력이 있는 사람들은 1일 20mg을 초과하지 않도록 권장함
☐ 플루옥세틴 Fluoxetine	▪ 시작: 5-10mg/일 ▪ 목표: 5-40mg/일(OCD는 60mg/일)	◦ 다른 SSRI에 비해 긴 반감기; TCA 또는 MAOI 투여 시작 전 5주간 세척 기간이 요구됨
☐ 파록세틴 Paroxetine	▪ 시작: 5-10mg/일 ▪ 목표: 5-40mg/일(OCD는 60mg/일) ▪ CR 시작: 12.5mg/일 ▪ CR 목표: 12.5-50mg/일	◦ 짧은 반감기 ◦ 항콜린성 부작용 가능성
☐ 서트랄린 Sertraline	▪ 시작: 12.5-25mg/일 ▪ 목표: 25-200mg/일(OCD는 더 높음)	
☐ 데스벤라팍신 Desvenlafaxine	▪ 시작: 50mg qod ▪ 목표: 50mg qod 또는 50mg/일	◦ 벤라팍신의 활동성 대사물질 ◦ 금단증상 예방을 위해 치료약물을 점진적으로 중단함

(계속)

약물	시작 · 목표 투여 권장량	유의사항
SNRIs		
☐ 두록세틴 Duroxetine	▪ 시작: 20mg/일 ▪ 목표: 20–60mg/일	◦ 말기 신장병 또는 간 부전이 있는 환자에 대한 사용 최소화 ◦ 신경병성 통증 및 섬유근육통[fibromyalgia]에 대한 FDA 승인 ◦ 금단증상 예방을 위해 치료약물을 점진적으로 중단함 ◦ 검사실 모니터링: 기준선에서 및 임상적으로 나타나는 것에 따른 간기능검사
☐ 레보밀나시프랜[Levomilnacipran]	▪ XR 시작: 20mg/일 ▪ XR 목표: 40–120mg/일	◦ 2013년 MDD에 대한 FDA 승인 ◦ 나이든 성인들에게는 데이터가 제한됨 ◦ 금단증상 예방을 위해 치료약물을 점진적으로 중단함
☐ 밀나시프란 Milnacipran	▪ 시작: 12.5mg/일 ▪ 목표: 50–200mg/일	◦ 섬유근육통에 대해서는 FDA 승인을 받았으나, 이 약품의 이성질체[enantiomer](레보밀나시프랜)는 우울증에 대해 FDA 승인이 있음 ◦ 금단증상 예방을 위해 치료약물을 점진적으로 중단함
☐ 벤라팍신 Venlafaxine	▪ IR 시작: 25mg bid ▪ IR 목표: 150–225mg/일(bid 또는 tid 투약) ▪ XR 시작: 37.5mg/일 ▪ XR 목표: 150–225mg/일(매일 1회 투여)	◦ 금단증상 방지를 위해 IR보다 선호되는 XR 형태 ◦ 복용(특히 IR) 누락은 불쾌한 금단증상을 초래할 수 있음 ◦ 금단증상 예방을 위해 치료약물을 점진적으로 중단함

(계속)

약물	시작 · 목표 투여 권장량	유의사항
	TCAs	
☐ 데시프라민 Desipramine	▪ 시작: 25mg/일 ▪ 목표: 25–150mg/일	◦ 115ng/mL 이상은 치료적 혈청 수준; 300ng/mL 이상은 잠재적 독성
☐ 노어트립틸린 Nortriptyline	▪ 시작: 10mg/일 ▪ 목표: 10–100mg/일	◦ 치료적 혈청 수준 50–150 ng/mL
	MAOIs	
☐ 셀레길린Selegiline (피부경유투여 transdermal)	▪ 시작: 6mg/일 ▪ 목표: 6–12mg/일	◦ 6mg/일(또는 12에서 6mg/일로 복용량 감소 2주 후)에서는 식이 제한 없음 ◦ 일반 마취를 동반한 대기 수술 최소 10일 전, 패치 사용 중단
	기타 부류	
☐ 부프로피온 Bupropion (IR, SR, XL, 공식화)	▪ IR 시작: 37.5–75mg qam ▪ IR 목표: 75–225mg/일 ▪ SR 시작: 100mg qam ▪ SR 목표: 100–300mg/일 ▪ XL 시작: 150mg qam ▪ XL 목표: 150–300mg/일	◦ 노어에피네프린 및 도파민 재흡수 억제제 ◦ 낮은 발작 위험(복용량이 450mg/일 이상의 경우, 0.5% 미만)
☐ 미르타자핀 Mirtazapine	▪ 시작: 7.5mg qhs ▪ 목표: 7.5–45mg/일	◦ α_2–아드레날린 작용 억제제 ◦ 낮은 복용량에서의 히스타민 성분(진정, 식욕증가)
☐ 세인트존스워트St. John's wort	▪ 시작: 300mg tid ▪ 목표: 300mg tid	◦ 세로토닌성 치료약물과 동시에 투여하지 말 것(예, SSRIs, SNRIs, MAOIs)

(계속)

약물	시작 · 목표 투여 권장량	유의사항
	기타 부류	
☐ 트라조돈 Trazodone	▪ 불면증 –시작: 25mg qhs –목표: 25–50mg qhs ▪ 우울증 –시작: 75mg qhs –목표: 75–375mg qhs	◦ 5–$HT_{2A/2C}$와 α_2–아드레날린 작용 길항제 ◦ 우울증에 대한 목표 투여량이 진정효과를 초래하기 때문에 인가되지 않은 불면증 치료법으로 주로 사용됨
☐ 빌라조돈 Vilazodone	▪ 시작: 10mg/일 ▪ 목표: 20–40mg/일	◦ 선택적 5–HT 재흡수 억제제와 5–HT_{1A} 부분 작용제 ◦ 2011년 MDD에 대한 FDA 승인 ◦ 나이든 성인에 대한 데이터가 제한됨
☐ 보어티옥세틴 Vortioxetine	▪ 시작: 10mg/일 ▪ 목표: 20–40mg/일	◦ 5–HT 수용체(부분 5–HT_{1B} 수용체 활성작용, 5–HT_7 길항작용, 5–HT_3 길항작용)에 대한 다중 효과; 5–HT 전달체의 억제

주. 5–HT=세로토닌[serotonin]; bid=매일 2회[twice daily]; CR=통제방출[controlled release]; FDA=미 식품의약국[U.S. Food and Drug Administration]; IR=즉시적 방출[immediate release]; MAOI=모노아민 옥시다아제 억제제[monoamine oxidase inhibitor]; MDD=주요우울장애[major depressive disorder]; OCD=강박장애[obsessive-compulsive disorder]; qam=매일 아침[every morning]; qhs=매일 밤[every night]; qod=격일로[every other day]; SNRI=세로토닌–노어에피네프린 재흡수 억제제[serotonin-noreepinephrine reuptak inhibitor]; SR=지속방출[sustained release]; SSRI=선택적 세로토닌 재흡수 억제제[selective serotonin reuptake inhibitor]; TCA=삼환계 항불안제[tricyclic antidepressant]; tid=매일 3회[three times daily]; XL=연장방출[extended release]; XR=연장방출[extended release].

출처: Asnis and Henderson (2015); Croft et al. (2014); Davidson (1989); Gury and Cous in (1999); Jacobson (2014); Laughren et al. (2011); U.S. Food and Drug Administration (2011).

정신보건원 후원 순차치료대안National Institute of Mental Health-funded Sequenced Treatment Alternatives to Relieve Depression(STAR*D)' 연구에서는 이전의 우울증 치료에 반응하지 않았던 사람들이 후속치료에 어떻게 반응했는지를 조사했다. STAR*D 연구에서는 일반 성인 인구를 조사했지만, 이 연구를 통해 발견된 많은 결과들은 나이든 성인들에게 유용하다. 주요 결과로는, ① 완전한 반응은 10~12주만큼 길게 유지될 수 있었고, ② 우울증 치료에 필수로 요구된 추가적인 치료로 성공 가능성이 감소되었으며, ③ 완전 관해된 환자들은 우울 증상이 부분 관해 상태였던 사람들보다 기능 수준이 더 높았고, 그리고 ④ 1가지 이상의 치료 시도를 필요로 한 환자들은 고도 우울 증상과 동반이환된 정신의학적 및 의학적 문제를 가지고 있을 가능성이 더 높았다(National Institute of Mental Health 2006). 이러한 결과들을 고려할 때, 일차 진료의 임상가는 환자들과 우울장애 치료에 대한 반응하는 데 얼마 동안 걸릴 수 있는지와 우울증을 효과적으로 치료하기 위해서는 1회 이상의 시도를 필요로 할 수 있음에 대해 논의해야 한다.

양극성장애 치료법

양극성장애에 대해 연구된 치료법들은 나이든 사람들의 다양한 정신건강 증상(일차성 정신의학 장애로 인한 조증 증상, 양극성장애에서의 우울 증상, 그리고 기분조절부전에 국한되지 않음) 치료에 사용될 수 있다. 대부분의 작용제들(리튬lithium 제외)이 처음 연구되어 발작장애seizure disorders 치료를 위한 치료약물로 승인받았다. 이러한 치료약물들은 다수의 잠재적인 징후가 있기 때문에, 임상가가 다른 임상가들이 특정 치료약물 사용을 지속 또는 중단 선택에 앞서 각 치료약물이 처방된 이유를 알 수 있도록 각 치료약물의 특정 징후(예, 뇌전증epilepsy, 신경병성 통증neuropathic pain, 또는 기분 불안정성)를 문서로 남기는 것이 중요하다. 일반적으로, 이러한 치료약물은 갑작스러운 중단으로 금단발작이 초래될 수 있기 때문에 면밀하게 증감이 적정되어야 한다.

일반적으로, 리튬과 발프로산valproic acid은 양극성장애의 일차 치료약물이다. 양극성장애가 있는 나이든 성인들 사이에서 리튬은 효과가 있지만, 좁은 치료지수, 약물-약물 상호작용(특히 티아지드 이뇨제thiazide diuretic[*역자 주. 나트륨과 염소 배설을 촉진하여 이뇨효과를 나타내는 합성이뇨제의 총칭] 및 비스테로이드성 항염증치료제nonsteroidal anti-inflammatory drugs와의 상호작용)의 수, 그리고 부정적 효과(신장 손상, 떨림 그리고 인지적 기능이상) 때문에 복용하기 힘들다. 이러한 어려움 때문에 많은 노인 정신건강 임상가들은 양극성장애가 있는 환자들을 치료할 때 발프로산 사용을 선호한다. 만일 발프로산이 효과적이지 않거나 감당할 수 없다면, 이차 치료에는 레베티라세탐levetiracetam, 라모트리진lamotrigine, 카르바마제핀carbamazepine이 포함되는데, 이 치료약물들은 다수의 도전거리를 제공한다. 이들은 조심스러운 상향 적정이 요구되므로, 치료적 효과는 더 오래 지속될 수 있다. 특히, 라모트리진lamotrigine 역시 다수의 약물-약물 상호작용이 있는데, 이는 이 약물의 적정 일정에 영향을 준다. 적정 일정titration schedule은 스티븐스-존슨 증후군Stevens-

표 16-4. 나이든 성인들에게 흔히 사용되는 양극성장애 치료법

약물	시작 · 목표 투여 권장량	치료 혈청수준	유의사항
☐ 카르바마제핀 Carbamazepine	▪ 시작: 100mg bid ▪ 목표: 200–800 mg/일 (나누어서 bid)	◦ 4–12μg/mL	• 항콜린성 효과로 인해 최종 치료법으로 유보되어야 함 • 치료 2~3주 후, 자기유도가 수준을 낮출 수 있으므로, 투여량을 증가시킬 필요가 있음 • 스티븐스-존슨 증후군 가능성 감소를 위해 느린 상향 적정 • 1일 100–200mg에서 시작해서 관찰된 증상을 토대로 주당 간격을 늘일 것 • 발작 관리에도 사용될 수 있음 • 검사실 모니터링: 자기유도에 대한 모니터링을 위한 기초선 및 2~4주 후의 혈청수준; CBC, 기초대사패널(혈액요소질소와 크레아틴 포함), 임상적으로 나타난 것처럼 기초선 및 3~12개월마다의 LFTs
☐ 디발프로엑스 Divalprex (발프로에이트, 발프로산)	▪ 시작:125–250mg qd에서 bid ▪ 목표: 250–1,500mg/일 (나누어서 bid, 단 XR은 매일 1회 투약)	◦ 65–90μg/mL	• 적응 국면: 1~2주마다 VPA 수준 • 첫 2개월 동안 4주에 한 번 CBCs, LFTs • 유지 국면: 3개월마다 데파코테 depakote, 6개월마다 CBCs, LFTs • 발작 관리를 위해서도 사용될 수 있음
☐ 라모트리진 Lamotrigine	▪ 시작: 25mg qd 또는 qod(유의사항 참조) ▪ 목표:100–200mg/일	◦ 정신의학적 장애에 대한 치료적 혈청수준 미상	• 2주마다 1일 25~50mg씩 증가 • 스티븐스-존슨 증후군 가능성 감소를 위해 느린 상향 적정(〈표 16-5〉 참조)

(계속)

약물	시작 · 목표 투여 권장량	치료 혈청수준	유의사항
			• 스티븐스-존슨 증후군은 보통 개시 2~8주 이내에 발생함. 양성으로 보이더라도 첫 발진 징후가 보이면 라모트리진 투약을 중단해야 함 • 약물-약물 상호작용에 민감한 치료적 투여(〈표 16-5〉 참조) • 발작 관리를 위해서도 사용될 수 있음
☐ 레베티라세탐 Levetracetam	▪ 시작: 250mg bid ▪ 목표: 250-1,500mg/일 (나누어서 bid 또는 tid)	◦ 정신의학적 장애에 대한 치료적 혈청수준 미상	• 치매에서의 항 조증 행동에 대한 일부 증거 • 매주 1일 250~500mg씩 증가 • 발작 관리를 위해서도 사용될 수 있음
☐ 리튬 Lithum	▪ 시작: 75-150mg qhs ▪ 목표: 150-1,800mg/일 (보통 300-900mg/일)	◦ 0.4-1.0m Eq/L	• 혈액 뇌관문에서의 변화로 인해 나이든 성인의 저혈청 수준에서 치료적 혜택 및 독성이 발생할 수 있음 • 약물과의 상호작용(특히 흔한 일반의약품)과 지속적인 염분 섭취와 수화hydration의 중요성에 관해 환자를 교육할 것 • 다량 유체 이동 또는 신부전이 있는 환자에 대해서는 보다 잦은 검사실 모니터링을 고려할 것(리튬이 신장에서 청정되었는지) • 리튬을 복용하는 환자에게는 의료경보 팔찌MedicAlert bracelet 착용을 고려할 것

(계속)

약물	시작·목표 투여 권장량	치료 혈청수준	유의사항
			• 검사실 모니터링: 항정상태 성취 후 첫 리튬 수준(보통 5일), 그런 다음 3~12개월 마다 임상적으로 나타나는 대로 실시함. 기초선에서; ECG, 혈액 요소질소, 크레아티닌, 및 갑상샘 자극 호르몬에 대해 실시하고, 그런 다음 3~12개월마다 임상적으로 나타나는 대로 실시함

주. bid=매일 2회[twice daily]; CBC=전체혈구수치[complete blood count]; ECG=심전도[electrocardiogram]; LFT=간기능검사[liver function test]; qd=매일[everyday]; qhs=취침시간에[at bedtime]; qod=2일 1회[every other day]; tid=매일 3회[three times daily]; VPA=발프로에이트[valproate]; XR=연장방출[extended release]

출처: Cullison et al. (2014); GlaxoSmithKine (2015); Jacobson (2014); Novartis (2015).

표 16-5. 라모트리진과 상호작용하는 약물복용환자에 대한 시작 투여량 및 적정 일정

	카르밤제핀, 페니토인, 페노바비탈, 프리미돈, 또는 발프로산을 복용하지 **않는** 환자	발프로산 복용 환자	카르바마제핀, 페니토인, 페노바비탈, 또는 프리미돈을 복용하고 있지만 발프로산을 복용하지 **않는** 환자
▢ 라노트리진에 대한 효과	▪ 없음	◦ 라모트리진 수준 증가	• 라모트리진 수준 감소
▢ 라모트리진 시작투여량 및 적절 일정	▪ 라모트리진에 대한 표준적정일정 준수(시작 투여량 5mg/일, 종결 투여량 7주차에 200mg/일)	◦ 라모트리진 시작투여량 50% 감량(격일로 25mg) 및 적정 일정을 50%정도 완화(7주차에 100mg/일)	• 라모트리진 시작투여량 50% 증량(50mg/일) 및 적정 일정 50% 가속(7주차에 40mg/일)

출처: GlaxoSmithKline (2015)에서 발췌.

Johnson syndrome(〈표 16–4〉 참조)의 알려진 위험 때문에 조심스럽게 수행되어야 한다. 카르바마제핀은 CYP3A4뿐 아니라 CYP3A4의 기질substration을 유도하는 시토크롬cytochrome P450(CYP) 3A4의 자기유도autoinduction를 초래하는데, 이는 안정적인 복용량이 달성된 지 2~3주 후가 되면 효능이 감소될 수 있다.

비정신건강 임상가가 양극성장애에 대한 초기 치료를 시작하면서 편안함을 느낄 수 있지만, 조증, 경조증, 또는 양극성장애가 있는 나이든 성인에 대한 치료는 흔히 복합적이다. 예를 들면, 임상가는 라모트리진(〈표 16–5〉 참조)과 상호작용할 수 있는 약물에 대해 알고 있어야 하고, 특정 약물이 어떻게 라모트리진 시작과 적정 일정에 영향을 줄 수 있는지를 고려하여 라모트리진 약물 삽입을 조심스럽게 검토해야 한다(GlaxoSmithKline 2015). 게다가, 일차 정신의학적 장애로 양극성장애가 있는 많은 환자들은 흔히 치료에 불이행하므로, 이들이 안정 상태를 유지하고 있는지를 확인하기 위해 보다 집중적인 정신건강 서비스를 필요로 할 수 있다.

정신병적 장애 치료

조현병 및 기타 정신병적 장애 치료제는 흔히 '항정신병약antipsychotics'으로 불리지만, 주요 정신과 의사들은 이러한 약물의 작용 메커니즘을 토대로 기술하는 것을 선호한다(Zohar et al. 2014). 이러한 치료약물을 작용 메커니즘에 따라 명명하는 이유는 이 치료약물들이 정신병적 장애 치료와 우울증, 불안, 그리고 양극성장애의 부수적인 치료약물로서 왜 효과적인지에 대한 임상가의 이해를 돕기 때문이다. 〈표 16-6〉에서 우리는 나이든 성인들에게 투여하는 데 있어서 특별한 유의사항을 포함해서 정신병적 장애 치료를 위해 흔히 처방되는 치료약물들을 살펴본다. 정신병적 장애에 대한 대부분의 치료는 도파민 제2형(D_2) 수용체에 대해 길항작용을 하는 것이지만, 많은 새로운 치료약물들은 5-HT_{1A} 수용체에서 부분 작용제로, 5-HT_{2A} 수용체에서 길항제로 작용함으로써 D_2 수용체에 대해 길항작용을 하고, 세로토닌(5-HT) 수용체를 조절한다. 이러한 추가 작용들은 지연성 운동이상증[tardive dyskinesia]과 추체외로 증상[extra pyramidal symptoms]처럼, 주로 D_2 수용체에 대해 길항작용을 하는 치료약물에서 보이는 바람직하지 않은 일부 부작용을 개선시켜 줄 수 있다(Meltzer 2013).

D_2 수용체에 대해 길항작용을 하는 치료약물을 처방할 때, 임상가는 표적으로 삼고 있는 정신건강 증상 또는 장애가 어떤 것인지와 예상되는 치료약물 처방기간을 알고 있어야 한다. 이는 환자의 돌봄에 관여하고 있는 모든 임상가들 사이에서의 의사소통뿐 아니라, 정신병적 장애 치료가 감량치료 또는 중단될 수 있는지를 결정하는 데 중요하다. 정신병적 장애 치료에 대해 방심하지 않는 것이 매우 중요하다. 정신병적 장애 치료는 모든 성인들, 특히 나이든 성인들에게 있어서 현저한 부정적 효과가 나타날 수 있기 때문이다.

대부분의 임상가들은 D_2 수용체에 대해 길항작용을 하는 치료약물이 지연성 운동이상증과 추체외로 증상 발생의 고위험성과 연관

표 16-6. 나이든 성인들에게 흔히 사용되는 정신병적 장애 치료

약물	시작 · 목표 투여 권장량	유의사항
▢ 아리피프라졸 Aripiprazole	▪ 정제/용액 시작: 2–5mg/일 ▪ 정제/용액 목표: 2–20mg/일 ▪ LAI 시작: 400mg IM 4주마다 1회 ▪ LAI 목표: 300–400mg IM 4주마다 1회	• LAI는 노인들에 대해 잘 연구되지 않았고 치매가 있는 경우에는 사용되지 않아야 함 • LAI의 첫 투여량은 400mg이어야 하지만, 부정적 반응이 발생한다면, 투여량은 300mg으로 감소시킬 수 있음
▢ 아세나핀 Asenapine	▪ 시작: 5mg bid ▪ 목표: 5mg/일에서 10mg bid	• 양극성장애가 있는 나이든 성인에 대한 아세나핀에 관한 단 하나의 소규모 연구만 있는 상태에서의 보다 새로운 치료약물임(Scheidenantel et al. 2015)
▢ 클로자핀 Clozapine	▪ 시작: 6.25–12.5mg/일 ▪ 목표: 7.25–400mg/일 ▪ 첫 주 동안 1일 25–50mg씩 증가시킨 다음, 주당 1~2회 100mg 미만으로 투여함	• NC < 1,500/μL이 아니라면, 백혈구감소증 leukopenia 모니터링을 위해 매주 CBCs(세부사항은 클로자핀 REMS 웹사이트[https://www.clozapiners.com] 참조) • 보통 다른 치료법에 불응하는 정신병적 장애가 있는 환자들을 위해 사용됨 • 부작용으로는 과립구감소증 agranulocytosis (***역자 주.** 백혈구의 이상 감소로 인해 발생되는 혈액병), 심근염 myocarditis, 기립성 저혈압 orthostatic hypotension 이 있음
▢ 플루페나진 Fluphenazine	▪ 경구 시작: 1–2.5mg/일 ▪ 목표: 0.25–4mg/일(나누어서)	• 디포 형태 Depot form 이용 가능
▢ 할로페리돌 Haloperidol	▪ 경구 시작: 0.25–0.5mg qd에서 tid로; 목표: 0.25–4mg qd	• 디포 형태 이용 가능

(계속)

약물	시작 · 목표 투여 권장량	유의사항
	▪ 원격측정을 갖춘 장면을 위해 비축된 IV 공식화 ▪ 데카노에이트(*역자 주. 유기화학에서 데칸산의 염 또는 에스테르) 시작: 25mg/월 데카노에이트 목표: 25–100mg/월	
☐ 일로페리돈 Iloperidone	▪ 시작: 1mg bid ▪ 목표: 6–12mg bid	• 적정 패킷 이용 가능 • 노인 대상으로는 잘 연구되지 않았음 • 기립성 저혈압
☐ 루라시돈 Lurasidone	▪ 시작: 40mg/일 ▪ 목표: 40–80mg/일	• 나이든 성인 대상의 2개 연구(Forester et al. 2015; Sajatovic et al. 2016)
☐ 올란자핀 Olanzapine	▪ 경구 시작: 2.5mg/일 ▪ 경구 목표: 2.5–15mg/일 ▪ LAI 시작: 4주마다 150mg ▪ LAI 목표: 4주마다 150–300mg	• LAI는 노인 대상으로 잘 연구되지 않았으므로 주사 후 섬망 위험 때문에 피해야 함(올란자핀 LAI에 대해 특이한 부작용)(Rauch and Fleischhacker 2013)
☐ 팔리페리돈 Paliperidone	▪ XR 시작: 3mg/일 ▪ XR 목표: 3–12mg/일 ▪ LAI 시작: 4주마다 156mg IM ▪ LAI 목표: 4주마다 39–234mg	• 치료적 혈청 수준: 3.5–50ng/mL • 나이든 성인 대상의 1개 소규모 연구(Tzimos et al. 2008)
☐ 페르페나진 Perphenazine	▪ 시작: 2–4mg/일 ▪ 목표: 2–32mg/일	• 부실한 CYP D26 대사자 • CYP D26 억제제(예, TCAs, SSRIs)를 복용하는 환자들은 혈장plasma수준이 높을 수 있음(Schering Corporation 2002)

(계속)

약물	시작 · 목표 투여 권장량	유의사항
☐ 쿠에티아핀 Quetiapine	▪ IR정제 시작: 12.5–50mg qhs ▪ IR정제 목표: 12.5–400mg(bid에서 tid로 분리) ▪ XR정제 시작: 50mg qhs ▪ XR정제 목표: 50–400mg qhs	• 기립성 저혈압 • 쿠에티아핀이 CYP 3A 억제제(예, 케토코나졸[ketoconazole], 에리트로마이신[erythromycin])와 투여될 때 혈장수준이 높아질 수 있음(AstraZeneca, 2003)
☐ 리스페리돈 Risperidone	▪ 경구 시작: 0.25–0.5mg qhs ▪ 경구 목표: 0.25–3mg qd 또는 bid ▪ LAI 시작: 2주마다 25mg IM ▪ LAI 목표: 2주마다 12.5–50mg IM	• 제한된 연구들이 조현병이 있는 나이든 성인에 대한 LAI의 효과가 있음을 뒷받침함(Catalán and Penadés, 2011)
☐ 지프라시돈 Ziprasidone	▪ 경구 시작: 20mg bid ▪ 경구 목표: 20–80mg bid	• 호산구증가증과 전신증상 동반 약물반응[drug reaction with eosinophilia and systemic symptoms](DRESS)으로 알려진, 드물지만 심각한 피부반응(U.S.Food and Drug Administration 2014a)

주. ANC=완전 호중성 수치[absolute neutrophil count]; bid=1일 2회[twice daily]; CBC=전체혈구수치[complete blood count]; CYP=시토크롬[cytochrome] P450; im=근육내[intramuscular]; IR=즉시방출[immediate release]; IV=정맥주입[intravenous]; LAI=지속작용 주사가능[long-acting injectable]; qd=매일[every day]; qhs=매일 밤[every night]; REMS=위험평가 및 완화전략[Risk Evaluation and Mitigation Strategy]; tid=매일 3회[three times daily]; XR=연장방출[extended release]; SSRIs=선택적 세로토닌 재흡수 억제제[selective serotonin reuptake inhibitors]; TCAs=삼환계 항우울제[tricyclic antidepressants].

환자들이 다수의 QTc 연장 위험요인(예, 심부정맥[cardiac arrhythmias] 과거력)을 가지고 있다면, 환자들의 전형적 · 비전형적인 항정신병약에 대한 QTc 모니터링을 고려한다.

출처: Clozapine REMS Program (2014); Jacobson (2014).

이 있다는 사실을 알고 있다. D_2 수용체에 대해 길항작용을 하고 5-HT 수용체를 조절하는 치료약물들은 대사증후군과 연관이 있어서 특별한 모니터링이 필수로 요구된다. 기초선, 12주, 그리고 매년 수집되어야 하는 측정치는 신체질량지수body mass index(BMI), 허리둘레, 혈압, 금식상태에서의 글루코스/헤모글로빈 A_{1c}, 그리고 지질lipids이다. BMI 역시 4주, 8주, 그런 다음 3개월마다 측정되어야 한다(American Diabetes Association et al. 2004).

D_2 수용체에 대해 길항작용을 하는 모든 치료약물이 뇌졸중, 잠재적으로 생명을 위협하는 다형성 심실빈맥torsades de pointes의 성향을 갖게 하는 QTc 연장, 그리고 갑작스러운 사망의 위험성 증가(Ray et al. 2009), 또는 이러한 치료약물이 치매가 있는 환자들에게 처방될 때 인지 저하와 연관이 있다(Vigen et al. 2011)는 사실을 알고 있는 임상가들은 거의 없다. 임상가는 환자들과 이러한 심각한 부정적인 효과에 대해 논의하고 기록으로 남겨야 한다. 나이든 성인들의 신진대사에 부정적 효과와 변화에 관한 전반적인 염려를 고려할 때, 장기 작용 주사가 가능한 버전은 주로 치료에 불이행하고 지역사회에 거주하는 만성 정신병적 장애가 있는 환자들을 위해 예비되어야 한다. 이러한 치료약물들은 행동 장해 동반 치매가 있는 환자들에게는 사용되어서는 안 된다.

끝으로, 클로자핀clozapine은 특별한 주의를 필요로 한다. 클로자핀은 정신병적 장애가 있는 사람들에게는 잘 활용되지 않는 치료법(Stroup et al. 2016)이지만, 이 약물의 처방은 심각한 부정적 효과(특히, 과립구 감소증agranulocytosis), 그리고 점진적 적정titration과 중단과 연관된 필수요건 때문에 복잡해진다. 미국에서 클로자핀을 처방하는 모든 임상의들과 처방약을 조제하는 모든 약사들은 반드시 클로자핀 REMS 프로그램을 이수해야 한다. 클로자핀 복용 전과 복용하는 동안 환자들을 위한 모니터링 가이드라인 뿐만 아니라, 호중성 백혈구 감소증neutropenia이 발달될 때 중단 vs. 보다 집중적인 모니터링에 대한 징후들은 현재 클로자핀 REMS 프로그램에 의해 표준화되어 있다. 관련 정보는 클로자핀 REMS 웹 사이트(https://www.clozapinerems.com)에서 이용 가능하다.

불안 및 수면-각성장애 치료

나이든 성인들은 자주 불안과 불면증 치료를 위해 클리닉을 찾는다. 과거에 임상가들은 전형적으로 불안과 불면증을 겪는 나이든 성인들에게 벤조디아제핀benzodiazepine을 처방해 주었으나, 축적된 증거에 의하면, 이러한 약물들은 낙상과 치매 위험을 높이는 것과 연관이 있는 것으로 나타났다(Woolcott et al. 2009). 오늘날, 임상가들은 나이든 성인들의 벤조디아제핀 사용을 최소화하고, 이러한 치료약물에 생리적 · 심리적으로 의존적이 된 나이든 성인들 사이에서 이 약물의 사용을 중단시키기 위한 작업을 해야 한다. 다음 절 '나이든 성인들의 치료약물 중단'에서는 벤조디아제핀의 감량치료를 위한 권고사항에 대해 논의한다.

표 16-7. 나이든 성인들에게 흔히 사용되는 불안 및 수면-각성장애 치료[a]

약물	시작 · 목표 투여 권장량	유의사항
☐ 부스피론 Buspirone	▪ 시작: 5mg bid ▪ 목표: 5mg bid에서 20mg tid	
☐ 독세핀[Doxepin] (저용량)	▪ 시작: 3mg qhs ▪ 목표: 3–6mg qhs	• 저용량에서 항콜린성 효과가 나타날 가능성이 적음
☐ 에스조피클론 Eszopiclone	▪ 시작: 수면개시 곤란 1mg; 수면유지 곤란 2mg ▪ 목표: 1–2mg qhs	
☐ 가바펜틴 Gabapentin	▪ 시작: 불안 100mg 12시간마다; 불면증 100mg qhs ▪ 목표: 항불안효과 200–1,800mg/일; 불면증 100–300mg qhs	• 신경통과 간질에 대해서만 FDA 승인을 받음; 불안 또는 불면증에 대해서는 FDA 승인이 없음
☐ 로라제팜[a] Lorazepam	▪ 시작: 불안 0.25–0.5mg qd에서 bid; 불면증 0.25–0.5mg qhs ▪ 목표: 0.25–2mg/일	
☐ 멜라토닌 Melatonin	▪ 시작: 0.5–6mg/qhs(취침시간 30–120분 이내) ▪ 목표: 1–6mg/qhs	• FDA에서는 멜라토닌을 약물이 아니라 건강보조식품으로 간주함
☐ 라멜티온 Ramelteon	▪ 시작: 8mg(취침시간 30분 이내) ▪ 목표: 8mg(취침시간 30분 이내) ▪ 메커니즘: 멜라토닌 수용체 작용제	• 섬망을 예방하기 위한 사용에 대한 증거는 제한됨(Hatta et al. 2014)

(계속)

약물	시작 · 목표 투여 권장량	유의사항
☐ 수보렉산트 Suvorexant	▪ 시작:10mg qhs ▪ 목표: 10–40mg qhs ▪ 메커니즘: 오럭신 수용체 길항제	• 노인에 대한 효과에 관한 지식이 제한됨 • 벤조디아제핀과 Z–약물과는 달리, 수보렉산트는 경도에서 중등도 폐쇄성 수면무호흡에 대한 효과가 알려져 있지 않음(Sun et al. 2016)
☐ 잘레플론 Zaleplon	▪ 시작: 5mg qhs ▪ 목표: 5–10mg 취침 직전	
☐ 졸피뎀 Zolpidem	▪ 시작: IR 5mg qhs ▪ CR 6.25mg 취침 직전 ▪ 목표: IR 5–10mg qhs ▪ CR: 6.25–12.5mg qhs	• 고위험 신경정신의학적 효과(환각/감각왜곡, 기억상실, 수면보행증, 야식증)가 있기 때문에 여성에게는 저용량 처방함 • 졸피뎀은 나이든 성인들의 부정적 치료약물 사건으로 응급의학과 방문에 가장 흔히 연루되는 향정신병약임(Hampton et al. 2014) • 특히 운전을 하고 있는 환자들의 운동손상을 평가함 • FDA는 암비엔[Ambien](***역자 주.** 졸피뎀의 상품명) CR을 복용하는 환자들의 다음 날 운전에 대해 경고하고 있음(U.S. Food and Drug Administration 2016)

주. bid=매일 2회[twice daily]; CR=통제방출[controlled release]; FDA=미 식품의약국[U.S. Food and Drug Administration]; IR=즉시방출[immediate release]; qd=매일[everyday]; qhs=매일 밤[every night]; tid=매일 3회[three times daily].

[a] 벤조디아제핀과 Z약물은 증가된 낙상과 치매 위험성 때문에 유의해서 사용되어야 한다. 이 약물들은 이상적으로 임종 또는 말기환자 간병의 경우처럼 드문 상황 외에는 단기에 한해 처방되어야 한다.

출처: Bennett et al. (2014); Jacobson (2014); U.S. Food and Drug Administration (2014b, 2016).

부스피론[buspirone]과 제15장 '심리치료적 개입'에서 기술된 심리치료는 나이든 성인들에게 있어서 벤조디아제핀에 대한 보다 안전한 대안이다. 벤조디아제핀 파생물들 역시 나이든 성인들에게 수면제로서 자주 사용된다. Z-약물(예, 졸피뎀[zolpidem], 잘레플론[zaleplon], 조피클론[zopiclone])은 벤조디아제핀과 유사하고, 의존성에 대해 동일한 장기적인 염려를 하게 하는 것들이다. 다른 수용체에 대해 작용하는 치료약물(예, 라멜티온[ramelteon], 멜라토닌 수용체 작용제, 그리고 수보렉산트[suvorexant])인 오렉신[orexin] 수용체 길항제는 나이든 성인들 대상으로 후속연구가 요구된다. 라멜티온은 섬망 방지의 잠재성이 있는 것으로 보인다(Hatta et al. 2014). 저용량(3~6mg)의 독세핀[doxepin] 역시 불면증 치료에 효과가 있는 것으로 인증되어, 나이든 성인들에 유용할 수 있다(Rojas-Fernandez and Chen 2014). 임상가는 수면-각성장애(특히 폐쇄성 수면무호흡)에 대해 환자들을 정밀검사를 하고, 수면위생 가이드라인을 검토하며, 환자들을 불면증 치료를 위한 CBT에 의뢰해야 한다. 〈표 16-7〉에서 우리는 나이든 성인들 사이에서 흔히 사용되는 치료법을 살펴보고, 이들의 사용에 대한 특별한 문제에 대해 논의한다.

나이든 성인들의 치료약물 중단: 다제투여의 전염병 중단

1년 동안 서트랄린에 안정화된 이후, 피터는 치료약물 중단에 관한 주제를 꺼낸다. 그에게 지속성 우울장애가 있고, 적어도 1가지 다른 주요

우울 삽화가 있기 때문에, 당신은 이에 대한 염려를 나타낸다. 그럼에도 그는 자신의 주장을 굽히지 않아, 당신은 3개월 동안 서트랄린 복용량을 1일 37.5mg으로 낮춰 경과가 어떤지를 보기로 동의한다. 2개월 후, 피터는 우울 증상이 약간 악화되었고, PHQ 점수가 10으로 증가되었다고 보고한다. 그는 CBT 촉진회기 참여를 요청해서 약간의 도움을 받는다. 광범위한 논의 끝에 피터는 1일 37.5mg의 서트랄린을 복용하기로 동의한다. 그렇지만 그는 여전히 치료약물 복용을 완전히 중단하는 것이 나을 거라는 뜻을 내비친다. 그는 자신의 우울 증상이 1일 50mg의 서트랄린을 복용할 때 더 잘 통제된다는 사실을 인정하고 있지만, "생활하는데 있어서 치료약물에 덜 의존하는 느낌이 들기 때문에" 치료약물 복용량을 더 낮추는 것이 나을 거라고 주장한다. 그는 우울증에 대한 부수적 치료로서 매일 요가와 걷기를 계속하고 있다.

다제투여polypharmacy는 나이든 성인들의 2/3를 응급의학과 방문으로 이어지게 한다(Budnitz et al. 2011). 이는 양로원 배치, 보다 부실한 기능, 높은 치사율 그리고 높은 입원률로 이어진다(Garfinkel and Mangin 2010). 언제, 어떻게 치료약물을 중단하는지 아는 것은 약물 처방만큼이나 중요한 기술이다.

환자의 향정신성 치료약물의 중단 여부를 결정할 때, 임상가는 다음의 4가지 사항을 고려해야 한다.

1. **향정신제의 위험성이 약물의 혜택보다 더 크다**. 예를 들면, 이는

졸피뎀 처방을 받은 환자가 수면보행증 삽화 동안 낙상해서 거미막밑출혈subarachnoid hemorrhage을 겪게 되는 것과 같은 경우다.

2. **향정신제가 보다 안전한 대안으로 대체될 수 있다**. 이에 대한 예로는 벤조디아제핀이 수면을 위해 멜라토닌melatonin으로 대체될 수 있거나, 항히스타민제antihistaminergic가 수면위생 기법으로 대체될 수 있는 것이다.
3. **향정신제는 그 자체로 몇 가지 혜택을 제공하지만, 그 위험성은 다제투여 장면과 약물-약물 상호작용으로부터 초래되는 부정적 효과는 수용될 수 없다**. 이러한 상황은 흔히 의사소통 와해로 인한 것으로, 다수의 임상가들이 협진 또는 잠재적 약물-약물 상호작용에 대한 인식 없이 동일한 환자에 대해 치료약물을 처방해 줄 때 발생한다. 이에 대한 예로는 정신과 의사가 우울증에 대해 SSRIs를, 신경과 전문의는 신경병성 통증에 대해 TCA를, 그리고 일차 진료 의사가 요통증low back pain에 대해 트라마돌tramadol을 추가하는 경우다. 이러한 각각의 치료약물은 효과적일 수 있지만, 환자에게는 세로토닌 증후군 같은 부정적 효과의 위험성이 증가된다.
4. **부수적인 향정신제는 더 이상 필요로 하지 않는다**. 예를 들면, 양극성장애가 있는 환자는 평소의 발프로산 외에 D_2 길항제 처방이 요구된다. 조증이 관해되고 나면, D_2 길항제를 점진적으로 중단하는 것이 합리적이다.

이러한 각각의 중단 결정에는 다른 전략적 접근이 요구된다.

1. 치료약물의 위험성이 혜택보다 큰 경우, 임상가는 가급적 신속하게 치료약물을 중단해야 한다. 주요 예외는 벤조디아제핀으로, 이러한 치료약물에 의존해 온 환자들에게 있어서 성공적인 벤조디아제핀 감량치료는 도전적일 수 있고, 정신건강 임상가의 개입이 반드시 요구될 수 있다.
2. 치료약물이 보다 안전한 대안으로 대체될 수 있을 때, 임상가는 대안을 제공하는 맥락에서 치료약물 중단 주제를 꺼내야 한다. 대안 형태의 조력을 제공하는 것은 항상 중요하지만, 환자가 벤조디아제핀 같은 치료약물에 대해 신체적 또는 심리적 의존을 발달시켜 왔을 수 있는 경우에는 특히 중요하다.
3. 다제투여 상황에서, 환자에게 치료약물을 처방해 주는 모든 임상가들은 환자의 다양한 치료약물에 관한 대화에 참여해야 한다. 이들은 다제투여 감소에 대한 동의를 구축할 필요가 있다. 환자와 보호자 역시 치료약물의 목적 이해, 임상가에게 부정적 효과에 관한 문제 제기, 그리고 임상가에 대한 상호 의사소통 요구 등 치료약물 관리에 있어서 선도적인 역할을 해야 한다. 이 상황에서는 '쿼터백quarterback'(*역자 주. 미식축구에서 전위와 하프백의 중간 위치에서 뛰면서 공격을 지휘하는 선수)이 있을 필요가 있는데, 보통 일차 진료 의사 또는 노인의학 자문자는 특히 하위전문가 2인이 치료약물의 중단 여부에 대한 의견에 갈등을 빚게 되는 경우, 최종 의사결정자가 될 것이다.

4. 부수적인 향정신제가 더 이상 필요하지 않을 때, 정신건강 임상가로부터 자문을 구하는 것이 보통 도움이 된다. 이는 환자가 다수의 향정신제를 복용하고 있거나, 양극성장애 또는 정신병적 장애 같은 고도 정신질환이 있는 경우에 특히 그렇다. 이상적으로는 통합된 장면 이내에서 일차 진료 의사와 정신건강 임상가들 사이의 협력적 논의는 가장 잘 균형 잡힌 의학적 및 정신건강 혜택을 산출할 가능성이 가장 높다. 이러한 시나리오에서 각각의 투여량 감소 후의 임상적 평가는 얼마나 빨리 치료약물을 감량할 수 있는지에 대한 결정에 도움을 줄 수 있다.

〈표 16-8〉에는 다양한 장애 치료에 관한 고려사항과 치료약물에 대해 기술되어 있다.

다제투여 방지 및 향정신제 투약 중단을 위한 기본 원칙

1. 항상 환자 개개인 또는 보호자와 다른 임상가들로부터 정확한 치료약물 목록을 수집하라(예, 지원거주 또는 전문요양시설).
2. 응급의학과 방문 또는 입원 후, 최신 치료약물 목록과 당신과 접촉하도록 환자와 보호자에게 요청하라.
3. 만일 치료약물로부터의 부정적 효과가 의심된다면, 가능한 한 신속하게 치료약물 투여를 중단 또는 감량하라.
4. 약물 치료법을 단순화하기 위해 치료약물을 중단하는 경우, 아주 서서히 감량하라(수주에서 수개월). 환자들이 저용량 투여로 정신건강 증상이 재발을 경험하기까지는 수주에서 수개월까지 걸릴 수 있다.

표 16-8. 투약 중단

투약	진단 / 장애	일차 또는 안전한 대안	투약 중단 시 유의사항
☐ 우울장애 투약	▪ 주요우울 ▪ 장애, 단일 삽화	◦ 환자가 인지적으로 온전하면 CBT 또는 다른 유형의 우울 초점 심리치료를 고려할 것	• 환자가 다른 동반이환된 정신의학적 장애가 있거나, 이전에 고도 정신건강 증상(예, 자살경향성 또는 정신병), 또는 정신과 입원 또는 전기충격치료가 필수로 요구된다면, 투약 중단에 앞서 정신건강 임상가에게 자문을 받는다. • 이전의 우울증 삽화가 있었던 환자에 대해서는 정신건강 자문을 고려한다.
☐ 양극성 장애 투약	▪ 조증 삽화	◦ CBT, IPSRT, 가족초점심리치료, 심리교육을 고려할 것; 이러한 치료법들은 치료약물과 연계해서 사용되어야 함	• 투약 중단에 앞서 정신건강 자문을 고려한다. • 수개월에서 수년 동안 양극성장애 치료를 서서히 줄여 나간다.
☐ 정신병적 장애 투약	▪ 섬망	◦ 섬망에 대한 비약리적 접근(예, 재교육)	• 보호자에게 입원후 D_2 길항제 투여 중단의 필요성에 대해 알린다. • 일단 섬망이 해소되면, 수일에서 수주 이내에 D_2 길항제 투여를 중단한다.
	▪ 초조 동반 치매	◦ 초조에 대한 일차치료를 위한 비약리적 접근 ◦ 초조(특히 치매에서)에 대해 FDA 인가를 받지 않은 SSRIs, SNRIs 또는 발프로산 사용을 고려할 것	• 경도 사례에 대해서는 비약리적 관리만으로 치료 효과가 있는지 알아보기 위해 중단을 고려하라. • 보다 심각한 초조 사례는 중단에 앞서 정신건강 자문을 통해 혜택을 받을 수 있다.

(계속)

투약	진단 / 장애	일차 또는 안전한 대안	투약중단 시 유의사항
	▪ 정신병적 증상동반 치매(예, 편집증, 망상)	◦ 정신병에 대한 일차 치료를 위한 비약리적 접근(방향수정[redirection], 언질을 주지 않는 공감 반응)	• 경도 사례에 대해서는 비약리적 관리만으로 치료 효과가 있는지 알아보기 위해 중단을 고려하라. • 보다 심각한 초조 사례는 중단에 앞서 정신건강 자문을 통해 혜택을 받을 수 있다.
	▪ 최소 수개월간지속된 조현병	◦ 환자가 인지적으로 온전하면 정신병에 대한 CBT를 고려하지만, CBT는 조현병 치료를 위한 치료약물과 함께 사용될 필요가 있음	• 투여량 감소 시도 전에 정신건강 임상가에게 자문을 받는다. • 투여량이 노인의 것보다 높다면, 매우 안정된 환자들에게는 감소가 고려되어야 한다.
☐ 불안 및 수면-각성 장애 투약	▪ 우울 및 ▪ 불안장애	◦ CBT 및/또는 항우울제(예, SSRIs 또는 SNRIs)를 고려할 것	• 감량 전에 벤조디아제핀의 위험성에 관한 심리교육을 제공한다. • 벤조디아제핀 감량 전에 환자들에게 이완과 대처기술을 가르친다. • 감량 시작 시 서서히 시행하고 금단증상 가능성이 있는 경우, 끝부분에 매우 서서히 진행한다. • 복잡한 환자들에 대해 정신건강 자문을 고려한다. • 환자들에게 교육용 유인물을 제공한다. • 비약리적 접근과 함께 개별적으로 재단된 환자 편지를 제공한다.

주. CBT=인지행동치료[Cognitive Behavioral Therapy]; D_2=도파민 제2유형[dopamine type 2]; IPSRT=대인관계 사회적 리듬치료[interpersonal social rhythm therapy]; SNRI=세로토닌-노어에피네프린 재흡수 억제제[serotonin-norepinephrine reuptake inhibitor]; SSRI=선택적 세로토닌 재흡수 억제제[selective serotonin reuptake inhibitor].

출처: American Geriatrics Society Expert Panel on Postoperative Delirium in Older Adults (2015); Jacobson (2014); Tannenbaum et al. (2014).

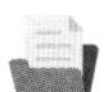

부정적 치료약물 효과 기록

나이든 성인들은 정신장애 치료를 위해 처방된 치료약물로부터 부정적 효과를 경험할 수 있다. 이러한 정보를 진료기록에 기록하는 방법에 관한 지침은 DSM-5의 '치료약물로 유발된 운동장애와 치료약물의 다른 부정적 효과' 절(American Psychiatric Association 2013, pp.

표 12-2. 부정적 치료약물 효과에 대한 ICD-10-CM 부호

ICD-10-CM 부호	장애, 상태 또는 문제
☐G21.11	▪ 신경이완제로 유발된 파킨슨증
☐G21.19	▪ 기타 치료약물로 유발된 파킨슨증
☐G21.0	▪ 신경이완제 악성증후군
☐G24.02	▪ 치료약물로 유발된 급성 근육긴장이상
☐G25.71	▪ 치료약물로 유발된 급성 좌불안석
☐G24.01	▪ 지연성 운동이상증
☐G24.09	▪ 지연성 근육긴장이상
☐G25.71	▪ 지연성 좌불안석
☐G25.1	▪ 치료약물로 유발된 자세떨림
☐G25.79	▪ 기타 치료약물로 유발된 운동장애
☐T43.205A	▪ 항우울제 중단 증후군: 초기 대면
☐T43.205D	▪ 항우울제 중단 증후군: 후속 대면
☐T43.205S	▪ 항우울제 중단 증후군: 후유증
☐T50.905A	▪ 치료약물의 기타 부작용: 초기 대면
☐T50.905D	▪ 치료약물의 기타 부작용: 후속 대면
☐T50.905S	▪ 치료약물의 기타 부작용: 후유증

출처: American Psychiatric Association (2013).

779–785)에 마련되어 있다. 우리는 당신이 임상적 주의의 초점이거나 환자의 정신장애의 진단, 경과, 예후 또는 치료에 달리 영향을 줄 수 있는 운동장애 또는 다른 부정적인 치료약물 효과를 기록할 수 있도록 DSM–5에서 요약한 목록을 〈표 16–9〉에 포함시켜 놓았다. 표에 수록된 상태는 현재 방문 사유 또는 검사, 절 또는 치료의 필요성을 설명하는 데 도움이 된다면 부호화될 수 있다. 이 목록의 상태와 문제들은 현재 방문과의 관련성과 상관없이 환자의 돌봄에 영향을 미칠 수 있는 유용한 정보로서 진료기록에 유용한 정보로 포함될 수 있다.

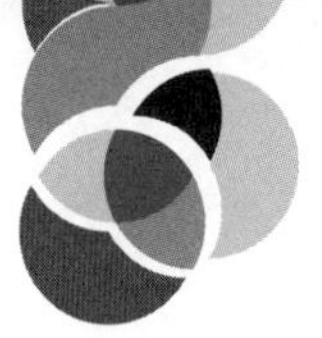

제17장
뇌 자극 치료

나이든 환자가 다른 개입에 반응하지 않을 때, 직접적인 전기의 적용을 통해 또는 자기magnets로 전류를 생성시킴으로써 전기로 뇌를 자극하는 치료법을 고려해야 한다. 가장 흔히 사용되는 뇌 자극 개입인 전기충격치료electroconvulsive therapy(ECT)는 나이든 환자들에게 놀랄 만한 혜택을 줄 수 있다. 그러나 ECT는 지역사회 장면에서는 잘 활용되지 않는다. 치료를 둘러싼 낙인, 그리고 특수 훈련과 장비, 면밀하고 빈번한 평가, 그리고 절차를 위해 오고가는 교통편을 포함한 추가 자원이 필수로 요구되기 때문이다. 현재 이러한 장벽이 ECT와 정신건강 전문 장면의 외부에서 제공되는 관련 치료를 가로막고 있지만, 이러한 치료법들이 노인 정신의학에 극히 중요하다는 점에서 임상가라면 누구나 이러한 치료법의 혜택과 위험성에 대해 알고 있을 필요가 있다. 뇌 자극 개입 분야는 보다 새로운 기법으로서의 중요성이 급격히 상승하고 있고, 보다 편리한 기법들이 만들어지고 있다.

전기충격치료

지그프리드Siegfried(남, 89세)는 2명의 손주들에 의해 당신의 클리닉에 이끌려 온다. 이들은 지난 수개월 동안 지그프리트의 경구 섭취가 현저하게 감소되어 왔고, 온종일 침대에 누워 지내는 것을 염려하고 있다. 그는 가족과 취미에 대한 흥미를 잃어 왔다. 그는 불쾌한 듯이 보이고, 천천히 말을 한다. 지그프리드는 자신이 위암에 걸려 발생하는 것으로 믿고 있는 복통 때문에 덜 먹고 있다고 해명한다. 그렇지만 그의 복통에 대한 의학적 정밀검사는 음성으로 나왔다. 당신은 그의 혈압을 확인한 결과, 그가 기립성orthostatic이라는 사실을 알게 된다. 당신은 그를 의료병동에 입원시키고, 그의 거의 확실한 정신병적 양상 동반 주요우울장애 치료를 위해 ECT에 대한 정신의학적 자문을 요청한다.

ECT는 정신의학에서 가장 오래되고 가장 효과적인 치료법이다. 이는 주로 주요우울장애 치료에 사용되지만, 다른 장애에는 조증과 파킨슨병이 포함된다(Cumper et al. 2014; Medda et al. 2014). ECT는 환자의 두피에 전극을 부착하고, 이 전극을 통해 전달되는 전기 자극으로 전반적인 강직성 간대성 발작tonic-clonic seizure을 유도함으로써 작동된다. 이러한 전극의 배치는 치료효과의 극대화와 인지에 대한 부정적 효과의 최소화 사이에서 균형 유지가 필수로 요구된다. 일반적으로 펄스 폭pulse widths이 짧은 전류가 사용되는데, 그 이유는 이러한 전류가 치료적 효능에 현저한 영향을 주지 않는 상태에서 인지 손상을 초래할 가능성이 적기 때문이다. ECT에서 가장 흔한 접근의 하나는 우측 편측성 초단파 펄스로, 이는 치료적 효능을 극대화하는 한편, 부정적인 인지적 효과를 최소화한다(Mankad et al. 2010). 어떤 유형의 ECT를 실시하던 간에, 환자들은 마취되어 유도된 발작에 따른 부상을 피하기 위해 근육이완제가 주입된다(Adachi et al. 2006).

ECT는 나이든 성인들에게 있어서 다루기 힘든 우울증 또는 정신병을 동반한 주요우울장애 치료로부터 겪는 고통 완화에 도움을 주기 위한 신속한 개입이 될 수 있지만, 많은 환자들은 이 치료를 추구하지 않는다. 왜냐하면 ECT 임상가의 부족(특히 시골 및 서비스가 충분하지 않은 지역)과 치료에 오고가는 교통편을 정기적으로 제공(매주 3회 이상)할 보호자를 찾기가 어려울 수 있기 때문이다. 다른 요인은 ECT 절차가 여전히 개발되고 있는 중에도 '충격치료[shock therapy]'라는 대중매체의 묘사에 기반을 두고 있는 ECT에 대한 부정적인 인식이다. 만일 일차 진료 의사 또는 정신건강 임상가들이 환자들을 ECT 평가에 의뢰한다면, 환자들에게 오늘날의 ECT는 안전하고 마취상태에서 시행되는 고도로 표준화된 절차라는 점을 설명해 주어야 한다. 임상가는 또한 환자들에게 ECT가 특히 향정신성 치료약물과 심리치료에 반응하지 않는 환자들에게 매우 효과적이라는 사실을 알려 주어야 한다(Lisanby 2007). 나이든 성인은 젊은 성인들에 비해 다루기 힘든 우울증 치료를 받아야 할 가능성이 더 높기 때문에 특히 ECT로부터 혜택을 받을 수 있다(Riva-Posse et al. 2013).

그러나 ECT는 몇 가지 현저한 부정적 효과가 있다. 가장 심각한 것은 심부정맥cardiac arrhythmias과 기타 심혈관계의 합병증이다. 나이든 성인들 또는 기존의 심장병이 있는 환자들의 심장 청정cardiac clearance은 이러한 합병증 예방에 중요하다. 보통 50세 이상의 환자들은 기초선 심전도검사electrocardiogram를 받는 것이 권장된다(Sundsted et al. 2014). 심장병 전문의의 적절한 자문과 마취전문의에 의한 관리로, 심장병이 있는 대부분의 환자들은 여전히 ECT를 받을 수 있다. 전체 심장 합병증 발생률은 0.9%다(Sundsted et al. 2014). 이러한 심장 합병증의 대부분은 부정맥arrhythmias으로 인한 것이다.

ECT 후의 인지 손상은 잘 알려진 부작용이지만, 대규모 유병률 연구가 실시된 적은 없다(Verwijk et al. 2012). 인지 손상은 환자의 50% 정도에게까지 영향을 줄 수 있는 것으로 추산되지만, 기억상실은 이전보다 덜 자주 나타나는 문제다. 현재 많은 임상가들이 양측 ECT로 시작하는 대신, 인지적 부작용을 최소화하기 위해 절차를 짧은 펄스 편측 또는 초단파 펄스 ECT를 사용하는 것으로 변경했기 때문이다(Verwijk et al. 2012). ECT와 연관된 인지 손상의 유형은 선행성 및 역행성 기억상실이다. 일반적으로, 선행성 기억상실anterograde amnesia은 1개월 이내로 해소되는 반면, 역행성 기억상실retrograde amnesia은 해소에 더 많은 시간이 걸리는데, 특히 지속적인 ECT 치료를 받는 환자들의 경우에는 완전히 해소되지 않을 수 있다(Lisanby 2007; McClintock et al. 2014; Semkovska and McLoughlin 2010). 일부 환자들의 우울 증상은 편측성 ECT에 반응하지 않을 수 있고, 양측성 ECT가 필수로 요구될 수도 있다. 이러한 환자들은 매우 높은 인지 손상 위험성에 노출된다. ECT의 다른 부작용은 발작후의 섬망으로, 환자들의 약 12%에서 발생한다(Fink 1993). 섬망 삽화는 보통 초기 치료로 발생하고, 한 시간 이내에 자가 해소된다.

지그프리드는 정맥주사를 맞고 있고, ECT에 대한 반응 여부를 확인하기 위해 ECT를 10회기 받아보는 데 동의한다. 4회기가 지나면서, 지그프리드는 충분히 마시고 있어서 더 이상 정맥주사가 필요하지 않게 된다. 10회기가 되면서, 자신에게 위암이 있어서 먹을 수 없다는 망상은 현저하게 약화되고, 고형음식 섭취가 현저하게 개선된다. 지그프리드는 입원환자 정신의학과로 옮겨져서, 주당 3회 제공되는 ECT 코스를 계속해도 될 정도로 의학적으로 안정적인 상태다.

지그프리드가 1개월 동안 ECT를 받은 후, 그와 그의 손주들은 그가 유지 ECT를 받아야 한다는 권고에 동의한다. 수개월 이상의 시간이 흐른 뒤, 유지 ECT가 점차 감량되고, 지그프리드는 자신의 우울 증상을 상당히 잘 통제하는 상태를 유지하고 있다.

경두개 자기자극

경두개 자기자극Transcranial magnetic stimulation(TMS)은 뇌자극치료의 또 다른 유형이다. 이는 강력하면서도 짧은 자기장을 사용하여 정지 전위resting potentials를 지닌 뉴런 내에 전류를 발생시키지만, 두개골의 나머지 부분과 연조직 내에는 전류가 발생하지 않는다. ECT와는 달리, TMS는 전극 또는 진정 작용이 요구되지 않는다. 2008년, 미 식품의약국(FDA)은 뉴로스타 TMS 치료 NeuroStar TMS Treatment 를 주요우울장애 치료를 위한 시스템으로 승인했다(Derstine et al. 2010). 몇몇 연구들은 단일요법으로서 TMS의 효능을 입증했고, 대부분의 FDA가 승인한 우울장애 치료법들처럼 적어도 유사한 효능이 있다는 사실을 보여 주었다(George 2010; Janicak et al. 2010; O'Reardon et al. 2007). TMS가 조현병, 강박장애(OCD), 그리고 외상후 스트레스장애 같은 다른 정신의학적 장애에서도 사용할 수 있는지를 결정짓기 위한 연구들이 진행 중이다.

뇌심부 자극

아니타 Anita (여, 63세)는 난치성 OCD와 잘 통제되고 있는 고혈압이 있다. 그녀는 과도한 손 씻기와 매일 적어도 한 시간 동안 외출하기 전에 문이 잘 잠겨 있는지 확인하는 행동이 포함된 강박행동의 악화를 호소하고 있다. 그녀는 공공장소에서의 세균 오염을 두려워해서 하루의 대부분 시간을 집안에서 보내고 있다. 아니타는 이미 각각 3~6개월 동안 서트랄린, 플루옥세틴, 그리고 파록세틴으로 치료를 받아 오고 있다. 그녀는 또한 각각 2개월 동안 클로미프라민, 클로나제팜, 그리고 쿠에티아핀으로 짧게 치료를 받아 온 적이 있는데, 예일-브라운 강박척도 Yale-

> Brown Obsessive Compulsive Scale(Y-BOCS) 점수상으로는 오직 경미한 개선이 있는 것으로 나타난다. 2년 전, 아니타는 6개월 동안 거주치료센터에서 보냈는데, 그곳에서 그녀는 집중적인 인지행동치료와 노출 및 반응예방에 참여했다. 당신은 난치성 OCD를 다루기 위한 뇌심부 자극deep brain stimulation(DBS)를 위해 그녀를 전문적인 정신과 의사에게 의뢰하기로 결정한다.
>
> 자문을 맡은 정신과 의사는 아니타가 난치성 OCD가 있다는 결론을 내리는 한편, 그녀의 증상 완화에 도움을 주고자 DBS를 고려해 볼 것을 권장한다. 아니타는 감염과 출혈을 포함한 수술의 주요 위험성에 대해 설명을 들은 후 절차에 동의한다. 그녀의 Y-BOCS 점수는 DBS 이전의 38에서 DBS 실시 후에는 15로 떨어진다.

DBS는 본래 떨림, 근육긴장이상, 그리고 특히 파킨슨병을 포함한 운동 증상 치료를 위해 개발되었다(Fasano and Lozano 2015; Okun 2014). 절차는 시상thalamus, 시상하부 핵subthalamic nucleus, 또는 담창구globus pallidus 같은 표적 영역에 전극을 꽂는 것으로 구성된다. 절연선('연장선'으로 알려짐)은 피부, 머리, 목, 그리고 어깨를 통과하여 쇄골 또는 가슴 아래 부위의 피부 아래에 주입된 배터리로 작동되는 전극에 연결된다. 일반적으로, DBS는 내성 좋은 절차로, 주요 수술 후 합병증은 감염(환자의 1.7%)과 출혈(5%)이다(Fenoy and Simpson 2014; Hariz 2002). 시상하부 핵 DBS 역시 신경정신의학적 효과가 있을 수 있다. 가능성 있는 급성 효과로는 다행감euphoria, 탈억제disinhibition, 과잉행동, 경조증, 조증, 그리고 충동적 행동(예, 성욕과다증, 도벽광, 간헐적 폭발행동)이 있다. 실시 후, DBS는 주파수가 각각의 환자에게 맞추어진 지속적인 자극을 제공하는데, 만성 효과에는 우울증 악화(DBS 완료 후 도파민 작동을 유발하는 약물의 금단으로 혼동될 수 있음), 무감동, 불안 개선, 그리고 언어적 유창성과 집행기능 악화(수술로 인한 것일 가능성이 높음)가 포함된다(Castrioto et al. 2014).

DBS는 고도 OCD에 대해서는 인도주의적 장치 면제humanitarian device exemption를 받았고, 난치성 우울증부터 섭식장애에 이르기까지의 광범위한 정신의학적 장애에 대해 연구되고 있다. 그러나 OCD에 대한 DBS의 사용은 노인 인구에게 있어서는 구체적으로 입증된 바 없다.

기타 뇌자극 개입 유형

기타 뇌 자극 개입 유형들은 여전히 개발 단계에 있거나, 조심스럽게 선정된 인구에 한해서 승인을 받았다. 미주신경자극vagal nerve stimulus(VNS)은 전기자극이 뇌의 표적 영역 대신, 미주신경을 자극한다는 사실 외에는 DBS와 유사하다. 미주신경(뇌신경cranial nerve X로 알려짐)은 신체 전반에 걸쳐 다양한 기관으로부터의 입력과 출력을 수신한다. VNS는 본래 부분 발병 뇌전증 치료를 위해 개발되어, 2005년 난치성 우울증 치료법으로 FDA의 승인을 받았다. 그러나 승인을 받았음에도 불구하고, FDA의 승인을 받기 위해 제출된 증거의 신빙성에 대한 의문이 제기되었기 때문에 우울증에 대해서는 드물게 사용되고 있다 (O'Reardon et al. 2006).

획기적인 뇌 자극 기법임에도 불구하고, 많은 질문에 대한 답을 얻기 위해서는 여전히 대규모 임상연구 시도들이 요구된다. 좀 더 구체적으로 말하면, 이러한 치료법들의 장기적인 안전성, 위험성, 그리고 효능은 무엇인가? 다른 치료법들은 여전히 다른 어떤 뇌 자극 개입 방법에 비해 가장 뛰어난 증거 기반을 가지고 있는 ECT와 견줄 만한가? 뇌 자극 치료는 단독으로 사용될 수 있는가? 아니면 이러한 치료법들은 정신약리학적 및/또는 심리치료와 연계하는 것이 더 효과적인가? 우리는 후속적인 혁신과 증거를 기다리고 있다.

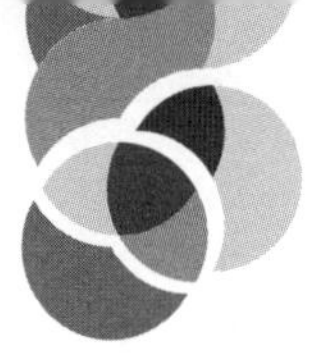

제18장 정신건강 치료계획

치료계획treatment plans은 현대 건강 돌봄의 많은 잡일 중 하나인 규정의 필수요건으로 이해되거나, 환자의 생활을 변화시키는 방안으로 이해될 수 있다. 의학적 개입의 목표는 개인으로 하여금 혼자 힘으로 할 수 없는 치료적 변화를 성취하도록 돕는 것으로, 치료계획은 개인이 변화를 필요로 하는 것, 누가 그를 도울 것인지, 그리고 어떻게 그가 변화를 성취할 것인지를 구체화하기 위한 의도가 있다. 합리적인 치료계획에는 문제 목록, 측정 가능한 목표 목록, 그리고 목표를 어떻게 성취할 것인지에 대한 방안이 포함될 것이다.

물론 현실은 치료계획의 관리가 방침에 따르고, 허드렛일을 수행하는 것과 같다. 정부 기관과 제3자 지불인의 정신건강 돌봄 규정의 필수요건에 의하면, 흔히 정신건강 치료계획은 고유의 형식에 따라 작성할 것을 요구하고 있다. 이러한 현실을 고려할 때, 우리는 당신의 임상 장면에 특이적인 치료계획을 확인해서 허드렛일의 측면을 완수하지만, 방침처럼 이 계획을 보완할 것을 권한다. 이 장에서 우리는 치료계획의 방안 측면에 보편적인 3가지 일반 원리(① 문제 목록, ② 환자와 보호자의 목표, ③ 최선의 실천)에 대해 논의한다. 이는 치료계획의 무엇을, 누가, 그리고 어떻게에 관한 것이다.

문제 목록

정신적 고통을 겪고 있는 개인을 평가할 때, 당신의 목표는 치료동맹을 구축하는 것이어야 하지만, 평가의 구체적인 결과는 진단이다. 이 진단은 치료계획의 토대다.

DSM의 이전 버전에서 진단은 다축multiaxial(또는 5개 축) 체계로 기술되었다. 임상가들은 진단을 5개 구성요소(① 정신질환, ② 성격장애, ③ 일반적인 의학적 상태, ④ 심리사회적 문제, ⑤ 전반적 기능)로 구분했다. 좋게 말하면, 다축체계는 임상가들이 다수의 관점, 즉 정신질환에 대한 생물학적 설명, 성격에 대한 심리학적 설명, 신체질환에 대한 메커니즘적 설명, 심리사회적 요인의 주제별 목록, 그리고 표준화된 기능 평가로부터 개인의 고통을 이해하도록 장려했다. 나쁘게 말하면, 다축체계는 마음과 신체 사이의 분리를 강화했고, 성격장애가 경멸적인 낙인으로 사용되도록 했으며, 심리사회적 기능에 대한 일관성이 없는 설명을 포함시켰고, 범주, 목록, 평가를 함께 뒤섞어 놓았다. 이는 지저분한 방안이 되어 버렸다.

DSM－5(American Psychiatric Association 2013)의 저자들은 다축체계를 문제 목록으로 재편했다. 문제 목록은 이미 의학 전반에 걸쳐 사용되고 있기 때문에 의사들에게는 익숙하다. 그러나 비의사들은 문제 목록에 대한 짧은 소개로부터 혜택을 받을 수 있다. 간단히 말하면, 문제 목록은 현재 대면이 이루어지는 동안 다루어질 문제의 포괄적 · 위계적 목록이다.

의사소통의 혜택을 얻기 위해서는 목록에 있는 문항들이 표준화되어야 한다. 정신적 고통과 정신질환의 설명에는 많은 방식이 있다. 각 임상가는 기능이상 신경회로, 외상성 경험, 또는 부적응적 성격특질에 초점을 맞출 수 있다. 이러한 임상가들이 서로 소통하고 싶을 때, 이들에게는 표준 목록이 필요하다. 우리가 선호하는 표준 목록은 DSM－5다. DSM－5는 현대 정신의학의 합의된 진단체계로, 타당도가 높은 진단체계를 기다리는 동안 정신건강 임상가들이 함께 작업하기 위한 우리의 도구이기 때문이다.

우리가 개선된 타당도를 갖춘 진단체계를 기다리고 있음을 상기시키는 것은 DSM－5 면담에 의해 생성되는 진단이 질병disease 또는 질환illness보다는 장애disorder로 불린다는 것이다. 의사들은 보통 신체 기관과 체계의 구조와 기능에 있어서의 병리적 비정상성으로 기술될 수 있는 **질병**의 측면에서 생각한다. 환자들은 보통 **질환**, 즉 이들의 병리적 비정상성 또는 아픈 경험을 호소한다. 멀리서 보면, 질병과 질환은 환자와 의사의 다른 관점에서 볼 때 동일한 경험으로 보일 수 있다. 그러나 질병과 질환은 인류학자들이 반복적으로 기록으로 남겨 왔던 것처럼, 단지 다른 관점이 아니라 흔히 일치하지 않는 경험이다(Estroff and Henderson, 2005).

장애disorders는 질병과 질환 사이에 난 일종의 중간 경로다. **장애**라는 용어는 정신적 고통에서 생물학적, 사회적, 문화적, 심리적 요인의 복잡한 상호작용을 인정하고 있다. 개략적으로 말하면, 장애는 단순히 신체적 또는 심리적 기능의 장해disturbance를 가리킨다. 정신적 고통을 기술하기 위해 장애라는 용어를 사용하는 것은 정신적 고통이 어떻게 개인의 기능을 손상시키고, 정신적 고통을 초래하는 사건들의 복잡한 상호작용을 암시하며, 정신적 고통의 원인에 관한 우리의 지식의 한계를 암묵적으로 인정하는 것이다(Kendler 2012). 이 분야의 임상가들은 아직 보다 명확할 정도로 알지 못한다. 우리는 우리의 진단체계에 수록된 **장애**의 지속적인 사용을 겸손과 후속연구에 박차를 가할 기회로뿐 아니라, 함께 의사소통을 위한 방법으로 받아들인다.

DSM-5가 공통어로 작동될 수 있게 하려면, 임상가는 특정 진단의 양상에 대해 동의할 필요가 있다. 표준화는 구체성 없이는 작동되지 않는다. '지방 1인분a serving of fat'을 요리 재료로 수록한 요리법을 상상해 보라. 이 요리법을 실행하려는 사람은 혼란스러울 것이다. 이 요리법의 저자는 베이컨에서 흘러나온 기름 한 스푼 또는 코코넛 오일 반 컵을 의미했을까? 이 각각은 가능성이 있지만, 서로 다른 요리로 이어질 수 있다. 즉, 이러한 요리법은 접시에서 공용 지침보다는 개인적인 영감에 더 가깝다. 마찬가지로, 임상가는 개인을 '명시되지 않는 정신장애'가 있는 것으로 특징짓는 것은 환자의 질환의 명확한 특성을 다른 임상가들에게 부적절하게 소통하는 것임을 인식해야 한다.

우리는 임상가들에게 환자에게 해당하는 가장 구체적인 진단을 택할 것을 권한다. 만일 당신이 한 나이든 여성이 우울증이라고 생각한다면, 그녀의 우울증이 1가지 주요우울 삽화로 이루어져 있는지의 여부뿐 아니라 이 삽화가 단일 또는 재발성 삽화인지, 정신병적 양상이 있는지 없는지, 그리고 이 삽화가 경도, 중등도, 또는 고도인지의 여부를 결정하라. 이러한 수준의 구체성은 다른 임상가들과의 의사소통과 이들의 치료에 대한 정보를 제공할 수 있게 한다. 예를 들면, 우리는 경도의 첫 우울증 삽화가 있는 성인이 정신병적 양상이 있는 고도의 재발성 우울증 삽화가 있는 성인과 다르게 치료될 것이라는 사실을 인식하고 있지만, 우리는 비특이성nonspecific 정신장애로 진단된 성인에 대해서는 어떻게 진행할 것인지에 대한 결정에 어려움을 겪게 될 것이다. 구체적인 장애를 명시하는 것은 환자의 다른 임상가들과의 소통뿐 아니라, 환자의 구체적인 질환에 대한 당신의 진단 능력과 이해한 것에 대해 환자와 보호자들과의 소통을 향상시킨다. 진단 그 자체는 환자의 고통에 대한 반응이다. 왜냐하면 표면적으로는 이름을 붙일 수 없는 대상에 구체적인 이름을 붙이는 것은 유익하기 때문이다. (진단 역시 보다 구체적인 진단에 대해 더 잘 변제해 주는 규제기관regulators과 제3자 지불인들third-party payers과의 소통을 향상시킨다.)

그러나 구체적인 진단이 부적절할 때가 있다. 비특이적이거나 추가 정보가 필요한 경우, 항상 잠정적 진단이 구체적이고 부정확한 진단보다 더 선호된다. 목표는 결국 가장 가능성 있는 특정 진단에 도달하는 것이다. 한 개인의 진단이 수년 동안 부실하게 특징지어진 상태로 남아 있는 진료기록을 검토하는 것은 지양되어야 한다.

당신은 진단의 구체성이 다소 부족하더라도, 포괄적인 진단을 내릴 수 있다. 여기에는 현재 개인의 기능 능력을 감소시키고 있는 제반 문제—정신장애, 일반적인 의학적 상태, 그리고 심리사회적 문제들이 포함되어야 한다. 당신이 지금까지 알고 있는 바와 같이, DSM-5 제2편에 기술된 것처럼, 우리는 정신의학적 치료로부터의 부정적 효과를 포함한 정신장애를 기술하기 위해 DSM-5를 사용한다. 당신 역시 현재 개인의 기능에 영향을 주는 일반적인 의학적 상태를 기술할 필요가 있다. 당신은 잘 치유되는 부상을 수록할 필요는 없다. 개인의 건강에 영향을 미치는 심리사회적 문제를 기술하기 위해 우리는 표준화된 ICD-10 부호 목록의 사용을 선호한다. 가장 관련성 있는 Z 부호들의 일부는 제12장 '평가척도와 대안적 진단체계'에서 찾을 수 있지만, Z00~Z99로 표기된 Z부호의 완전한 목록은 CD-10의 '건강상태에 영향을 주는 요인과 건강서비스와의 접촉Factors Influencing Health Status and Contact With Health Services'이라는 장에서 찾을 수 있는데, 온라인 사이트(http://www.cms.gov/Medicare/coding/ICD10/2016-ICD-10-CM-and-GEMs.html)에서 확인할 수 있다.

끝으로, 환자의 정신장애, 일반적인 의학적 상태, 그리고 심리사회적 문제는 위계적으로 정리되어야 한다. 특정 시간에 당신의 치료의 초점인 이러한 문제들부터 목록에 기록되어야 한다. 예를 들면, 나이든 성인은 고혈압이 있을 수 있지만, 당신이 의도적 과다복용에 따른 주요우울장애 삽화에 대해 치료하고 있다면, 그의 첫 2가지 문제는 주요우울장애와 자살시도가 된다. 만일 당신이 2개월 후 그를 다시 평가해서 약물 과다복용과 우울 증상으로부터 회복되었다면, 그의 우울증 삽화와 자살시도는 문제 목록의 아래로 내려가게 될 것이다. 잘 배열된 문제 목록은 당신의 기록을 검토하는 모든 사람에게 당신의 치료의 초점을 의사소통하게 된다.

환자와 보호자의 목표

당신은 환자와 보호자들과의 대화를 통해 치료목표를 세우게 된다. 때로 임상가들은 임상적 대화가 종결되는 시기에 목표에 대해 질문하기도 한다. 우리는 시작부터 목표에 관해 질문을 하고, 대화 시간 내내 이에 대해 다루는 것을 선호한다. 목표에 관한 질문은 당신과 환자가 그의 안녕을 개선하기 위한 상호 약속인 치료동맹 구축을 위한 또 다른 방법이다. 환자가 치료목표를 확인하고, 당신이 목표 추구에 있어서 그를 지지할 때, 당신과 환자는 동맹을 구축하게 된다. 대면 초기에 이러한 일을 행함으로써, 당신은 환자가 제공하는 정보의 양과 신뢰도를 변함없이 증가시키게 된다. 더 나아가, 당신은 환자의 변화 욕구에 대한 동기부여를 돕게 된다. 우리는 흔히 매우 직접적으로 "당신의 치료목표는 무엇인가요?"라고 질문한다. 그런 다음, 면담이 진행되면서, 우리는 "당신이 염려하는 것으로 들리네요. 이것을 치료목표로 다뤄야 할까요?" 같은 말을 함으로써 추가 목표를 확인한다. 치료목표에 관한 질문을 계속함으로써, 당신은 치료의 초점을 명료화하는 한편, 당신과 환자와의 동맹을 더욱 공고히 하게 된다.

자주 치료목표에 관한 질문을 해 온 대화를 마칠 무렵이 되면, 보통 가장 긴급한 치료목표를 요약한다. 우리는 흔히 "우리는 가장 중요한 치료목표를 확인한 것으로 들리지만, 확인하고 싶네요. 우리가 올바른 목표를 확인했나요?"라는 말을 함으로써 이 작업을 수행한다. 이러한 종류의 대화는 당신의 치료목표가 환자의 욕구를 반영할 것임을 확실히 하게 되어, 보통 치료목표 추구에 대한 그의 관심을 높이게 된다. 가능하고 적절할 때, 당신은 환자의 말을 사용하여 치료목표를 진술해야 한다.

정신적 고통을 겪는 나이든 성인들과의 작업이라는 도전의 일부는 환자와 보호자들을 공통 목표 추구에 끌어들이는 것이다. 환자들과 함께, 우리는 대면 초기에 목표를 확인하는 것을 선호한다. 보호자들과 함께, 우리는 치료목표에 관해 질문하기 전에 보호자와 환자 사이의 관계를 이해하는 것을 좋아한다. 다른 보호자들은 다른 방식으로 환자에게 투자될 것이다. 환자와 보호자의 관계—배우자, 형제자매, 아동, 이웃, 종교 지도자, 보호자, 또는 가정 건강 보조원으로서—는 보호자가 확인하는 치료목표와 그의 목표 성취 능력에 영향을 준다. 보호자의 치료목표를 요청할 때, 당신은 그 보호자가 어떻게, 왜 개인의 삶에 개입하게 되었는지에 대해 알 필요가 있다.

환자, 보호자, 그리고 임상가가 치료목표에 동의하게 되면, 이는 임상가가 목표추구 장면을 고려하는 데 도움이 된다. 만일 당신이 상호 확인한 문제가 대부분 가정에서 발생한다면, 목표는 가정에 초점을 맞추어야 한다. 만일 문제가 대부분 양로원 같은 시설에서 발생한다면, 당신의 목표는 시설의 직원들과 다른 내담자들을 참여시킬 필요가 있다. 만일 당신이 일차 진료 클리닉에서 환자를 보고 있다면, 치료목표에는 대처기술 습득, 새로운 습관 개발, 또는 정신건강 임상가와의 돌봄 설정이 포함될 수 있다. 만일 당신이 환자를 병원에서 보고 있다면, 치료목표는 보통 자살경향성 감소 또는 기분 개선 같은 위급한 문제를 다루는 것이 될 것이다.

잘 고안된 치료목표는 임상가와 환자가 성취감을 느끼는 데 도움을 줄 수 있다. 현실적이고 성취 가능한 목표 설정에는 환자와 보호자가 이러한 목표를 가치 있게 여기고, 목표 성취를 위해 당신과 작업하게 하는 책임 있는 실행이 필수로 요구된다. 임상가는 또한 주어진 시간 동안 성취될 수 있는 것에 대한 현실적인 기대 설정에 중요한 환자의 연령, 기능 능력, 그리고 신체적 · 심리적 특징을 고려해야 한다. 또한 당신이 환자들과 설정한 치료목표는 측정 가능해서, 환자가 당신이 동의한 목표를 성취하고 있는지 알 수 있어야 하고, 목표가 완수될 기간이 포함되어 있어야 한다. 예를 들면, 당신의 환자들에게 "좀 더 신체적으로 활동적이어야 합니다."라고 말하는 대신, 당신은 지정된 시간 동안 구체적이고, 개인적이며, 측정 가능한 목표

(예, "다음 3개월 동안 하루에 3회씩 10분 동안 당신의 반려견을 산책시키세요.")를 설정하고 나서, 이들에게 매일 저널을 쓰게 해서 성공한 것을 기록하게 해야 한다.

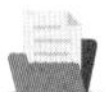 최선의 실행

의학적 문헌들은 환자를 위해 성취 가능하고 측정 가능한 목표 결정에 도움을 줄 수 있다. 치료계획은 안내해 주는 다수의 좋은 교재들(예, Reichenberg and Seligman 2016)이 있지만, 구체적으로 나이든 성인들을 위한 정신질환 치료계획을 위한 자원은 거의 없다. 임상적 실

표 18-1. 나이든 성인을 위한 치료계획 단계

1. 환자의 초기 치료목표를 확인하라.
2. 환자와의 치료동맹을 발달시켜라.
3. 보호자와 환자의 관계를 명료화하라.
4. 환자에 대한 가장 분명한 DSM-5 진단을 내려라.
5. 위계적인 현재의 문제 목록을 적어라.
6. 치료목표를 위한 문제 목록을 재작성하라.
7. 이용 가능한 증거를 기반으로 측정 · 성취 가능한 목표를 확인하라.
8. 환자의 문화적 배경과 활용 가능한 자원을 고려하여 치료전략을 고안하라.
9. 환자에 대한 치료팀원에게 각 목표에 대한 책임을 할당하라.
10. 각 목표를 향한 진척 상황을 모니터하라.
11. 환자의 상황 변화에 따라 목표를 수정하라.

천 가이드라인은 흔히 치료계획에 관한 정보를 제공해 준다. 미국정신의학회에서는 일련의 임상적 실천 가이드라인을 제공하고 있는데, 이는 http://psychiatryonline.org/guidelines에서 찾을 수 있다. 그러나 이러한 것들은 나이든 성인들이 아니라, 모두 성인 환자들에 대한 치료를 위해 고안된 것들이다. 나이든 성인들에 대한 당신의 치료계획을 안내하기 위해 우리는 〈표 18-1〉에서 치료계획을 위한 몇 가지 일반적인 조언을 공유하고 있다.

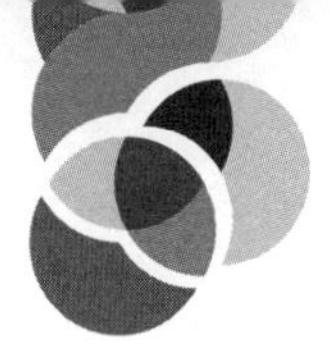

제19장 결론

> 좋은 의사는 병을 치료하지만, 훌륭한 의사는 병이 있는 환자를 치료한다.
>
> – 윌리엄 오슬러William Osler

이 책에서 우리는 나이든 성인들에게 영향을 주는 흔한 섬망, 주요신경인지장애(치매), 우울증, 약물이 초래하는 장애, 수면장애(수면이상증dyssomnias), 그리고 의학적 · 신경학적 장애로 인한 정신건강 증상을 포함한 정신건강 문제들에 대해 논의해 왔다. 우리는 또한 정신약리학적, 심리치료적, 그리고 심리사회적 측면을 포함한 광범위한 방식으로 이러한 장애들을 평가 · 관리하기 위한 기법들에 대해 살펴보았다.

100여 년 전, 저명한 신경병리학자 알로이스 알츠하이머Alois Alzheimer 박사는 자신의 환자 아우구스테 데터Auguste Deter의 신경정신의학적 증상을 기술했고, 알츠하이머병으로 알려지게 된 장애를 확인했다. 1900년대 초기에 신경변성장애neurodegenerative disorders에 관한 논의는 논문집과 엘리트 계층의 학술대회에 국한되어 있었다. 그러나 신경변성장애가 있는 다수의 나이든 성인들이 급격히 증가했기 때문에, 알츠하이머병과 다른 노인성 정신장애들이 조명을 받기 시작했고, 사회의 인식을 변화시켰다. 많은 과학적 진보에도 불구하고, 동일한 신경병리학neuropathology은 여전히 다툼이 일고 있고, 현재는 대규모로 진행되고 있다.

2012년, 「미국알츠하이머프로젝트법안U.S. National Alzheimer's Project Act(공법 111-375)」은 급격히 증가하고 있는 알츠하이머병이 있는 성인들을 다루기 위한 계획을 펼쳐 보이면서 2025년까지 이 병을 효과적으로 치료 또는 예방한다는 야심 찬 목표를 공표했다(U.S. Department of Health and Human Services 2016). 노화aging라는 병이 계속해서 급증하는 나이든 성인들의 생활비와 의료비를 지불할 사회의 능력에 영향을 주게 되면서, 정부 관리들과 공공정책 전문가들은 메디케어, 사회보장연금social security, 그리고 퇴직연금적립제도pension plans를 어떻게 재구조화할 것인지에 대해 고심하고 있다. 의학연구소Institute of Medicine는 노인 정신건강 전문가 부족의 악화를 어떻게 다룰 것인지에 대해 탐색해 오고 있다. 현재, 미국인 11,500명당 단 한 명의 노인 정신과 의사가 있는데, 2030년이 되면 미국인 20,400명당 단 한 명이 있게 될 것이다(Institute of Medicine 2012). 연구자들과 테크놀로지 회사들은 건강한 행동을 추적하고, 심리치료를 제공하며, 낙상을 탐지해서 개인들에게 자신들의 약물을 복용하도록 알려 주는 스마트홈 테크놀로지smart home technologies를 창안해 내기 위한 다양한 모바일 건강계획 개발에 박차를 가하고 있다.

급격히 증가하는 나이든 성인들의 인구 문제를 다루기 위한 이러한 과학적 발견, 기술적 진보, 그리고 공공정책에 관한 논의 등 이 모든 것들이 진행되면서, 노화는 자연적이고 보편적인 과정이라는 사실을 망각하기 쉽다. 현대 사회는 의학과 과학을 '청춘의 원천fount of youth'으로 보기 때문에, 복잡한 정신적 · 신체적 · 신경학적 요구가 있는 나이든 성인들을 돌보는 일이 이전보다 더 심리적으로 도전적인 것 같을 수 있다.

증가 일로에 있는 정신건강 요구와 함께 노화 인구에 대한 돌봄 부담의 일부를 지고 있는 임상가로서, 당신이 나이든 성인들에 대한 정신의학적 면담을 당신과 당신의 환자들에게 의미 있는 경험이 되도록 노력하는 것은 중요하다. DSM-5(American Psychiatric Association 2013)는 전문가들에 의해 개발된 합의된 편람으로, 우리의 목표는 당신이 당신의 전문지식을 병석 곁으로 가져가도록 돕는 것이다. 노화의 인간적 측면을 이해하기 위해, 당신은 당신이 환자로서 만나게 되는 사람들의 병석 곁에서 배우게 될 것이지만, 당신은 또한 예술과 문헌뿐 아니라, 나이가 들어가는 친구와 가족들과의 관계를 통해 배우게 될 것이다. 우리는 당신이 이러한 자원과 관계 모두로부터 배우게 되기를 소망한다.

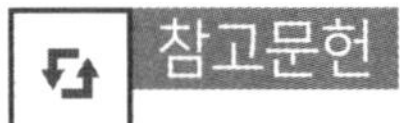

참고문헌

Acierno R, Hernandez MA, Amstadter AB, et al: Prevalence and correlates of emotional, physical, sexual, and financial abuse and potential neglect in the United States: the National Elder Mistreatment Study. Am J Public Health 100(2):292–297, 2010 20019303

Adachi T, Masumura T, Arai M, et al: Self-administered electroconvulsive treatment with a homemade device. J ECT 22(3):226–227, 2006 16957542

AIMS Center: Care Partners: Bridging Families, Clinics, and Communities to Advance Late-Life Depression Care. 2016. Available at: http://aims.uw.edu/care-partners-bridging-families-clinics and-communities-advance-late-life-depression-care. Accessed August 18, 2016.

Alexopoulos GS, Raue PJ, Kiosses DN, et al: Problem-solving therapy and supportive therapy in older adults with major depression and executive dysfunction: effect on disability. Arch Gen Psychiatry 68(1):33–41, 2011 21199963

Alzheimer's Association: 2015 Alzheimer's disease facts and figures. Alzheimers Dement 11(3):332–384, 2015a 25984581

Alzheimer's Association: Behaviors: How to Respond When Dementia

Causes Unpredictable Behaviors. Chicago, IL, Alzheimer's Association, 2015b. Available at: https://www.alz.org/national/documents/brochure_behaviors.pdf. Accessed August 18, 2016.

Alzheimer's Association: Respite Care. Chicago, IL, Alzheimer's Association, 2016. Available at: https://www.alz.org/care/alzheimers dementia-caregiver-respite.asp. Accessed August 18, 2016.

American Diabetes Association, American Psychiatric Association, American Association of Clinical Endocrinologists, North American Association for the Study of Obesity: Consensus Development Conference on Antipsychotic Drugs and Obesity and Diabetes. J Clin Psychiatry 65(2):267–272, 2004 15003083

American Foundation for Suicide Prevention: Suicide Statistics. New York, American Foundation for Suicide Prevention, 2015. Available at: https://www.afsp.org/understanding-suicide/facts and-figures. Accessed August 18, 2016.

American Geriatrics Society Expert Panel on Postoperative Delirium in Older Adults: Postoperative delirium in older adults: best practice statement from the American Geriatrics Society. J Am Coll Surg 220(2):136–148.e1, 2015 25535170

American Occupational Therapy Association: Dementia and the Role of Occupational Therapy. Bethesda, MD, American Occupational Therapy Association, 2016. Available at: http://www.aota.org/about-occupational-therapy/professionals/mh/ dementia.aspx. Accessed August 18, 2016.

American Psychiatric Association: Diagnostic and Statistical Manual of Mental Disorders, 3rd Edition. Washington, DC, American Psychiatric Association, 1980

American Psychiatric Association: Diagnostic and Statistical Manual of Mental Disorders, 4th Edition, Text Revision. Washington, DC, American Psychiatric Association, 2000

American Psychiatric Association: Diagnostic and Statistical Manual of Mental Disorders, 5th Edition. Arlington, VA, American Psychiatric Association, 2013

American Psychiatric Association: Major Depressive Disorder and the "Bereavement Exclusion." Arlington, VA, American Psychiatric Association, 2015a. Available at: http://www.dsm5.org/Documents/Bereavement%20Exclusion%20Fact%20Sheet.pdf. Accessed August 18, 2016.

American Psychiatric Association: Understanding Mental Disorders: Your Guide to DSM-5. Arlington, VA, American Psychiatric Association, 2015b

American Psychiatric Association Work Group on Psychiatric Evaluation: The American Psychiatric Association Practice Guidelines for the Psychiatric Evaluation of Adults, 3rd Edition. Arlington, VA, American Psychiatric Association, 2016

American Sleep Association: Hallucinations During Sleep. Lititz, PA, American Sleep Association, September 2007. Available at: https://www.sleepassociation.org/patients-general-public/hallucinationsduring-sleep/. Accessed August 18, 2016.

Anderson F, Downing GM, Hill J, et al: Palliative Performance Scale (PPS): a new tool. J Palliat Care 12(1):5–11, 1996 8857241

Asnis GM, Henderson MA: Levomilnacipran for the treatment of major depressive disorder: a review. Neuropsychiatr Dis Treat 11:125–135, 2015 25657584

AstraZeneca: Pharameuticals LP. Seroquel tablets, 2003. Available at http://www.accessdata.fda.gov/drugsatfda_docs/label/2004/20639se1-017,016_seroquel_lbl.pdf. Accessed August 26, 2016.

Aurora RN, Kristo DA, Bista SR, et al: The treatment of restless legs syndrome and periodic limb movement disorder in adults—an update for 2012: practice parameters with an evidence-based systematic review and meta-analyses: an American Academy of Sleep Medicine Clinical Practice Guideline. Sleep 35(8):1039–1062, 2012 22851801

Austin BJ, Fleisher LK: Financing End-of-Life Care: Challenges for an Aging Population. Washington, DC, Academy Health, 2003. Available at: http://www.hcfo.org/pdf/eolcare.pdf. Accessed August 18, 2016.

Bäärnhielm S, Scarpinati Rosso M: The Cultural Formulation: a model to combine nosology and patients' life context in psychiatric diagnostic practice. Transcult Psychiatry 46(3):406–428, 2009 19837779

Babor TF, de la Fuente JR, Saunders JB, Grant M: The Alcohol Use Disorders Identification Test: Guidelines for Use in Primary Health Care. Geneva, World Health Organization, 1989

Bang J, Spina S, Miller BL: Frontotemporal dementia. Lancet 386:1672–1682, 2015 26595641

Bakker R: GEM Environmental Assessment: Gerontological Environmental Modifications. New York, Cornell University, Joan and Sanford I. Weill Medical College, 2005. Available at: http://www.environmentalgeriatrics.com/pdf/enviro_assessment.pdf. Accessed August 18, 2016.

Bankoff SM, Karpel MG, Forbes HE, Pantalone DW: A systematic review of dialectical behavior therapy for the treatment of eating disorders. Eat Disord 20(3):196–215, 2012 22519897

Beck Institute of Cognitive Behavior Therapy: What Is Cognitive Behavior Therapy? Bala Cynwyd, PA, Beck Institute of Cognitive Behavior Therapy, 2016. Available at: https://www.beckinstitute.org/faq/what-is-cognitive-behavior-therapy/. Accessed August 18, 2016.

Bennett T, Bray D, Neville MW: Suvorexant, a dual orexin receptor antagonist for the management of insomnia. P&T 39(4):264–266, 2014 24757363

Benson WF, Aldrich N: Advance Care Planning: Ensuring Your Wishes Are Known and Honored If You Are Unable to Speak for Yourself. Critical Issue Brief. Atlanta, GA, Centers for Disease Control and Prevention, 2012. Available at: http://www.cdc.gov/aging/pdf/advanced-care-planning-critical-issue-brief.pdf. Accessed August 18, 2016.

Berg KO, Wood-Dauphinee SL, Williams JI, Maki B: Measuring balance in the elderly: validation of an instrument. Can J Public Health 83 (suppl 2):S7–S11, 1992 1468055

Berganza CE, Mezzich JE, Jorge MR: Latin American Guide for Psychiatric Diagnosis (GLDP). Psychopathology 35(2–3):185–190, 2002 12145508

Billings JA: The need for safeguards in advance care planning. J Gen Intern Med 27(5):595–600, 2012 22237664

Blais MA, Baer L: Understanding rating scales and assessment instruments, in Handbook of Clinical Rating Scales and Assessment in Psychiatry and Mental Health (Current Clinical Psychiatry). Edited by Baer L, Blais MA. New York, Humana Press, 2010, pp 2–6

Blazer DG: Psychiatry and the oldest old. Am J Psychiatry 157(12):1915–1924, 2000 11097951

Blow FC, Brower KJ, Schulenberg JE, et al: The Michigan Alcoholism Screening Test–Geriatric Version (MAST-G): a new elderly-specific screening instrument. Alcohol Clin Exp Res 16:372–374, 1992

Bruce ML, Ten Have TR, Reynolds CF III, et al: Reducing suicidal ideation and depressive symptoms in depressed older primary care patients: a randomized controlled trial. JAMA 291(9):1081–1091, 2004 14996777

Buck CJ: ICD-10-CM. St. Louis, MO, Elsevier, 2017

Budnitz DS, Lovegrove MC, Shehab N, Richards CL: Emergency hospitalizations for adverse drug events in older Americans. N Engl J Med 365(21):2002–2012, 2011 22111719

Byers AL, Yaffe K: Depression and risk of developing dementia. Nat Rev

Neurol 7(6):323–331, 2011 21537355

Carreira K, Miller MD, Frank E, et al: A controlled evaluation of monthly maintenance interpersonal psychotherapy in late-life depression with varying levels of cognitive function. Int J Geriatr Psychiatry 23(11):1110–1113, 2008 18457338

Castrioto A, Lhommée E, Moro E, Krack P: Mood and behavioural effects of subthalamic stimulation in Parkinson's disease. Lancet Neurol 13(3):287–305, 2014 24556007

Catalán R, Penadés R: Risperidone long-acting injection: safety and efficacy in elderly patients with schizophrenia. J Cent Nerv Syst Dis 3:95–105, 2011 23861642

Centers for Disease Control and Prevention: Check for Safety: A Home Fall Prevention Checklist for Older Adults. 2015. Available at: http://www.cdc.gov/steadi/pdf/check_for_safety_brochure-a.pdf. Accessed August 18, 2016

Centers for Disease Control and Prevention: Important facts about falls, January 2016. Available at: http://www.cdc.gov/homeandrecreationalsafety/falls/adultfalls.html. Accessed August 25, 2016.

Chen YF: Chinese classification of mental disorders (CCMD-3): towards integration in international classification. Psychopathology 35(2–3):171–175, 2002 12145505

Clozapine REMS Program: Recommended Monitoring Frequency and Clinical Decisions by ANC Level. Phoenix, AZ, Clozapine REMS Program, 2014. Available at: https://www.clozapinerems.com/

CpmgClozapineUI/rems/pdf/resources/ANC_Table.pdf. Accessed August 18, 2016.

Collin C, Wade DT, Davies S, Horne V: The Barthel ADL Index: a reliability study. Int Disabil Stud 10(2):61–63, 1988 3403500

Collins LG, Swartz K: Caregiver care. Am Fam Physician 83(11):1309–1317, 2011 21661713

Conway KP, Compton W, Stinson FS, Grant BF: Lifetime comorbidity of DSM-IV mood and anxiety disorders and specific drug use disorders: results from the National Epidemiologic Survey on Alcohol and Related Conditions. J Clin Psychiatry 67(2):247–257, 2006 16566620

Croft HA, Pomara N, Gommoll C, et al: Efficacy and safety of vilazodone in major depressive disorder: a randomized, double-blind, placebo-controlled trial. J Clin Psychiatry 75(11):e1291–e1298, 2014 25470094

Cullison SK, Resch WJ, Thomas CJ: How should you use the lab to monitor patients taking a mood stabilizer? Curr Psychiatr 13(7):51–55, 2014

Cummings JL, Mega M, Gray K, et al: The Neuropsychiatric Inventory: comprehensive assessment of psychopathology in dementia. Neurology 44(12):2308–2314, 1994 7991117

Cumper SK, Ahle GM, Liebman LS, Kellner CH: Electroconvulsive therapy (ECT) in Parkinson's disease: ECS and dopamine enhancement. J ECT 30(2):122–124, 2014 24810775

Darker CD, Sweeney BP, Barry JM, et al: Psychosocial interventions for benzodiazepine harmful use, abuse or dependence. Cochrane

Database Syst Rev 5:CD009652, 2015 26114884

Davidson J: Seizures and bupropion: a review. J Clin Psychiatry 50(7): 256–261, 1989 2500425

Depp CA, Lebowitz BD, Patterson TL, et al: Medication adherence skills training for middle-aged and elderly adults with bipolar disorder: development and pilot study. Bipolar Disord 9(6):636–645, 2007 17845279

Derstine T, Lanocha K, Wahlstrom C, Hutton TM: Transcranial magnetic stimulation for major depressive disorder: a pragmatic approach to implementing TMS in a clinical practice. Ann Clin Psychiatry 22(4 suppl):S4–S11, 2010 21180663

Dobkin RD, Menza M, Allen LA, et al: Cognitive-behavioral therapy for depression in Parkinson's disease: a randomized, controlled trial. Am J Psychiatry 168(10):1066–1074, 2011 21676990

Dubois B, Slachevsky A, Litvan I, Pillon B: The FAB: a Frontal Assessment Battery at bedside. Neurology 55(11):1621–1626, 2000 11113214

Emanuel EJ, Emanuel LL: Four models of the physician-patient relationship. JAMA 267(16):2221–2226, 1992 1556799

Epping EA, Kim JI, Craufurd D, et al: Longitudinal psychiatric symptoms in prodromal Huntington's disease: a decade of data. Am J Psychiatry 173(2):184–192, 2016 26472629

Estroff SE, Henderson GE: Social and cultural contributions to health, difference, and inequality, in The Social Medicine Reader, 2nd Edition, Vol 2. Durham, NC, Duke University Press, 2005, pp 4–26

Fasano A, Lozano AM: Deep brain stimulation for movement disorders: 2015 and beyond. Curr Opin Neurol 28(4):423–436, 2015 26110808

Feder J, Komisar H: The Importance of Federal Financing to the Nation's Long-Term Care Safety Net. Long Beach, CA, The SCAN Foundation, February 2012, p 3. Available at: http://www.thescan-foundation.org/importance-federal-financing-nations-long-term-care-safety-net. Accessed August 18, 2016.

Feinstein AR: Clinical Judgment. Baltimore, MD, Williams & Wilkins, 1967

Fenoy AJ, Simpson RK Jr: Risks of common complications in deep brain stimulation surgery: management and avoidance. J Neurosurg 120(1):132–139, 2014 24236657

Fink A, Morton SC, Beck JC, et al: The Alcohol-Related Problems Survey: identifying hazardous and harmful drinking in older primary care patients. J Am Geriatr Soc 50(10):1717–1722, 2002 12366628

Fink M: Post-ECT delirium. Convuls Ther 9(4):326–330, 1993 11941228

First MB: DSM-5 Handbook of Differential Diagnosis. Washington, DC, American Psychiatric Publishing, 2014

Folstein MF, Folstein SE, McHugh PR: "Mini-mental state": a practical method for grading the cognitive state of patients for the clinician. J Psychiatr Res 12(3):189–198, 1975 1202204

Forsaa EB, Larsen JP, Wentzel-Larsen T, et al: A 12-year population-based study of psychosis in Parkinson disease. Arch Neurol 67(8):996–1001, 2010 20697051

Forester B, Sajatovic M, Tsai J, et al: Long-term treatment with lurasidone in older adults with bipolar depression: results of a 6 month open-label study. Eur Psychiatry 30 (suppl 1):23–31, 2015

Fournier JC, DeRubeis RJ, Hollon SD, et al: Antidepressant drug effects and depression severity: a patient-level meta-analysis. JAMA 303(1):47–53, 2010 20051569

Francis JL, Kumar A: Psychological treatment of late-life depression. Psychiatr Clin North Am 36(4):561–575, 2013 24229657

Garfinkel D, Mangin D: Feasibility study of a systematic approach for discontinuation of multiple medications in older adults: addressing polypharmacy. Arch Intern Med 170(18):1648–1654, 2010 20937924

George MS: Transcranial magnetic stimulation for the treatment of depression. Expert Rev Neurother 10(11):1761–1772, 2010 20977332

Gitlin LN, Kales HC, Lyketsos CG: Nonpharmacologic management of behavioral symptoms in dementia. JAMA 308(19):2020–2029, 2012 23168825

GlaxoSmithKline: Lamotrigine prescribing 2015 information, 2015. Available at https://gsksource.com/pharma/content/dam/GlaxoSmithKline/US/en/Prescribing_Information/Lamictal/pdf/LAMICTAL-PI-MG.PDF. Accessed August 26, 2016.

Gould RL, Coulson MC, Howard RJ: Cognitive behavioral therapy for depression in older people: a meta-analysis and meta-regression of randomized controlled trials. J Am Geriatr Soc 60(10):1817–1830, 2012 23003115

Greenberger D, Padesky CA: Mind Over Mood: Change How You Feel by Changing the Way You Think, 2nd Edition. New York, Guilford, 2015

Gury C, Cousin F: Pharmacokinetics of SSRI antidepressants: half-life and clinical applicability [in French]. Encephale 25(5): 470–476, 1999 10598311

Gustafsson H, Nordström A, Nordström P: Depression and subsequent risk of Parkinson disease: a nationwide cohort study. Neurology 84(24):2422–2429, 2015 25995056

Hariz MI: Complications of deep brain stimulation surgery. Mov Disord 17 (suppl 3):S162–S166, 2002 11948772

Harrington C, Carrillo H, Garfield R: Nursing facilities, staffing, residents and facilty deficiences, 2009 through 2014. Washington, DC, Henry J Kaiser Foundation, 2015. Available at: http://kff.org/medicaid/report/nursing-facilities-staffing-residents-and-facility-deficiencies-2009-through-2014. Accessed August 18, 2016.

Harris-Kojetin L, Sengupta M, Park-Lee E, et al: Long-term care services in the United States: 2013 overview: National Center for Health Statistics. Vital Health Stat 3 (37):1–107, 2013

Harris-Kojetin L, Sengupta M, Park-Lee E, et al: Long-term care providers and services users in the United States: data from the National Study of Long-Term Care Providers, 2013–2014. Vital Health Stat 3 (38):1–118, 2016 27023287

Hatta K, Kishi Y, Wada K, et al: Preventive effects of ramelteon on delirium: a randomized placebo-controlled trial. JAMA Psychiatry

71(4):397–403, 2014 24554232

Heisel MJ, Talbot NL, King DA, et al: Adapting interpersonal psychotherapy for older adults at risk for suicide. Am J Geriatr Psychiatry 23(1):87–98, 2015 24840611

Hickam DH, Weiss JW, Guise J-M, et al: Outpatient Case Management for Adults With Medical Illness and Complex Care Needs (Report No 13-EHC031-EF). Rockville, MD, Agency for Healthcare Research and Quality, January 2013

Hofmann SG, Asnaani A, Vonk IJ, et al: The efficacy of cognitive behavoral therapy: a review of meta-analyses. Cognit Ther Res 26(5):427–440, 2012 23459093

Hogan C, Lunney J, Gabel J, Lynn J: Medicare beneficiaries' costs of care in the last year of life. Health Aff (Millwood) 20(4):188–195, 2001 11463076

Holmes TH, Rahe RH: The Social Readjustment Rating Scale. J Psychosom Res 11(2):213–218, 1967 6059863

Holt AEM, Albert ML: Cognitive neuroscience of delusions in aging. Neuropsychiatr Dis Treat 2(11):181–189, 2006 19412462

Inouye SK: Delirium in older persons. N Engl J Med 354(11):1157–1165, 2006 16540616

Inouye SK, van Dyck CH, Alessi CA, et al: Clarifying confusion: the Confusion Assessment Method: a new method for detection of delirium. Ann Intern Med 113(12):941–948, 1990 2240918

Insel T, Cuthbert B, Garvey M, et al: Research Domain Criteria (RDoC):

toward a new classification framework for research on mental disorders. Am J Psychiatry 167(7):748–751, 2010 20595427

Institute of Medicine: The Mental Health and Substance Use Workforce for Older Adults: In Whose Hands? Washington, DC, National Academies Press, 2012

Jacobson SA: Clinical Manual of Geriatric Psychopharmacology, 2nd Edition. Arlington, VA, American Psychiatric Publishing, 2014

Janicak PG, Nahas Z, Lisanby SH, et al: Durability of Clinical benefit with transcranial magnetic stimulation (TMS) in the treatment of pharmacoresistant major depression: assessment of relapse during a 6-month, multisite, open-label study. Brain Stimul 3(4):187–199, 2010 20965447

Jones AL, Moss AJ, Harris-Kojetin LD: Use of Advance Directives in Long-Term Care Populations (NCHS Data Brief No 54). Hyattsville, MD, National Center for Health Statistics, January 2011. Available at: http://www.cdc.gov/nchs/data/databriefs/db54.pdf. Accessed August 18, 2016.

Jorge RE: Mood disorders. Handb Clin Neurol 128:613–631, 2015 25701910

Jorge RE, Robinson RG, Starkstein SE, et al: Secondary mania following traumatic brain injury. Am J Psychiatry 150(6):916–921, 1993 8494069

Kales HC, Gitlin LN, Lyketsos CG, et al: Management of neuropsychiatric symptoms of dementia in clinical settings: recommendations from a multidisciplinary expert panel. J Am Geriatr Soc 62(4):762–769, 2014

24635665

Kasl-Godley JE, Christie KM: Advanced illness and the end of life, in Oxford Handbook of Clinical Geropsychology. Edited by Pachana NA, Laidlaw K. Oxford, UK, Oxford University Press, 2014, pp 355–380

Kass-Bartelmes BL: Advance Care Planning: Preference for Care at the End of Life. Research in Action Issue 12. Rockville, MD, Agency for Healthcare Research and Quality, March 2003. Available at: http://archive.ahrq.gov/research/findings/factsheets/aging/endliferia/endria.pdf. Accessed August 18, 2016.

Katz S, Ford AB, Moskowitz RW, et al: Studies of illness in the aged. The index of ADL: a standardized measure of biological and psychosocial function. JAMA 185:914–919, 1963 14044222

Kaufman DM, Milstein MJ: Kaufman's Clinical Neurology for Psychiatrists, 7th Edition. New York, WB Saunders/Elsevier, 2013

Kendell R, Jablensky A: Distinguishing between the validity and utility of psychiatric diagnoses. Am J Psychiatry 160(1):4–12, 2003 12505793

Kendler KS: The dappled nature of causes of psychiatric illness: replacing the organic-functional/hardware-software dichotomy with empirically based pluralism. Mol Psychiatry 17(4):377–388, 2012 22230881

Kessel B: Sexuality in the older person. Age Ageing 30(2):121–124, 2001 11395341

Kessler RC, Sonnega A, Bromet E, et al: Posttraumatic stress disorder in the National Comorbidity Survey. Arch Gen Psychiatry 52(12):1048–

1060, 1995 7492257

Kinghorn WA: Whose disorder? A constructive MacIntyrean critique of psychiatric nosology. J Med Philos 36(2):187–205, 2011 21357652

Kiosses DN, Alexopoulos GS: Problem-solving therapy in the elderly. Curr Treat Options Psychiatry 1(1):15–26, 2014 24729951

Kiosses DN, Arean PA, Teri L, Alexopoulos GS: Home-delivered problem adaptation therapy (PATH) for depressed, cognitively impaired, disabled elders: a preliminary study. Am J Geriatr Psychiatry 18(11):988–998, 2010 20808092

Kroenke K, Spitzer RL, Williams JB: The PHQ-9: validity of a brief depression severity measure. J Gen Intern Med 16(9):606–613, 2001 11556941

Kunik ME, Braun U, Stanley MA, et al: One session cognitive behavioural therapy for elderly patients with chronic obstructive pulmonary disease. Psychol Med 31(4):717–723, 2001 11352373

LaMantia MA, Alder CA, Callahan CM, et al: The Aging Brain Care Medical Home: preliminary data. J Am Geriatr Soc 63(6):1209–1213, 2015 26096394

Lanata SC, Miller BL: The behavioural variant frontotemporal dementia (bvFTD) syndrome in Psychiatry. J Neurol Neurosurg Psychiatry 87(5):501–511, 2016 26216940

Laughren TP, Gobburu J, Temple RJ, et al: Vilazodone: Clinical basis for the U.S. Food and Drug Administration's approval of a new antidepressant. J Clin Psychiatry 72(9):1166–1173, 2011 21951984

Lawton MP, Brody EM: Assessment of older people: self-maintaining and instrumental activities of daily living. Gerontologist 9(3):179–186, 1969 5349366

Lee SJ, Go AS, Lindquist K, et al: Chronic conditions and mortality among the oldest old. Am J Public Health 98(7):1209–1214, 2008 18511714

Lenze EJ, Sheffrin M, Driscoll HC, et al: Incomplete response in late-life depression: getting to remission. Dialogues Clin Neurosci 10(4):419–430, 2008 19170399

Lewis-Fernández R, Aggarwal NK, Hinton L, et al: DSM-5 Handbook on the Cultural Formulation Interview. Arlington, VA, American Psychiatric Publishing, 2015

Lieb K, Zanarini MC, Schmahl C, et al: Borderline personality disorder. Lancet 364(9432):453–461, 2004 15288745

Lim R: Clinical Manual of Cultural Psychiatry, 2nd Edition. Arlington, VA, American Psychiatric Publishing, 2015

Lisanby SH: Electroconvulsive therapy for depression. N Engl J Med 357(19):1939–1945, 2007 17989386

Lizardi D, Oquendo MA, Graver R: Clinical pitfalls in the diagnosis of ataque de nervios: a case study. Transcult Psychiatry 46(3):463–486, 2009 19837782

Llanque SM, Enriquez M, Cheng AL, et al: The Family Series Workshop: a community-based psychoeducational intervention. Am J Alzheimers Dis Other Demen 30(6):573–583, 2015 25609602

Lynch TR: Treatment of elderly depression with personality disorder comorbidity using dialectical behavior therapy. Cogn Behav Pract 7(4):468–477, 2000

Lynch TR, Morse JQ, Mendelson T, Robins CJ: Dialectical behavior therapy for depressed older adults: a randomized pilot study. Am J Geriatr Psychiatry 11(1):33–45, 2003 12527538

Lynch TR, Cheavens JS, Cukrowicz KC, et al: Treatment of older adults with co-morbid personality disorder and depression: a dialectical behavior therapy approach. Int J Geriatr Psychiatry 22(2):131–143, 2007 17096462

MacIntyre AC: Dependent Rational Animals: Why Human Beings Need the Virtues. Chicago, IL, Open Court Publishing, 2012

Mankad MV, Beyer JL, Krystal AD, Weiner RD: Clinical Manual of Electroconvulsive Therapy. Washington, DC, American Psychiatric Publishing, 2010

Marek KD, Antle L: Medication management of the community-dwelling older adult, in Patient Safety and Quality: An Evidence-Based Handbook for Nurses (AHRQ Publ No 08-0043). Edited by Hughes RG. Rockville, MD, Agency for Healthcare Research and Quality, April 2008, pp 1–38. Available at: http://archive.ahrq.gov/professionals/clinicians- providers/resources/nursing/resources/nurseshdbk/nurseshdbk. pdf. Accessed August 18, 2016.

Martín-Carrasco M, Domínguez-Panchón AI, González-Fraile E, et al: Effectiveness of a psychoeducational intervention group program in the reduction of the burden experienced by caregivers of patients with dementia: the EDUCA-II randomized trial. Alzheimer Dis Assoc Disord 28(1):79–87, 2014 24113563

Martínez LC: DSM–IV–TR cultural formulation of psychiatric cases: two proposals for clinicians. Transcult Psychiatry 46(3):506–523, 2009 19837784

Mathias S, Nayak US, Isaacs B: Balance in elderly patients: the "get-up and go" test. Arch Phys Med Rehabil 67(6):387–389, 1986 3487300

McClintock SM, Choi J, Deng ZD, et al: Multifactorial determinants of the neurocognitive effects of electroconvulsive therapy. J ECT 30(2): 165–176, 2014 24820942

McCurry SM, Logsdon RG, Teri L, Vitiello MV: Evidence-based psychological treatments for insomnia in older adults. Psychol Aging 22(1):18–27, 2007 17385979

McDowell AK, Lineberry TW, Bostwick JM: Practical suicide-risk management for the busy primary care physician. Mayo Clin Proc 86(8):792–800, 2011 21709131

Medda P, Toni C, Perugi G: The mood-stabilizing effects of electroconvulsive therapy. J ECT 30(4):275–282, 2014 25010031

Medicaid.gov: PACE Benefits. Baltimore, MD, Centers for Medicare & Medicaid Services, 2016a. Available at: http://www.medicaid.gov/medicaid-chip-program-information/by-topics/long-term-services-and-supports/integrating-care/program-of-all-inclusive-care-for-the-elderly-pace/pace-benefits.html. Accessed August 18, 2016.

Medicaid.gov: Program of All-Inclusive Care for the Elderly (PACE).

2016b. Available at: http://www.medicaid.gov/Medicaid-CHIP-Program-Information/By-Topics/Long-Term-Services-and-Supports/Integrating-Care/Program-of-All-Inclusive-Care-for-the-Elderly-PACE/Program-of-All-Inclusive-Care-for-the-Elderly-PACE.html. Accessed August 18, 2016.

Meltzer HY: Update on typical and atypical antipsychotic drugs. Annu Rev Med 65:393–406, 2013 23020880

Menon GJ, Rahman I, Menon SJ, Dutton GN: Complex visual hallucinations in the visually impaired: the Charles Bonnet syndrome. Surv Ophthalmol 48(1):58–72, 2003 12559327

Miller MD, Reynolds CF III: Expanding the usefulness of Interpersonal Psychotherapy (IPT) for depressed elders with co-morbid cognitive impairment. Int J Geriatr Psychiatry 22(2):101–105, 2007 17096459

Mohlman J, Gorenstein EE, Kleber M, et al: Standard and enhanced cognitive-behavior therapy for late-life generalized anxiety disorder: two pilot investigations. Am J Geriatr Psychiatry 11(1):24–32, 2003 12527537

Mol A: The Logic of Care: Health and the Problem of Choice. New York, Routledge, 2008

Morgan AC: Practical geriatrics: psychodynamic psychotherapy with older adults. Psychiatr Serv 54(12):1592–1594, 2003 14645796

Moseley D, Gala G: Philosophy and Psychiatry: Problems, Intersections, and New Perspectives. New York, Routledge, 2015

Muayqil T, Gronseth G, Camicioli R: Evidence-based guideline: diagnostic accuracy of CSF 14-3-3 protein in sporadic Creutzfeldt-Jakob disease: report of the guideline Development Subcommittee of the American Academy of Neurology. Neurology 79(14):1499–1506, 2012 22993290

Nakane Y, Nakane H: Classification systems for psychiatric diseases currently used in Japan. Psychopathology 35(2–3):191–194, 2002 12145509

Nasreddine ZS, Phillips NA, Bédirian V, et al: The Montreal Cognitive Assessment, MoCA: a brief screening tool for mild cognitive impairment. J Am Geriatr Soc 53(4):695–699, 2005 15817019

National Adult Day Services Association: Overview and facts. 2016. Available at: http://nadsa.org/consumers/overview-and-facts/. Accessed August 18, 2016.

National Institute on Aging: Talking With Your Older Patient: A Clinician's Handbook. Bethesda, MD, National Institute of Mental Health, April 2016. Available at: https://www.nia.nih.gov/health/publication/talking-your-older-patient. Accessed August 24, 2016.

National Institute of Neurological Disorders and Stroke: Restless Legs Syndrome Fact Sheet. Bethesda, MD, National Institute of Neurological Disorders and Stroke, July 2015. Available at: http//:www.ninds.nih.gov/disorders/restless_legs/detail_restless_legs.htm. Accessed August 24, 2016.

Novartis: Tegretol, 2015. Available at https://www.pharma.us.novartis.com/sites/www.pharma.us.novartis.com/files/tegretol.pdf. Accessed August 27, 2016.

Nussbaum AM: Pocket Guide to the DSM-5 Diagnostic Exam. Washington, DC, American Psychiatric Publishing, 2013

Okun MS: Deep-brain stimulation—entering the era of human neural-network modulation. N Engl J Med 371(15):1369–1373, 2014 25197963

O'Reardon JP, Cristancho P, Peshek AD: Vagus nerve stimulation (VNS) and treatment of depression: to the brainstem and beyond. Psychiatry (Edgmont) 3(5):54–63, 2006 21103178

O'Reardon JP, Solvason HB, Janicak PG, et al: Efficacy and safety of transcranial magnetic stimulation in the acute treatment of major depression: a multisite randomized controlled trial. Biol Psychiatry 62(11):1208–1216, 2007 17573044

Otero-Ojeda AA: Third Cuban Glossary of Psychiatry (GC-3): key features and contributions. Psychopathology 35(2–3):181–184, 2002 12145507

Overall JE, Gorham DR: The Brief Psychiatric Rating Scale. Psychol Rep 10:799–812, 1962

Rabins PV, Starkstein SE, Robinson RG: Risk factors for developing atypical (schizophreniform) psychosis following stroke. J Neuropsychiatry Clin Neurosci 3(1):6–9, 1991 7580174

Radden J, Sadler JZ: The Virtuous Psychiatrist: Character Ethics in Psychiatric Practice. New York, Oxford University Press, 2010

Rauch AS, Fleischhacker WW: Long-acting injectable formulations of new-generation antipsychotics: a review from a clinical perspective.

CNS Drugs 27(8):637–652, 2013 23780619

Ray WA, Chung CP, Murray KT, et al: Atypical antipsychotic drugs and the risk of sudden cardiac death. N Engl J Med 360(3):225–235, 2009 19144938

Reichenberg LW, Seligman L: Selecting Effective Treatments, 5th Edition. New York, Wiley, 2016

Reynolds CF III, Frank E, Perel JM, et al: Nortriptyline and interpersonal psychotherapy as maintenance therapies for recurrent major depression: a randomized controlled trial in patients older than 59 years. JAMA 281(1):39–45, 1999a 9892449

Reynolds CF III, Miller MD, Pasternak RE, et al: Treatment of bereavement-related major depressive episodes in later life: a controlled study of acute and continuation treatment with nortriptyline and interpersonal psychotherapy. Am J Psychiatry 156(2):202–208, 1999b 9989555

Reynolds CF III, Dew MA, Pollock BG, et al: Maintenance treatment of major depression in old age. N Engl J Med 354(11):1130–1138, 2006 16540613

Reynolds CF III, Dew MA, Martire LM, et al: Treating depression to remission in older adults: a controlled evaluation of combined escitalopram with interpersonal psychotherapy versus escitalopram with depression care management. Int J Geriatr Psychiatry 25(11):1134–1141, 2010 20957693

Riva-Posse P, Hermida AP, McDonald WM: The role of electroconvulsive and neuromodulation therapies in the treatment of geriatric depression. Psychiatr Clin North Am 36(4):607–630, 2013 24229660

Rojas-Fernandez CH, Chen Y: Use of ultra-low-dose (≤6 mg) doxepin for treatment of insomnia in older people. Can Pharm J (Ott) 147(5): 281–289, 2014 25364337

Roseborough DJ, Luptak M, McLeod J, Bradshaw W: Effectiveness of psychodynamic psychotherapy with older adults: a longitudinal study. Clin Gerontol 36(1):1–16, 2013

Rosenblatt A: NeuroPsychiatry of Huntington's disease. Dialogues Clin Neurosci 9(2):191–197, 2007 17726917

Roth T: Insomnia: definition, prevalence, etiology, and consequences. J Clin Sleep Med 3(5)(suppl):S7–S10, 2007 17824495

Royall DR, Mahurin RK, Gray KF: Bedside assessment of executive cognitive impairment: the Executive Interview. J Am Geriatr Soc 40(12):1221–1226, 1992 1447438

Sajatovic M, Forester BP, Tsai J, et al: Efficacy of lurasidone in adults aged 55 years and older with bipolar depression: post hoc analysis of 2 double-blind, placebo-controlled studies. J Clin Psychiatry Aug 16, 2016 [Epub ahead of print] 27529375

Salzman C: Clinical Geriatric Psychopharmacology, 4th Edition. Philadelphia, PA, Lippincott Williams & Wilkins, 2005

Santos CO, Caeiro L, Ferro JM, Figueira ML: Mania and stroke: a systematic review. Cerebrovasc Dis 32(1):11–21, 2011 21576938

Scheidemantel T, Korobkova I, Rej S, Sajatovic M: Asenapine for bipolar disorder. Neuropsychiatr Dis Treat 11:3007–3017, 2015 26674884

Schering Corporation: Trilafin tablets and trilafon injection, 2002. Available at http://www.accessdata.fda.gov/drugsatfda_docs/label/2002/10775s311213s24lbl.pdf. Accessed August 27, 2016.

Semkovska M, McLoughlin DM: Objective cognitive performance associated with electroconvulsive therapy for depression: a systematic review and meta-analysis. Biol Psychiatry 68(6):568–577, 2010 20673880

Shahrokh NC, Hales RE, Phillips KA, et al: The Language of Mental Health: A Glossary of Psychiatric Terms. Washington, DC, American Psychiatric Publishing, 2011

Sherrill JT, Frank E, Geary M, et al: Psychoeducational workshops for elderly patients with recurrent major depression and their families. Psychiatr Serv 48(1):76–81, 1997 9117505

Shukla S, Cook BL, Mukherjee S, et al: Mania following head trauma. Am J Psychiatry 144(1):93–96, 1987 3799847

Shulman KI: Clock-drawing: is it the ideal cognitive screening test? Int J Geriatr Psychiatry 15(6):548–561, 2000 10861923

Simon SS, Cordás TA, Bottino CM: Cognitive behavioral therapies in older adults with depression and cognitive deficits: a systematic review. Int J Geriatr Psychiatry 30(3):223–233, 2015 25521935

Sivertsen B, Omvik S, Pallesen S, et al: Cognitive behavioral therapy vs zopiclone for treatment of chronic primary insomnia in older adults: a randomized controlled trial. JAMA 295(24):2851–2858, 2006

16804151

Steffens DC, Blazer DG, Thakur ME (eds): The American Psychiatric Publishing Textbook of Geriatric Psychiatry, 5th Edition. Arlington, VA, American Psychiatric Publishing, 2015

Stoffers JM, Völlm BA, Rücker G, et al: Psychological therapies for people with borderline personality disorder. Cochrane Database Syst Rev 8:CD005652, 2012 22895952

Stroup TS, Gerhard T, Crystal S, et al: Comparative effectiveness of clozapine and standard antipsychotic treatment in adults with schizophrenia. Am J Psychiatry 173(2):166–173, 2016 26541815

Substance Abuse and Mental Health Services Administration: Family Psychoeducation: Building Your Program, HHS Publ No SMA-09-4422. Rockville, MD, Center for Mental Health Services, Substance Abuse and Mental Health Services Administration, 2009.

Substance Abuse and Mental Health Services Administration: Motivational interviewing. 2012. Available at: http://www.integration.samhsa.gov/clinical-practice/motivational-interviewing. Accessed August 18, 2016.

Substance Abuse and Mental Health Services Administration: Results From the 2013 National Survey on Drug Use and Health: Summary of National Findings (NSDUH Series H-48, HHS Publ No [SMA] 14-4863). Rockville, MD, Substance Abuse and Mental Health Services Administration, 2014. Available at: http://www.samhsa.gov/data/sites/default/files/NSDUHresultsPDFWHTML2013/Web/

NSDUHresults2013.htm. Accessed August 18, 2016.

Substance Abuse and Mental Health Services Administration: Screening tools. 2015. Available at: http://www.integration.samhsa.gov/clinical-practice/screening-tools#suicide. Accessed August 18, 2016.

Suicide Prevention Resource Center: Patient safety plan template. 2015. Available at: http://www.sprc.org/sites/sprc.org/files/SafetyPlanTemplate.pdf. Accessed August 18, 2016.

Sun H, Palcza J, Card D, et al: Effects of suvorexant: an orexin receptor antagonist on respiration during sleep in patients with obstructive sleep apnea. J Clin Sleep Med 12(1)9–17, 2016

Sundsted KK, Burton MC, Shah R, Lapid MI: Preanesthesia medical evaluation for electroconvulsive therapy: a review of the literature. J ECT 30(1):35–42, 2014 24091900

Tannenbaum C, Martin P, Tamblyn R, et al: Reduction of inappropriate benzodiazepine prescriptions among older adults through direct patient education: the EMPOWER cluster randomized trial. JAMA Intern Med 174(6):890–898, 2014 24733354

Teri L, Logsdon RG, Uomoto J, McCurry SM: Behavioral treatment of depression in dementia patients: a controlled clinical trial. J Gerontol B Psychol Sci Soc Sci 52(4):159–166, 1997 9224439

Thakur ME, Blazer DG, Steffens DC (eds): Clinical Manual of Geriatric Psychiatry. Washington, DC, American Psychiatric Publishing, 2013

Tinetti ME: Performance-oriented assessment of mobility problems in elderly patients. J Am Geriatr Soc 34(2):119–126, 1986 3944402

Tinetti ME, Kumar C: The patient who falls: "It's always a trade-off." JAMA 303(3):258–266, 2010 20085954

Tomes N: Remaking the American Patient: How Madison Avenue and Modern Medicine Turned Patients Into Consumers. Chapel Hill, University of North Carolina Press, 2016

Tzimos A, Samokhvalov V, Kramer M, et al: Safety and tolerability of oral paliperidone extended-release tablets in elderly patients with schizophrenia: a double-blind, placebo-controlled study with six-month open-label extension. Am J Geriatr Psychiatry 16(1):31–43, 2008 18165460

Unützer J, Tang L, Oishi S, et al: Reducing suicidal ideation in depressed older primary care patients. J Am Geriatr Soc 54(10):1550–1556, 2006 17038073

Unützer J, Harbin H, Schoenbaum M, Druss B: The Collaborative Care Model: An Approach for Integrating Physical and Mental Health Care in Medicaid Health Homes. HEALTH HOME Information Resource Center Brief, May 2013. Available at: http://www.medicaid.gov/State-Resource-Center/Medicaid-State-Technical-Assistance/Health-Homes-Technical-Assistance/Downloads/HH-IRC-Collaborative-5-13.pdf. Accessed August 18, 2016.

U.S. Department of Health and Human Services: National Alzheimer's Project Act. August 3, 2016. Available at: https://aspe.hhs.gov/national-alzheimers-project-act. Accessed August 18, 2016.

U.S. Department of Veterans Affairs: Caregiver services. 2016. Available at: http://www.caregiver.va.gov/support. Accessed August 18, 2016.

U.S. Food and Drug Administration: FDA approves Viibryd to treat major depressive disorder (news release). January 21, 2011. Available at: http://www.fda.gov/NewsEvents/Newsroom/PressAnnouncements/ucm240642.htm. Accessed August 18, 2016.

U.S. Food and Drug Administration: FDA Drug Safety Communication: FDA reporting Mental Health drug ziprasidone (Geodon) associated with rare but potentiall fatal skin reactions, 2014a. Available at: http://www.fda.gov/Drugs/DrugSafety/ucm426391.htm. Accessed August 27, 2016.

U.S. Food and Drug Administration: Questions and Answers: Risk of next-morning impairment after use of insomnia drugs; FDA requires lower recommended doses for certain drugs containing zolpidem (Ambien, Ambien CR, Edluar, and Zolpimist), 2014b. Available at: http://www.fda.gov/Drugs/DrugSafety/ucm334041.htm. Accessed August 18, 2016.

U.S. Food and Drug Administration: FDA Drug Safety Communication: FDA approves new label changes and dosing for zolpidem products and a recommendation to avoid driving the day after using Ambien CR. January 15, 2016. Available at: http://www.fda.gov/drugs/drugsafety/ucm352085.htm. Accessed August 18, 2016.

Vaccarino AL, Sills T, Anderson KE, et al: Assessment of depression, anxiety and apathy in prodromal and early Huntington disease. PLoS Curr Jun 17; 3:RRN1242, 2011 van Reekum R, Stuss DT, Ostrander L: Apathy: why care? J Neuropsychiatry Clin Neurosci 17(1):7–19, 2005 15746478

Verwijk E, Comijs HC, Kok RM, et al: Neurocognitive effects after brief pulse and ultrabrief pulse unilateral electroconvulsive therapy for major depression: a review. J Affect Disord 140(3):233–243, 2012 22595374

Vigen CLP, Mack WJ, Keefe RSE, et al: Cognitive effects of atypical antipsychotic medications in patients with Alzheimer's disease: outcomes from CATIE-AD. Am J Psychiatry 168(8):831–839, 2011 21572163

Viswanathan M, Golin, CE, Jones CD, et al: Interventions to improve adherence to self-administered medications for chronic diseases in the United States: a systematic review. Ann Intern Med 157(11):785–795, 2012 22964778

Wang S, Blazer DG: Depression and cognition in the elderly. Annu Rev Clin Psychol 11:331–360, 2015 25581234

Weintraub D, Koester J, Potenza MN, et al: Impulse control disorders in Parkinson disease: a cross-sectional study of 3090 patients. Arch Neurol 67(5):589–595, 2010 20457959

Winkelman JW: Insomnia disorder. N Engl J Med 373(15):1437–1444, 2015 26444730

Woolcott JC, Richardson KJ, Wiens MO, et al: Meta-analysis of the impact of 9 medication classses on falls in eldery persons. Arch Intern Med 169(21):1952–1960, 2009 19933955

World Health Organization: Measuring Health and Disability: Manual for WHO Disability Assessment Schedule (WHODAS 2.0). Edited by Üstün TB, Kostanjsek N, Chatterji S, et al. Geneva, World Health Organization, 2010

Yesavage JA, Brink TL, Rose TL, et al: Development and validation of a geriatric depression screening scale: a preliminary report. J Psychiatr Res 17(1):37–49, 1982–1983 7183759

Zohar J, Nutt DJ, Kupfer DJ, et al: A proposal for an updated neuro-psychopharmacological nomenclature. Eur Neuropsychopharmacol 24(7):1004–1015, 2014 24630385

찾아보기

ㄹ

ㅁ

ㅅ

ㅌ

ㅍ

저자 소개

소피아 왕(Sophia Wang, M.D.)

리처드 루데부시Richard L. Roudebush VA 메디컬센터 나이든 성인 정신건강 클리닉 의료실장; 인디애나 대학교Indiana University 의과대학 임상 조교수; 건강혁신 · 실행과학센터 실행과학자; 인디애나 주 인디애나폴리스 소재 에스케나지 건강한 노화 뇌Eskenazi Aging Brain 의사

에브러햄 누스바움(Abraham M. Nussbaum, M.D., FAPA)

콜로라도 주 덴버 소재 덴버 건강Denver Health 교육수석행정관; 콜로라도 대학교 의과대학 정신의학과 부교수

역자 소개

강진령(姜鎭靈)

(Jin-ryung Kang, Ph.D. in Counseling Psychology)

인디애나 대학교 상담심리학 석사(M.S.) · 박사(Ph.D.)
일리노이 주립대학교 임상 인턴
플로리다 대학교 초빙교수 역임
현재 경희대학교 교수

주요 저서

상담연습: 치료적 의사소통 기술(학지사, 2016)
학교상담과 생활지도: 이론과 실제(학지사, 2015)
반항적인 아동 · 청소년 상담(공저, 학지사, 2014)
상담과 심리치료(제2판, 양서원, 2013)
집단상담과 치료(학지사, 2012)
집단과정과 기술(학지사, 2012)
학교집단상담(학지사, 2012)
집단상담의 실제(제2판, 학지사, 2011)
상담자 윤리(공저, 학지사, 2009)
상담심리용어사전(양서원, 2008) 외 다수

주요 역서

DSM-5 진단사례집(학지사, 2018)
DSM-5 가이드북(학지사, 2018)
학교상담 핸드북(학지사, 2017)
상담 · 심리치료 수퍼비전(학지사, 2017)
DSM-5 Selections(전 6권, 학지사, 2017)
학교에서의 DSM-5 진단(시그마프레스, 2017)
DSM-5 임상사례집(학지사, 2016)
APA 논문작성법(제6판, 학지사, 2013)
간편 정신장애진단통계편람/DSM-IV-TR: Mini-D(학지사, 2008) 외 다수

DSM-5® 노인 정신건강 가이드북
DSM-5® Pocket Guide for Elder Mental Health

2018년 9월 15일 1판 1쇄 인쇄
2018년 9월 20일 1판 1쇄 발행

지은이 • Sophia Wang · Abraham M. Nussbaum
옮긴이 • 강진령
펴낸이 • 김진환
펴낸곳 • (주) 학지사
04031 서울특별시 마포구 양화로 15길 20 마인드월드빌딩
대표전화 • 02)330-5114 팩스 • 02)324-2345
등록번호 • 제313-2006-000265호

홈페이지 • http://www.hakjisa.co.kr
페이스북 • https://www.facebook.com/hakjisa

ISBN 978-89-997-1640-9 93510

정가 23,000원

이 도서의 국립중앙도서관 출판시도서목록(CIP)은 서지정보유통지원시스템 홈페이지(http://seoji.nl.go.kr)와 국가자료공동목록시스템(http://www.nl.go.kr/kolisnet)에서 이용하실 수 있습니다.
(CIP 제어번호: CIP2018026159)